おいしくライフ
food management
フードマネジメント協会

特定非営利活動法人 職業技術専門教育研究機構 認定
フードマネジメント協会主催

ヘルシー&ビューティー
フードアドバイザー資格
公式テキスト

Healthy & Beauty Food Adviser Official Textbook

フードマネジメント協会 著

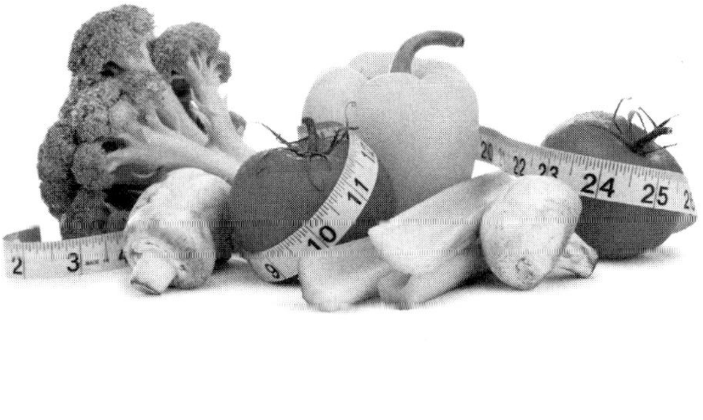

SE
SHOEISHA

翔泳社ecoProject のご案内
株式会社 翔泳社では地球にやさしい本づくりを目指します。制作工程において以下の基準を定め、このうち４項目以上を満たしたものをエコロジー製品と位置づけ、シンボルマークをつけています。

資材	基準	期待される効果	本書採用
装丁用紙	無塩素漂白パルプ使用紙 あるいは 再生循環資源を利用した紙	有毒な有機塩素化合物発生の軽減（無塩素漂白パルプ） 資源の再生循環促進（再生循環資源紙）	○
本文用紙	材料の一部に無塩素漂白パルプ あるいは 古紙を利用	有毒な有機塩素化合物発生の軽減（無塩素漂白パルプ） ごみ減量・資源の有効活用（再生紙）	○
製版	CTP（フィルムを介さずデータから直接プレートを作製する方法）	枯渇資源（原油）の保護、産業廃棄物排出量の減少	○
印刷インキ*	植物油を含んだインキ	枯渇資源（原油）の保護、生産可能な農業資源の有効利用	○
製本メルト	難細裂化ホットメルト	細裂化しないために再生紙生産時に不純物としての回収が容易	○
装丁加工	植物性樹脂フィルムを使用した加工 あるいは フィルム無使用加工	枯渇資源（原油）の保護、生産可能な農業資源の有効利用	

*：パール、メタリック、蛍光インキを除く

本書内容に関するお問い合わせについて

本書に関するご質問、正誤表については、下記の Web サイトをご参照ください。

ご質問 http：//www.shoeisha.co.jp/book/qa/
正誤表 http：//www.shoeisha.co.jp/book/errata/

インターネットをご利用でない場合は、FAX または郵便で、下記にお問い合わせください。

〒160-0006 東京都新宿区舟町 5
(株)翔泳社 愛読者サービスセンター
FAX 番号：03-5362-3818

電話でのご質問は、お受けしておりません。

● 免責事項

※ 当出版物は、ヘルシー＆ビューティーフードアドバイザ資格の公式テキストです。株式会社翔泳社は、当該教材の使用による試験の合格をいっさい保証しません。

※ 本書の出版にあたっては正確な記述に努めましたが、著者および出版社のいずれも、本書の内容に対してなんらかの保証をするものではなく、内容やサンプルに基づくいかなる運用結果に関してもいっさいの責任を負いません。

※ 本書に掲載されているURLは、予告なく変更される場合があります。

はじめに

現在の日本では、食、運動、美容などに関して、良くも悪くも、すでにさまざまな情報がメディアにあふれています。その中で、それぞれをどのように扱い、どのように生活に取り入れていくかは、自身で判断しなくてはなりません。そのためには正しい知識が必要です。

まず、心と身体は食べ物から作られています。それが一番基本になりますが、食に関しては、栄養という要素だけではなく、その成分がどのような効果を及ぼすのか、またライフステージに応じて食べ方を変えていかなくてはいけません。また、いつまでも健康で、美しくいるためには、運動は不可欠です。誰が好き好んでカラダの衰えを受け入れたいでしょうか。健康づくりのための運動は歯磨きをするようなもので、続けることが大切です。それには、科学的根拠に基づいた、その人にあったエクササイズを選択し実践していく必要があります。

これらの正しい知識を身に付けセルフケアができる方は、さらにそれを活用していくことが求められます。つまり、相手の立場に立って必要なことを正しく伝えるアドバイザ的な役割をする人、もしくは知識をもとに社会に求められる新しい何かを提供できる起業家的な働きをする人がこれからは求められているのです。

本書はそんな時代背景から生まれた「ヘルシー＆ビューティーフードアドバイザー」資格を習得するために書かれました。本書の内容を学習することで、「食べて美しく」「動いて美しく」「知って美しく」なるための実生活に役立つ知識を身に付け、さらにそれを活かしたビジネス界での活躍ができることでしょう。

本書および本資格の学習を通し、一人でも多くの方が活躍の場を広げることを期待しております。

2011年８月

フードマネジメント協会

Contents

Chapter 3　トレーニング法　81

Chapter 4　食事と健康　149

Chapter 5　ライフスタイルに合った栄養と運動　187

Chapter 6　ヘルシー&ビューティーフードアドバイザーの仕事　307

ヘルシー＆ビューティー
フードアドバイザー資格とは

資格の特徴

食と運動は美しく健康に過ごすための基本。また、食と運動は毎日の生活の中で自ら選択して摂り入れているもの。どのような食生活を送り、身体を快適に保つための体力保持のために、毎日どんなメンテナンスをしているかによって個々の健康状態は全く異なります。

昨今では、高齢化、医療費負担高騰、景気低迷などの影響により　予防医学の重要性が各方面で叫ばれています。「心身ともに健康な生活を手に入れる」という目標を達成するため、さまざまな手法が研究され、その範囲は運動や食事、リラクゼーション、意識改革などさまざまな分野にわたります。この取り組みは１つの社会現象にもなっており、中でも食生活改善に関しては、生活習慣病への対応・ダイエットのための食事制限・栄養補助食品の摂取など、個人レベルで対応する方が年々増加しています。一方で、無理なダイエット、偏った食生活、誤った補助食品の摂取・無理なトレーニングなどによるトラブルも後を絶ちません。情報の選択肢が増えるほど、個人単位でのセルフケアの知識が重要視されることになります。

そのような背景をふまえ、ヘルシー＆ビューティーフードアドバイザー資格は、ライフステージに合わせた適切な食習慣とトレーニングを理解したうえで、自分自身の管理及び他者へのアドバイスができる知識と技術を身につけ、今後の健康志向が高まる市場で活躍できる人材の育成に役立てることを目的に作られました。

試験概要

ヘルシー＆ビューティーフードアドバイザーは２つの級が実施されます。詳細は次のとおりです。

ヘルシー＆ビューティーフードアドバイザー３級

食べて美しく、動いて美しく、知って美しくなるための身体と食と運動に関する基礎知識を有することを証明する資格です。

認定要件	ヘルシー＆ビューティー フードアドバイザーベーシック３級認定試験の合格
認定試験概要	時間：60分　　問題数：80問 試験形式：多肢選択式 受験料・認定料：5,000円 合格基準：原則として正答率7割以上
認定講座	随時開催。最新情報はフードマネジメント協会のホームページをご確認ください。

ヘルシー＆ビューティーフードアドバイザー２級

食べて美しく、動いて美しく、知って美しくなるための身体・食・運動・カウンセリング＆アドバイスに関する専門知識と専門スキルを有することを証明する資格です。

認定要件	ヘルシー＆ビューティーフードアドバイザー３級およびヘルシー＆ビューティーフードアドバイザー２級認定試験の合格
認定試験概要	時間：90分　　問題数：100問 試験形式：多肢選択式＋記述 受験料・認定料：10,000円 合格基準：原則として正答率7割以上
認定講座	随時開催。最新情報はフードマネジメント協会のホームページをご確認ください。

受験案内

受験の申し込み

受験の申し込み方法は、認定講座受験と一般受験があります。認定講座受験は、認定講座を受講した後、同一会場で受験することができます。

認定講座受験も一般受験も、試験の日時や申し込み方法については、フードマネジメント協会にお問い合わせください。認定講座の概要及び費用についても、フードマネジメント協会にお問い合わせください。

主催団体＋問い合わせ先

ヘルシー＆ビューティーフードアドバイザー資格の主催団体は次のとおりです。本資格のすべての問い合わせ先です。

名　　称：特定非営利活動法人
職業技能専門教育機構 認定
フードマネジメント協会
Food Management Association　（略称：ＦＭＡ）

事業目的：個人及び企業・各種団体に対して生活習慣改善を軸とした食と運動指導
企業・団体ではビジネスプラン提案ができる人材の育成とその普及

活動内容：
・ヘルシー＆ビューティーフードアドバイザー２級・３級 試験実施及び認定
・公式教材開発

おいしくライフ
food management
フードマネジメント協会

住所：東京都新宿区西新宿7 8 10　オ　クラヤビル４階
電話：03-6863-9959
メールアドレス　info@foodmanagement.jp
URL　http://www.foodmanagement.jp

本書の使い方

本書はヘルシー＆ビューティーフードアドバイザー資格および講座で学習する内容を解説した公式テキストです。ヘルシー＆ビューティー フードアドバイザー３級および２級の両資格に対応しています。

本書は、ヘルシー＆ビューティーフードアドバイザーに必要な知識を身に付けられるよう作成されています。

第１章、第２章では、それぞれ「体」と「食」における基礎的な理論を学びます。第３章では誰にでもでき、他者にアドバイスをする際にも役立つトレーニングを紹介しています。本を見ながら、自ら実践できるようにしていますので、ぜひ活用してください。第４章では、食事・栄養、生活習慣病の実際を見ていきます。第５章では、ライフステージごとの特徴・栄養ケアから身体・運動面で気を付ける点を記載しています。また、それぞれに美しい写真とともにレシピが掲載されているので、実際に作って食べて楽しむこともできます。第６章では、ヘルシー＆ビューティーフードアドバイザーとして、どのような活躍ができるかを簡単に紹介しています。

各章の章末には、練習問題が掲載されています。本番の試験もこのような形式で出題されます。

Chapter 1

身体の仕組み

Healthy & Beauty Food Adviser Chapter 1

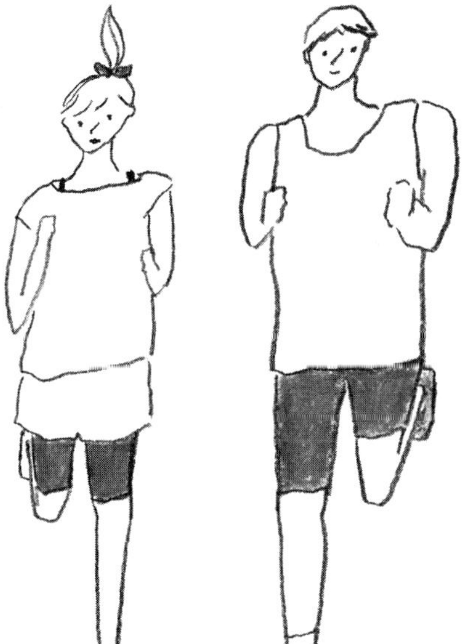

Lesson 1. 身体に関する基礎知識

運動生理学は、身体を車に例えると理解しやすくなります。車のボディが骨格、エンジンが筋、そして運転手が神経です。運転手がいなければ車が動かないのと同様に、人も神経がなければ、身体を思うように動かすことはできません。

1　ホメオスタシス

ホメオスタシスとは身体の外部の環境が変わっても、内部環境を一定に保とうとする機能のことで、**恒常性**ともいいます。身体はホメオスタシスによって、血糖値、水分、血圧、塩分濃度などある範囲内で一定に保たれています。実際、外気温が38°Cでも10°Cでも体温は36.5°Cを保とうとすることを感じたことがあるでしょう。ダイエットにおいて食事制限をし過ぎると、身体が省エネ体質になってしまい、多くのカロリーを摂っていないにも関わらず痩せないのも、ホメオスタシスの働きです。ホメオスタシスの働きは次のようになっています。

・体温、血圧、血糖値が一定に保たれる
・体液の水分や浸透圧、pHが一定に保たれる
・傷の修復を促進する
・ウィルスなどの病原微生物から身体を守る

このホメオスタシス機能が正常に働かないと、病気にかかりやすくなりますので、日頃から栄養・運動・休養の健康の３要素に気を配っておくことが大切です。

2　神経系

神経系は、大きく中枢神経系と末梢《まっしょう》神経系に分類できます。中枢神経系は脳と脊髄《せきずい》から構成されており、身体に対する指令を司る、まさに身体の中枢部です。

末梢神経系は、**体性神経系**と**自律神経系**に分類され、中枢神経系との連携の中でそれぞれの役割を果たしています。体性神経系は、**感覚神経**と**運動神経**に分類され、感覚神経は身体が得た感覚を中枢神経系に送り、運動神経は中枢神経系からの指令を受け、実際に運動を起こす情報を伝えます。自律神経系は、**交感神経**と**副交感神経**から成り、互いに拮抗しています。交感神経が働くと血圧の上昇、心拍数の増加など身体のスイッチがオンの状態になり、副交感神経が働くと血圧の低下、心拍数の減少など身体のスイッチがオフの状態になります。

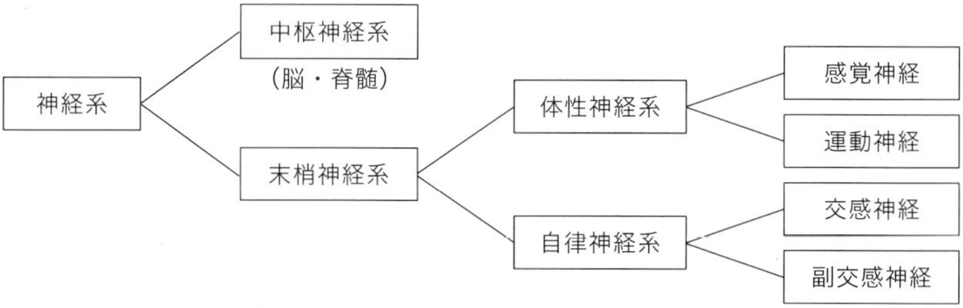

神経系は感覚機能、統合機能、運動機能の３つの基本的な機能があります。

感覚機能は、身体の内部や外部環境からの情報を収集し、それを中枢神経系に伝えます。見たり聞いたりする情報、いわゆる五感といわれるものです。**統合機能**は、中枢神経に入った情報を認識し、感じたことに対して瞬時に考え、反応の準備として、次に何をするか計画を立てます。**運動機能**は、中枢神経から筋に情報を伝え、統合機能で立てた計画を実行します。

感覚機能		統合機能		運動機能
ボールが飛んできた	→	「とらなきゃ」	→	実際にキャッチする
異臭が漂う	→	「くさいな」	→	鼻をつまむ

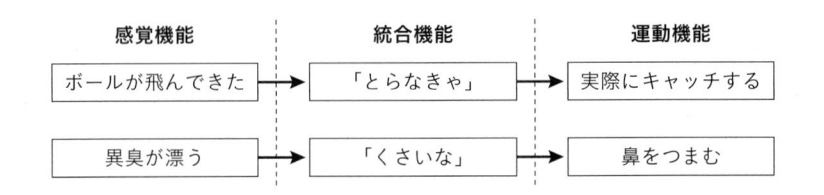

3　エネルギー代謝

ガソリンが自動車のエネルギー源となって走るように、生物が動くためにもエネルギーが必要です。それのもとになっているのが**ATP（アデノシン三リン酸）**です。

ATPは筋中に存在し、ATPからリン酸が1個分離すると**ADP（アデノシン二リン酸）**となりますが、その際に発生するエネルギーを使って筋が動きます。しかし、筋中に含まれるATPはごく少量しか貯蔵されていないので、それだけで活動しようとすると1秒ほどしか動くことができません。

ATP　→　ADP　＋　リン酸　＋　エネルギー

ではなぜ人間は動き続けることができるのでしょう。それはADPをATPに再合成できるからです。ATPの再合成には酸素を必要としない**ATP-PCr系**と**解糖系**、酸素を必要とする**有酸素系**の３つのシステムがあります。

①ATP-PCr系

ATP-PCr系は、短時間に激しい運動をするときに優先的に使われる再合成のシステムです。クレアチンリン酸（PCr）はATPと同様、筋中に含まれ、これがリン酸とクレアチンに分解され、リン酸がADPに結合することでATPが再合成されます。酸素を必要としない無酸素性です。

②解糖系

解糖系は糖が分解されて乳酸が発生する過程でATPを再合成するシステムです。糖は、血液中（グルコース）を流れ、筋と肝臓（グリコーゲン）に蓄えられえています。乳酸が出るのが特徴で、有酸素運動であっても乳酸が出続けるような運動は解糖系となります。ATP-PCr系と同様、無酸素性です。

③有酸素系

運動強度がそれほど高くない長時間運動の場合、ATP再合成は有酸素系に依存します。これは脂肪や糖が、筋中にあるミトコンドリアに取り込まれ、酸素の介在を得てたくさんのATPを再合成するシステムです。ミトコンドリアは遅筋に多く含まれており、有酸素運動を長期的に実施すると増えることで知られています。

■ ATPの再合成システム

	ATP-PCr系	解糖系	有酸素系
エネルギー源	クレアチンリン酸	糖質	脂質、糖質、たんぱく質
時間	8秒	33秒	長時間
運動強度	高強度	中〜高強度	低〜中強度
運動例	ジャンプ、50m走、素早い動作	レジスタンストレーニング、バスケットボール、200m走	ジョギング、ウォーキング、エアロビクスのような有酸素運動

エクササイズをするのも、まばたきをするのも、全てATPの分解により得られるエネルギーにより筋が動くためです。ATPの再合成のために必要なエネルギー源は食事です。例えば、有酸素運動をすると余分な貯蔵脂肪が燃える、というのは、この仕組みを理解すれば納得できるでしょう。

4　骨の種類と構造

人間の全身の骨格は206個の骨から成り立っています。生まれたときは約300と成人よりも骨の数が多いのですが、いくつかの骨は幼児期に癒合《ゆごう》します。

■骨の名称

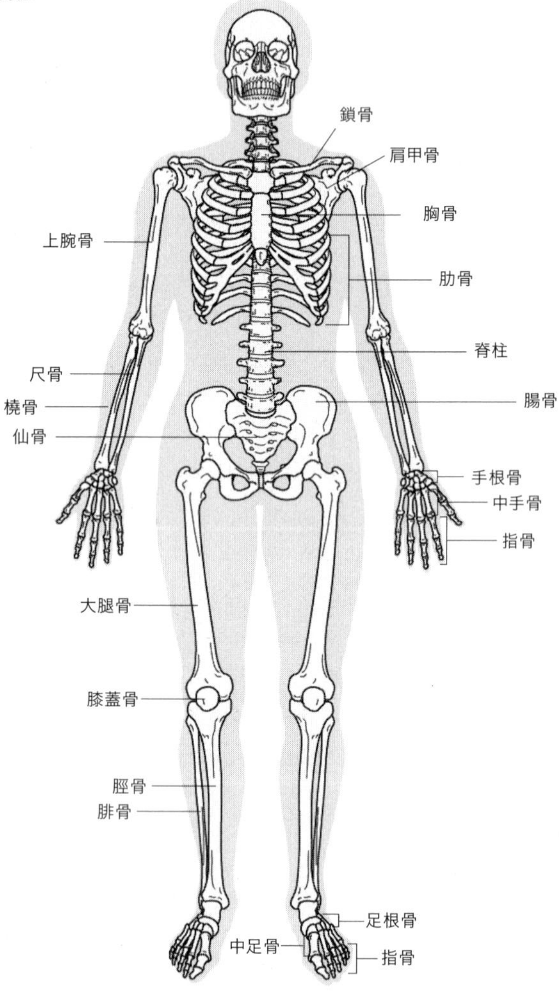

①骨の役割

骨は身体を支え、動きを表現します。カルシウムを多く含み、血液細胞を作り、身体に必要なミネラルを貯蔵する働きも担っています。

男性と女性では骨格が微妙に異なります。一般に男性は女性よりも太く長い手足を持ち、女性は出産のために広い骨盤を持っています。

骨の役割は次の通りです。

・支持…全身の骨格を形成し、下肢の骨は身体を支える
・運動…筋と協力し、身体の運動を可能にする
・保護…体内の各器官を保護する
・貯蔵…カルシウムやリンなどのミネラルを貯蔵する
・造血…骨髄において血液細胞を作る

②骨の成長とエクササイズ

骨の成長には、長軸方向に対して垂直な負荷である**圧縮力**が良いとされています。例えばスクワットやウォーキングによって骨に掛かる負荷がそれに当たります。一方、**せん断力**という横方向の力や、長軸方向の圧縮でも過度の力が加わり過ぎると骨折、ひび、ずれなどの損傷を受けてしまいますので注意が必要です。

骨に良いエクササイズは、ウォーキング、スクワット、ショルダープレスなどがあります。それぞれ、詳細はChapter 3で紹介されています。

5　関節の種類と構造

関節とは、２本の骨の間にある接合部で、**動きが見えない関節（不動関節）**と**動きが見える関節（可動関節）**に分類されます。可動関節には膝や腰などがあり、常日頃動かし、障害も発生しやすい部位としてイメージしやすいでしょう。

ここでは関節の基本構造を理解して、適度な運動をし、いつまでも健康な関節の作りかたを学びましょう。

①不動関節

動きのない、動きの見えない関節は不動関節といいます。例えば、下図のように頭蓋骨は縫合《ほうごう》によって連結し、縫い合わせたようにくっついています。また歯も下あごの下顎骨《かがくこつ》に植えられたような不動関節の形をとっています。

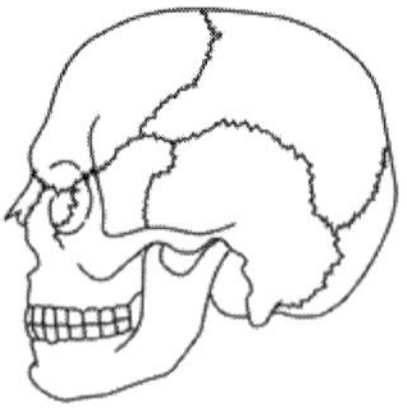

②半関節

やや動きのある関節は半関節といわれます。例えば、下図のような腰の仙腸《せんちょう》関節が挙げられます。半関節が全く動かないと腰痛など何らかの問題がでてきます。

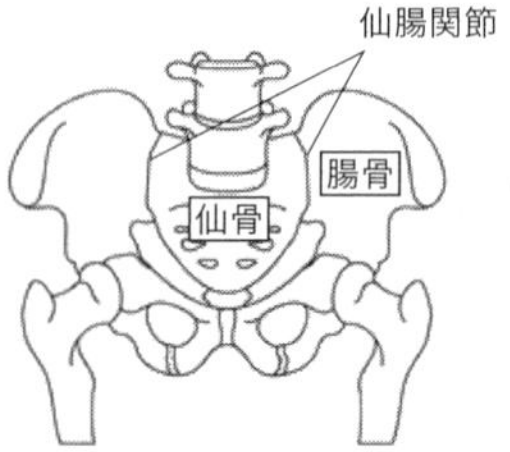

③可動関節

可動関節は、肩、肘、膝、足首など自由に動かせる関節で、動きが見えるのが特徴です。関節内に滑膜《かつまく》という潤滑液を分泌する膜を持っているので、**滑膜性関節**とも呼ばれます。向かい合う２つの骨の表面は**関節軟骨**で覆われており、滑らかな関節面をつくっています。

可動関節は、動き方によっていくつかの種類に分類されます。ここでは主要な３つのタイプの関節を紹介します。なお、可動関節の動きは、屈曲や伸展といったような専門的な用語がありますが、立体を構成する３つの面と合わせて詳細は次項で説明します。

■膝関節

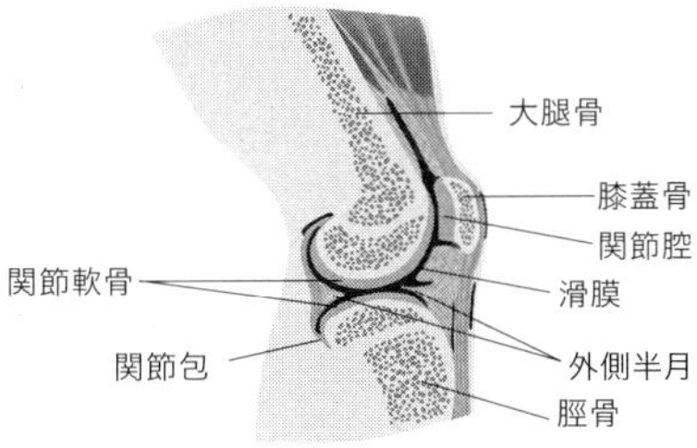

蝶番関節《ちょうつがい》：ドアの蝶番のように、１方向だけ動く関節です。肘の上腕尺骨《じょうわんしゃっこつ》関節は、屈曲と伸展の動きしかありません。
具体例：肘、膝

球関節：一方の骨が球状になっていて、どの方向にも動く多軸の関節です。股関節や肩関節は非常によく動く球関節です。
具体例：股関節、肩関節

車軸関節：車輪のように回転する関節です。首が良く回るのは、第１頸椎《けいつい》（別名：環椎《かんつい》）と第２頸椎（軸椎《じくつい》）の間が車軸関節になっているからです。
具体例：環軸関節、橈尺《とうしゃく》関節

6　関節の動きについて

①2つの基本姿勢

　人の動きを考えるには、次の２つの基本姿勢を理解する必要があります。このいずれかの姿勢から動きは始まります。

解剖学的肢位：立位で、顔は正面を向き、足は平行、腕は自然に下ろし、手のひらが正面を向いた姿勢をいいます（写真左）。

基本的肢位：手のひらが身体の方を向いている姿勢です。その他は、解剖学的肢位と同様です（写真右）。

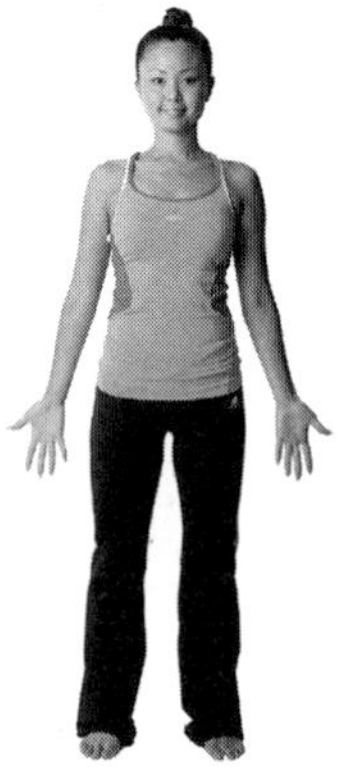

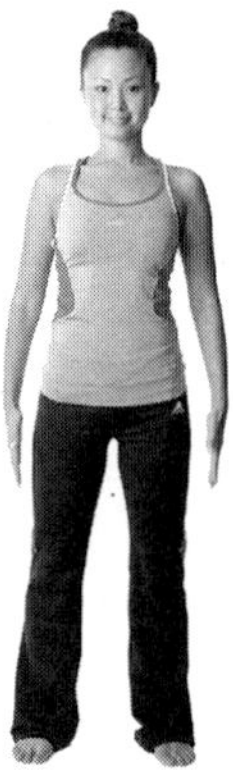

Column　姿勢について

姿勢は、意識すれば良くなります。良い姿勢とは、横から見て真っ直ぐであること、後ろから見て左右均等であること、上半身であれば肩甲骨、下半身であれば骨盤が適正な位置にあることです。正しい姿勢を詳しく見てみましょう。

○横から…耳・肩・腰・膝・くるぶしの前方、これらが一直線であること。
○後ろから…脊柱・頭が真っ直ぐであること。左右の肩甲骨・骨盤の位置が対称。
○肩甲骨…下制（肩がリラックスしている状態）・内転位（肩甲骨が寄っている状態＝胸が張っている状態）であること。
○骨盤…腸骨の後ろの突起（上後腸骨棘）と前の突起（上前腸骨棘）の位置を比べたとき、後ろの突起が30°（指２本程度）高い。

■正しい姿勢

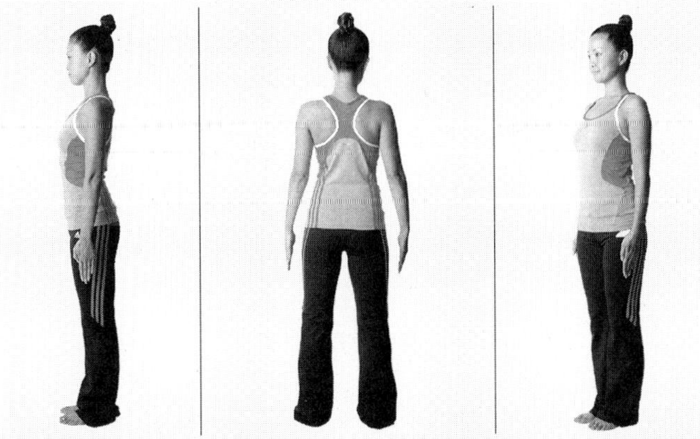

悪い姿勢1

デスクワークが多い人などは、肩甲骨が上がり、外転位になり（正しい姿勢の真逆！）、胸椎《きょうつう》が丸くなります。こうなると自然に頭が肩よりも前に出てしまい、姿勢が崩れます。このような姿勢は肩こりの原因となります。

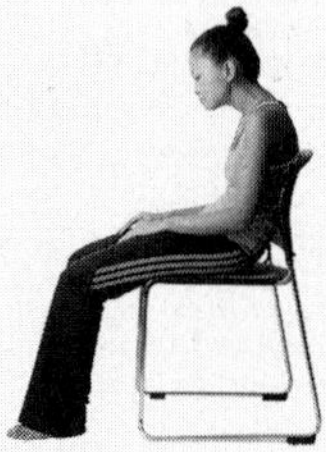

悪い姿勢2

運動不足により、ももの裏側の筋肉（ハムストリングス）が硬くなった人は、硬くなった筋肉が骨盤を後方に引っ張って、腰を前に突き出した姿勢を取りやすくなります。こうなると踵に体重がかかりやすくなり、バランスを取るために、背中を丸めることになります。ももの裏側を柔らかくしておくことは、美しい姿勢作りに欠かせません。

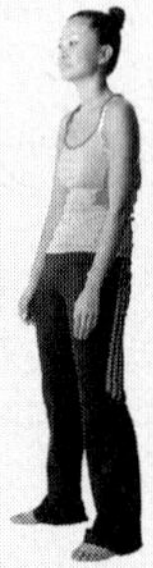

悪い姿勢3

ヒールを履く女性で腹筋が弱い人は、骨盤の過剰な前傾（反り腰）を作りやすくなります。これは一見、ヒップアップしたように見えますが、腰にかなりの負担を掛けるので、腰痛の原因になります。ヒールを履く人は姿勢の保持のために腹筋運動がお勧めです。

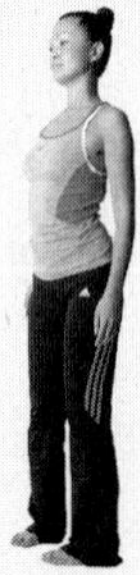

悪い姿勢4

カバンをどちらかの肩だけで持ち続けている人は、後ろから見たときに肩甲骨と骨盤の位置が不均衡になりやすくなります。右側で一定時間持ったら、今後は左というようになるべく左右均等に持つことが姿勢改善のポイントです。これだけの工夫で腰痛や肩こりが改善することがあります。

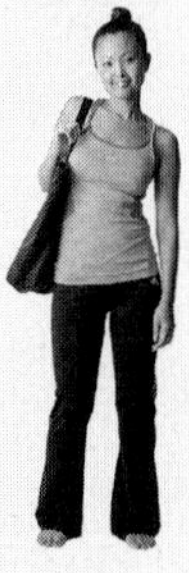

正しい姿勢の作り方

1 （できれば鏡の前で）かかと同士をつけて、真っ直ぐ立ちます。

2 お尻を締めます。

3 腹筋に力を入れます。

＊この時点で背中が少し丸くなります。

4 胸をグッと張ります。

5 肩を前から後ろにまわし、肩甲骨を下制・内転位に持ってきます。

6 アゴを引いて、頭を脊柱の真上に持ってきます。

7 そっとお尻の力だけを抜きます。

これで完成です！よく鏡を見てみましょう。身長が高く、スタイルが良くなったように見えませんか？外出する前にこの姿勢を作って「正しい姿勢のイメージ」を持って出かける習慣を作りましょう。

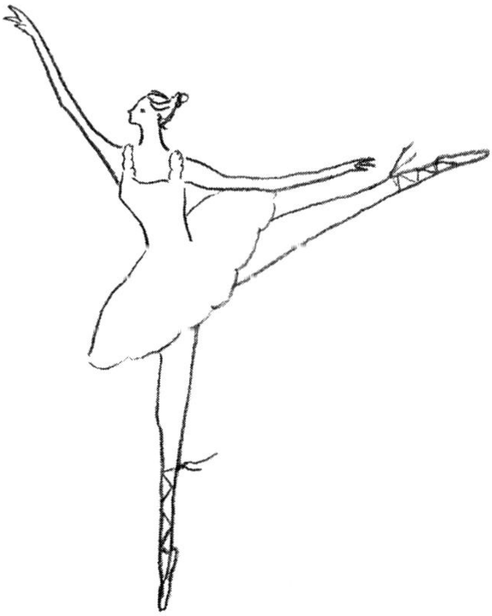

②動きの基本面と基本軸

人は立体である３次元の空間の中に生きています。動きを説明するために次の図にある３つの基本面と基本軸が使われます。

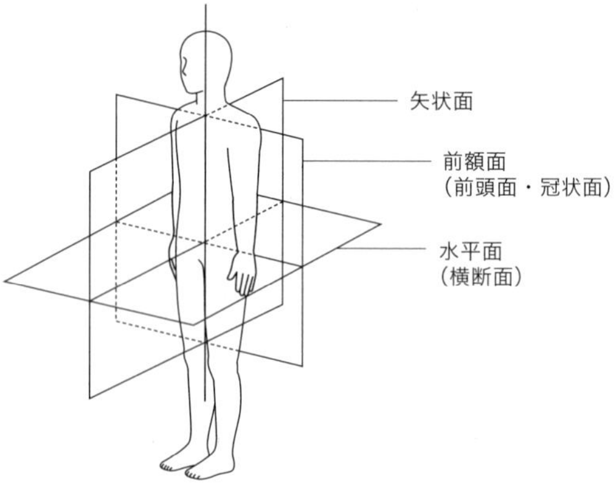

矢状面と前額軸

矢状面は、人体を左右に分ける面です。この面で行われる運動は、歩く、走る、階段を上る、スクワット（p.128）、クランチ（p.142）のような、前後の動きがあるものです。これらの動きが生じるとき、必ずある関節に対して横方向に走る軸が存在し、これを前額軸といいます。軸は横方向に走っています。例えば、スクワットの軸は、股関節と膝となります。

前額面と矢状軸

前額面は、人体を前後に分ける面です。この面で行われる運動は、窓を拭く、手を（左右に）振る、サイドレイズ（p.138）、ヒップアブダクション（p.130）のような、左右の動きが含まれるものが当てはまります。軸は前後を貫く矢状軸で、サイドレイズであれば肩関節に軸があります。

水平面と垂直軸

水平面は、人体を上下に分ける面です。この面で行われる運動は、テーブルを拭く、身体を捻る、テニスのストローク、ゴルフのスイング、ベンチプレスなど身体を回転させ、水平の動きが生じるものです。軸は垂直軸で、頭上から下方に走り、水平面と垂直に位置しています。

通常、運動は、これらの面のいずれか、または複数の面の組み合わせで行われます。レジスタンストレーニング（p.120）のプログラムを作成するときは、３つの面をふんだんに取り入れたバラエティ豊かな内容が推奨されます。

③動きの名称

３面の動きに続いて、各面で行われる可動関節の動きの専門的な名称を見ていきましょう。

矢状面の動き

矢状面上の動きには、**屈曲**と**伸展**があります。屈曲は、隣り合う２つの骨のなす角度が小さくなる動き、伸展は隣り合う２つの骨のなす角度が大きくなる動きです。なお、関節を伸ばしきってしまうことを**過伸展**といいます。過伸展は障害につながりますので気を付けましょう。

■矢上面の動き（スキップ）

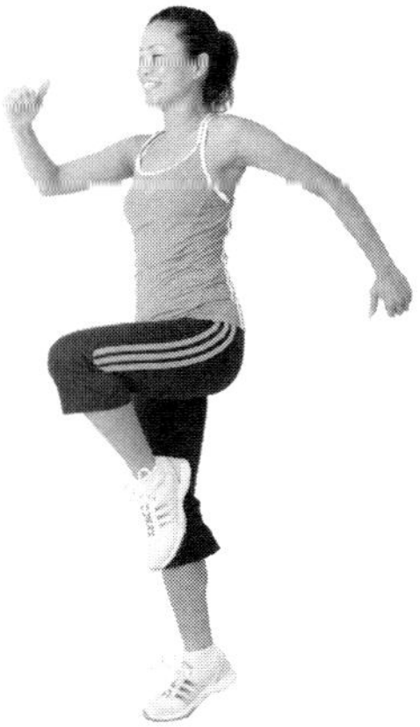

前額面の動き

前額面上で体幹（首や腰）を左右に倒す動きを**側屈《そっくつ》**といいます。また、前額面上で四肢（手や足）が正中線から遠ざかる動きを**外《がい》転《てん》**、近づく動きを**内転《ないてん》**といいます。正中線とは、身体の中央を頭から真っ直ぐ下に走る垂直線のことです。

■前額面の動き（側屈）

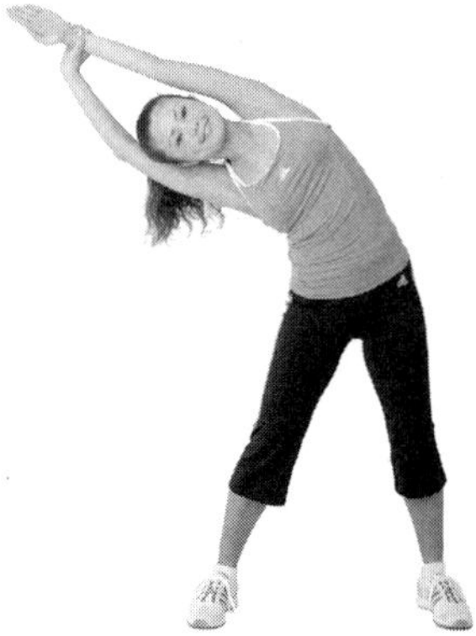

水平面の動き

水平面上で、体幹（首や腰）を左右に捻《ひね》る動きを**回旋《かいせん》**といいます。また、水平面上で腕や脚を軸に内側に回す動きを**内旋**、外側に回す動きを**外旋**、腕や脚が水平位で前方に移動する動きを**水平屈曲**、後方に移動する動きを**水平伸展**といいます。

■水平面の動き（回旋）

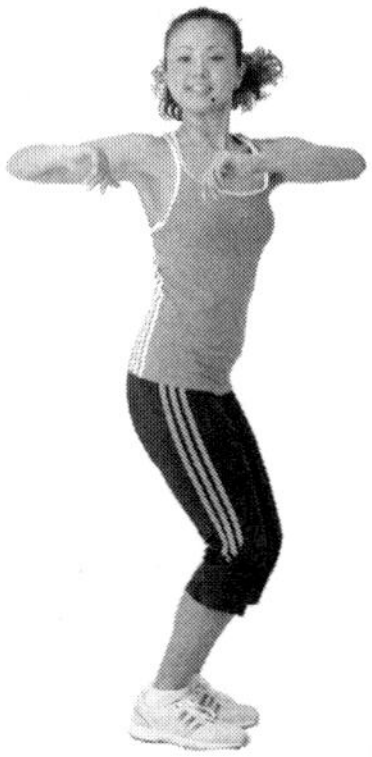

7　骨格筋の構造

筋肉のことを専門的には**筋《きん》**といいます。筋は**不随意筋《ふずいいきん》**と**随意筋《ずいいきん》**に分けられます。不随意筋は心臓（心筋）や内臓（平滑筋）を動かす筋で、自分の意思で動かすことはできません。随意筋は骨格を動かす骨格筋で、自分の意思で動かすことができます。

①骨格筋

骨格筋は、全身に400以上あります。収縮することによってその筋が繋ぎとめられている骨が引っ張られて関節が動き、人の動きが作り出されるようになっています。

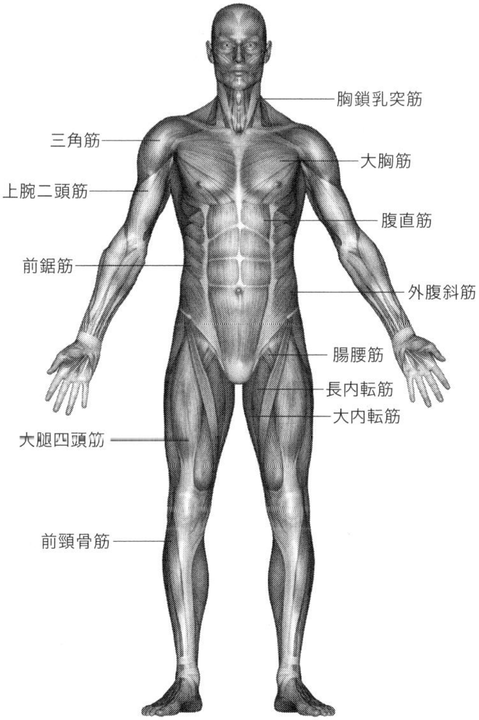

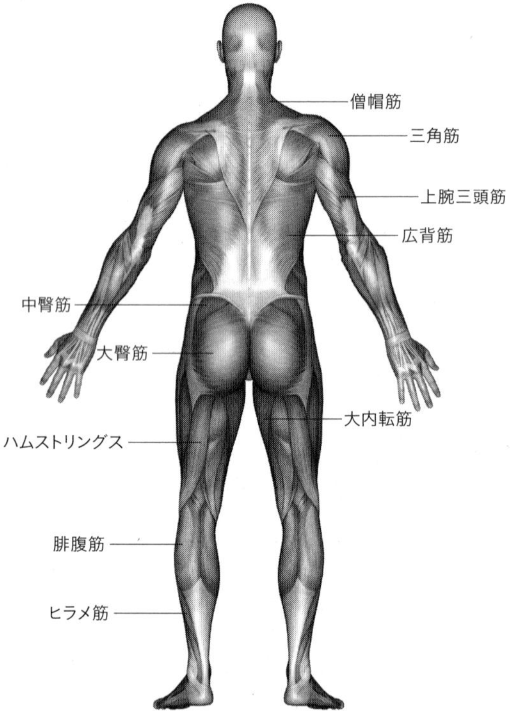

それぞれの筋の働きと、その筋が使われる具体例をまとめると次のようになります。

筋名	働き	具体例
大胸筋	肩の水平屈曲	腕立て伏せ、ベンチプレス
広背筋	肩の内転、伸展	綱引き、懸垂
三角筋	肩の外転	手を挙げる動き、バレーボールのトス
上腕二頭筋	肘の屈曲	肘を曲げる、アームカール
上腕三頭筋	肘の伸展	ものを押す、フレンチプレス
大臀筋	股関節の伸展	立ち上がる、スクワット
腸腰筋	股関節の屈曲	ももを上げる、ストレートレッグレイズ

大腿四頭筋	膝の伸展	膝を伸ばす、体重を支える、スクワット
ハムストリングス	膝の屈曲	膝を曲げる、レッグカール
下腿三頭筋	足首の屈曲	爪先立ちになる、ハイヒールを履いた状態
腹直筋	脊柱の屈曲	姿勢の保持、クランチ、腹筋運動全般
脊柱起立筋	脊柱の伸展	姿勢の保持、ヒップリフト、背筋運動全般

なお、ハムストリングスは半腱様筋、半膜様筋、大腿二頭筋の総称、下腿三頭筋は、腓腹《ひふく》筋、ヒラメ筋の総称です。

②筋の基本的な構造

筋は端に近づくと腱《けん》となり、骨に繋がっています。また、筋は筋膜《きんまく》という線維質がまとまった袋に包まれています。筋膜は3層に分類されており、外層から、筋外膜、筋周膜、筋内膜として筋を完全に覆っています。

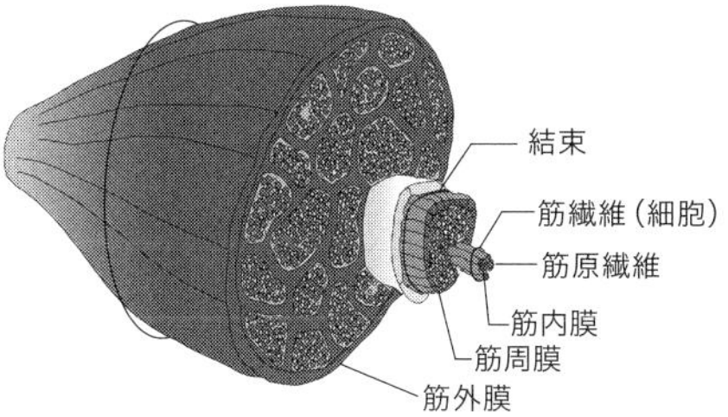

筋のタイプ

骨格筋を構成する**筋線維**には大きく**遅筋**と**速筋**に分けられます。一般的にその比率は半々とされており、持久的な運動をすれば遅筋が、瞬発的な運動をすれば速筋が発達します。筋線維は、遅筋はタイプⅠ、速筋はタイプⅡaとⅡbという３タイプに分けて考えます。

・**タイプⅠ**…別名、**遅筋**。赤く見えることから**赤筋**とも呼ばれます。このタイプの筋は、毛細血管やミトコンドリアの密度が高く、持久力が高く疲労しにくいのが特徴です。マラソンなど有酸素運動はこの筋を発達させます。

・**タイプⅡa**…このタイプの筋は、タイプⅠとタイプⅡbの両方の特徴を合わせ持ったオールマイティーなものです。赤筋と白筋の中間の性質を持つことから、**ピンク筋**とも呼ばれます。一般的なスポーツやレジスタンストレーニングはこのタイプの筋を発達させます。

・**タイプⅡb**…別名、**速筋**。白く見えることから**白筋**とも呼ばれます。このタイプの筋は、瞬発的な力強い動きに適しています。タイプⅠとは逆に、毛細血管やミトコンドリア密度が低いので疲労しやすい特徴も持っています。短距離走や跳躍種目がこのタイプの筋を発達させます。

8　筋活動の種類

人が活動するとき、筋は**アイソメトリック**、**コンセントリック**、**エキセントリック**の３つのタイプの活動をします。この分類ができるとスポーツやエクササイズをするときの理解が深まりますし、怪我の予防にも役立ちます。

①アイソメトリック（等尺性筋活動）

筋が長さを変えないで力を発揮している活動形態です。その動きのイメージは「安定」。例えば、空気椅子はスクワットをアイソメトリックでやるようなものです。

②コンセントリック（短縮性筋活動）

筋が短縮しながら力を発揮する活動形態です。例えばアームカール（p.139）で肘を曲げていく動作は、上腕二頭筋の短縮性筋活動です。その動きのイメージは「加速」。階段の上りの動きが当てはまります。

③エキセントリック（伸張性筋活動）

筋が伸張されながら力を発揮する活動形態です。アームカールにおいて、ゆっくりとダンベルを下ろしていく局面は伸張性筋活動と分析できます。その動きのイメージは「減速」。階段の下りのような動作をコントロールする必要があるのが特徴です。エキセントリックの動きをコントロールできない時に肉離れなどの怪我が発生しやすくなります。

なお、コンセントリックとエキセントリックをまとめて**アイソトニック（等張性筋活動）**といいます。

- 筋活動
  - アイソメトリック（等尺性筋活動）
  - アイソトニック（等張性筋活動）
    - コンセントリック（短縮性筋活動）
    - エキセントリック（伸張性筋活動）

筋肉痛は通常エキセントリックの局面で起こると言われています。階段を上るときはエネルギー消費が多いのできついですが、筋へのダメージは多くありません。一方階段を下りるときは楽ですが、筋がダメージを受けるので、筋肉痛になる可能性が高くなります。

Column　ロコモティブシンドロームとは

人間の運動機能ははかないもので、使っていないと衰えてしまいます。柔軟性をイメージしてみましょう。ストレッチをしないでいると身体はどんどん硬くなっていき、若いころの柔軟性は失われていきます。また、四十肩と言われるような肩周囲の障害の原因の多くは、腕を肩より上に上げる機会がないことから生じると言われています。人間は25歳くらいをピークに、加齢とともにさまざまな身体機能が低下していきます。運動不足の人は、さらに早いスピードでどんどん衰えていくのです。

近年、**ロコモティブシンドローム**（Locomotive Syndrome）という症状名を耳にするようになりました。これは2007年に日本整形外科学会が提唱した言葉で、運動器の障害による要介護または要介護リスクが高い状態のことを言います。ロコモティブとは、神経や筋肉、骨など運動に関わる器官である運動器（Locomotive Organs）のことを意味します。階段を上るのに手すりが必要である、15分くらい続けて歩けない、片足立ちで靴下がはけない、横断歩道を青信号で渡りきれない、家のなかでつまずいたり滑ったりするなどの状態もロコモティブシンドロームの兆候としてとらえることができます。

この現象を「もう年だから」と加齢のせいにしていいのでしょうか。身体の機能は、使っていれば衰えをくい止めることができます。そのために定期的な運動は不可欠です。いくつになっても健康的な生活を送るためには、やはり、適切な栄養摂取、適度な運動、そして質の高い休養（睡眠）を心がけることが大切です。

なお、食と運動が影響を与える２大シンドロームとして、このロコモティブシンドロームのほかに**メタボリックシンドローム**（p.49）もあります。メタボリックシンドロームは、内臓脂肪型肥満に加え、高血糖、高血圧、脂質異常のうちいずれか２つ以上を併せ持った状態を言います。このいずれか、または両方の合併症も懸念されています。

参考：日本整形外科学会ホームページ　http://www.joa.or.jp

9　心臓の構造と機能

心臓は、全身に血液を循環させる機能を持つ不随意筋の器官で、命を受けたときから常に拍動を続けています。

一定の時間内に心臓が拍動する回数を表す**心拍数**は概ね60～80拍／分で、運動の強度が高くなるにつれて、拍動が増していきます。推定最大心拍数は、220－年齢といわれ、例えば30歳の人であれば220－30＝190で190拍が、推定最大心拍数となります。

心臓は筋肉ですので、鍛えれば強く、使わなければ弱くなります。見えない筋肉だからこそ、定期的な運動で使い続けることが大切なのです。

運動の効果により安静時と運動時の心拍数が下がることがわかっています。心臓の力がアップし、一回拍出量が増えるので、たくさん拍動しなくても全身に血液が回せるようになるからです。逆に、少し歩いただけで動悸がしたり息が上がるなどの症状は、心臓の筋肉が弱くなってきていることの目安です。

①心臓の構造

心臓には**左心室**、**左心房**、**右心室**、**右心房**の４つの部屋があり、**動脈**や**静脈**と連結され、全身の血液循環のシステムが出来上がっています。心臓には弁膜があり血液が逆流しないようになっています。

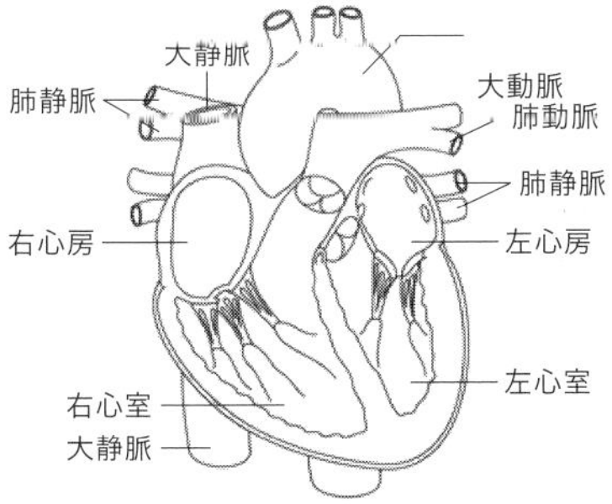

Column　足は第2の心臓？

人間は重力のある地球上に生きており、血液や水分は下にたまりやすくなります。実際、直立した状態では血液の70％は心臓の下にあります。心臓はよくポンプに例えられますが、血液を吸い上げることはできません。心臓より低いところにある約70％の血液をスムーズに心臓に戻すために必要なのが、下半身の筋肉なのです。

大腿や下腿の筋肉は収縮するたびに周囲にある静脈を圧迫して、乳牛から乳を搾るように血液を上へ上へ押し上げます。これを**ミルキングアクション**といいます。血管には弁という血液が逆流しないような装置があり心臓に戻るルートが確保されるのです。

運動の後や、立ちっぱなしで疲れたときには、ウォーキングや脚を動かすなど、ミルキングアクションを促進することで、疲労物質や老廃物の排泄を促すことができます。

下半身の筋肉は年間1％衰えるといいます。有酸素運動や下半身の筋トレを行うことは、心臓を鍛えるといっても過言ではありません。

②スポーツ心臓とは

心臓はトレーニングを続けていくとそのトレーニング内容によって、次の２つの機能的・構造的変化がみられます。

1 心臓の容積そのものが拡大する
2 心臓そのものが肥大する

この２つの変化をまとめて**スポーツ心臓**と呼んでいます。

スポーツ心臓もトレーニングの内容によって変化に特徴がみら

れます。長くゆっくりと走る全身持久力向上のトレーニングを続けると、心臓の左心室が大きくなります。左心室は血液を送り出すポンプのようなものなので、これが大きくなると一回に送り出す血液量（一回拍出量）が増えて、長時間にわたり、心拍数を増やすことなく心拍出量を保つことができる「持久型」心臓になります。

高重量のトレーニングを続けたり、瞬発系の種目を続けると左心室の大きさは変わらないですが、左心室の壁が厚くなり、収縮が強くなります。このようなトレーニングを続けている人は、いわば大きな圧力で血液を送り出している状態といえます。つまり心臓そのものがトレーニングを続けていった結果、心臓の壁（筋肉）が厚くなっていくのです。

Column　血圧と運動

血圧とは、血管を流れる血液が、血管壁にどれだけの圧力を掛けているのかを表したものです。収縮期（上）と拡張期（下）のWHO（世界保健機構）が定めている安静時の基準は、およそ120／80mmHgです。収縮期と拡張期のどちらか、また両方が140／90mmHgを超えると高血圧と診断されます。このような場合は医師の診察を受けた上で運動レベルを決定していくとよいでしょう。

人の血圧は、常に一定なわけではありません。そのため、血圧の測定は、正しい手順や環境で定期的に測定する必要があります。

・リラックスする
・測定前1時間くらいは、食事・入浴・運動を避ける
・座って測定する（心臓の高さにある上腕の血圧を座って計測した値が基準）
・毎日決まった時間に測る

正しくプログラムされた有酸素運動とレジスタンストレーニングは安静時血圧を安定させる効果があります。運動で気を付ける点は、バルサルバ現象と血液貯留です。バルサルバ現象は息をこらえることを言いますが、血圧の上昇を引き起こしますので、高血圧の人は息を止めないでエクササイズすることが大切です。血液貯留は、寝た状態から起きたり、座った状態から動き出すときに一時的に血圧が低下する状態です。

高血圧の運動処方の注意点は下記のとおりです(ACSM：アメリカスポーツ医学会)。

・予備心拍数の40～70％
・週に3～7回
・1回に30～60分
・レジスタンストレーニングは軽い負荷で高回数行う。

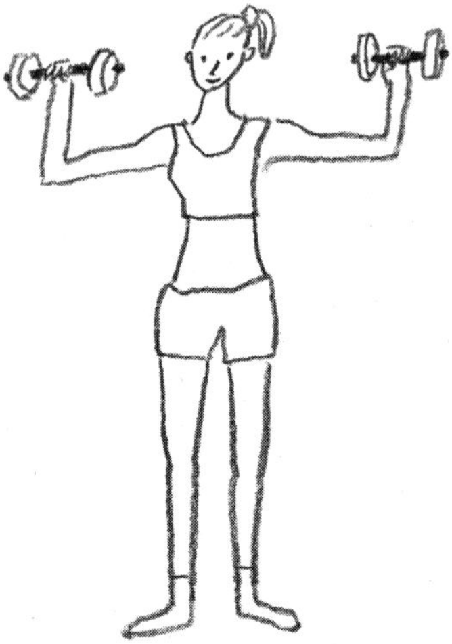

Chapter 1

練習問題

問1　**次の運動が主に依存するエネルギーシステムの組み合わせはどれか、最も適当なものを選びなさい。**

①マラソン・・・ATP-PCr系、レジスタンストレーニング・・・解糖系、50m走・・・酸化系
②マラソン・・・解糖系、レジスタンストレーニング・・・酸化系、50m走・・・ATP-PCr系
③マラソン・・・酸化系、レジスタンストレーニング・・・解糖系、50m走・・・ATP-PCr系
④マラソン・・・解糖系、レジスタンストレーニング・・・ATP-PCr系、50m走・・・酸化系

問2　**骨の役割のうち間違っているのはどれか。**

①支持
②圧縮
③造血
④運動

問3　**運動面と運動例の組み合わせのうち正しいものはどれか。**

①矢状面・・・スキップ
②前額面・・・ジョギング
③水平面・・・スクワット
④前額面・・・ツイスト

問4　筋のタイプとその特徴の組み合わせのうち間違っているものはどれか。

①タイプⅠは遅筋であり、持久力に優れている。
②タイプⅡaは赤筋とも呼ばれている。
③タイプⅡaは遅筋と速筋の中間の働きをもっている。
④タイプⅡbは速筋であり、白筋とも呼ばれている。

問5　椅子から立ち上がるときの脚の筋の活動形態は次のうちどれか。

①等尺性筋活動
②短縮性筋活動
③伸張性筋活動
④等速性筋活動

問6　WHO（世界保健機関）による高血圧の基準は次のうちどれか。

①収縮期が120mmHg以上で、拡張期が80mmHg以上
②収縮期が130mmHg以上で、拡張期が85mmHg以上
③収縮期が140mmHg以上で、拡張期が90mmHg以上
④収縮期が160mmHg以上で、拡張期が95mmHg以上

解答

問1：③　50m走のような瞬発系はATP-PCr系に、筋トレのような乳酸が出る運動は解糖系に、マラソンのような長時間運動は酸化系に依存しています。
問2：②　圧縮とは、骨の長軸方向にかかる力のことで、役割ではありません。
問3：①　前後方向の動きは矢状面で起こります。よって①〜③は矢状面の運動です。④の捻る運動（ツイスト）は水平面の運動です。
問4：②　タイプⅡaはピンク筋と呼ばれています。
問5：②　椅子から立ち上がる動きはスクワットと同様に、大腿四頭筋（太ももの前）が短縮しながら力を発揮します。
問6：③

Chapter 2

食生活

Healthy & Beauty Food Adviser Chapter 2

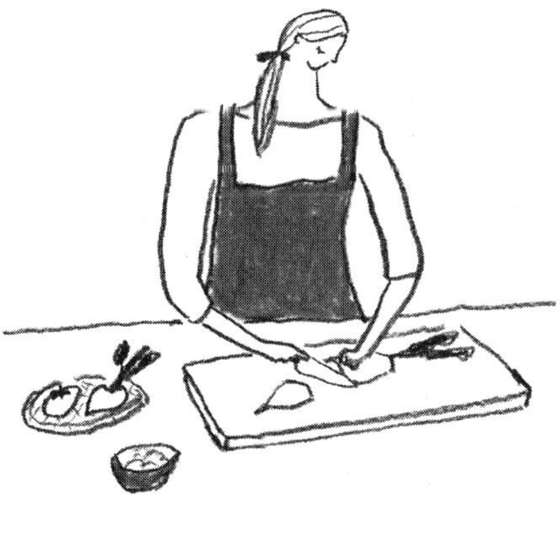

Lesson 1. わが国の健康・栄養問題の現状

1 日本人の食生活の変化

日本人は戦後、大きく食生活を変化させてきました。ここでは時代を追って見ていきましょう。

①戦後

終戦（1945年）から現在に至るまで、日本人の生活は劇的に変化しました。食生活についていえば、終戦直後には**極度の食糧不足**となり、特に都市部に大きな影響がありました。1940年代後半には、動物性食品、豆類、油脂類の摂取が増え、若干好転するものの、1958年の国民栄養調査では、国民の４人に１人が栄養的に欠陥があると発表されました。

ごはん、漬け物、みそ汁を中心とする日本人の食事形態の問題点として、米に偏り、食塩を摂り過ぎると問題視され始めました。

②高度経済成長期

1960年代は、テレビ、洗濯機、冷蔵庫のいわゆる三種の神器を筆頭に家電製品が普及し、国民の生活が豊かになります。**スーパーマーケットが出現**し、生鮮食品の輸送が当たり前になると食材が容易に手に入るようになり、おかずの品数が増え、ごはんばかり食べていた食生活が変化してきます。米の消費量のピークは1960年代で、この後は徐々に減少していきます。

また、この時期は高度経済成長の最盛期でもあり、女性が社会に進出しました。以前よりも家事に掛ける時間が短縮され日本人の生活が徐々に変化していきました。**インスタント麺、即席カレー、冷凍食品、ハム等**が出始めるのもこの頃です。

1970年は、外食元年。この年を皮切りに、**ファミリーレストラン、ファーストフード**の全国展開が始まりました。さらに、肉屋のコロッケや寿司など、すぐに食べられる食品の持ち帰りの幅が広がり、**中食《なかしょく》**と呼ばれる新しいタイプの飲食業が展開されるようになりました。外食や中食の発展により、手軽な金額で食べられ、食事の準備も後片付けもしなくてよいという人々の欲求が満たされ、食の外部化は日常的となり、急速に広がっていきました。

さらに食の外部化は家庭での調理にも影響し、ごはん中心だった食生活から、パスタやパン、肉中心の主菜が増え、食は**洋食化**し、米の消費量はますます減少していきました。

この頃から、悪性新生物（いわゆる、がん）や心臓病のような**生活習慣病**で亡くなる人が増え始め、日本人の健康問題が徐々に変化してきます。

1971年の国民栄養調査では、不足した栄養素を補うというだけでなく、**過剰摂取**の問題に触れています。動物性たんぱく質、動物性脂質の摂り過ぎと生活習慣病（当時の成人病）についての関係性にも触れ、注意するようにと勧告されました。

③食の外部化とバブル経済

1980年ごろになると農林水産省は、徐々に増えていった動物性脂質や砂糖の摂り過ぎに警告をし、海藻・野菜をしっかりと食べるように強く勧めるようになりました。しかし国民の食生活は変わらず、1987年、バブル経済へと突入していくのです。一億総グルメと呼ばれたグルメブームが到来し、雑誌や書籍のレストラン紹介も後押しし、高級フレンチやイタリアンなど食べ歩きが流行しました。結果、国の指針にもかかわらず、動物性脂質の摂取量はさらに増えていきました。

④バブル崩壊から現在へ

1990年代、**食の外部化・多様化**は一層進み、食事の回数や時間、マナー等への意識が変化し、伝統的な家庭料理の継承が難しくなってきています。核家族の増加や少子化が進むのに伴い、子どもたちの不登校、ひきこもり、孤食（p.77）が広がり、その事実は世の中に衝撃を与えました。

外食産業が有機野菜、無農薬野菜を売りにし始めるのも1990年代です。飽食を問題視し、**食の安心、安全、健康**に関心が向けられるようになってきたのです。

国は2000年に「日本人のための食生活指針」、2005年に「日本人のための食事バランスガイド」と「食育基本法」を発表し、国民の豊かな人間性と病気にならないための食事を含めた生活習慣の見直しを説いています。平均寿命が世界一長いわが国ではありますが、現在は「健康寿命」の伸長を目的とした計画が推進されています。

2 日本人の食生活の現状

次に日本人の食生活の現状を、厚生労働省が行っている国民健康・栄養調査をもとにトピックごとに見ていきましょう。

①日本人の摂取栄養素量年次推移

ここ数年の国民健康・栄養調査では、1人当たりのエネルギー摂取量はわずかながら減少趣向にあります。脂肪エネルギー比率は1995年にピークを迎え、後に減少するも、2004年からわずかに増加、または横ばいが続いています。

その他、食塩の平均摂取量や穀類エネルギー比率等も、経済の変化とともに移り変わっています。

②朝食の欠食率

朝食の欠食率が問題になっています。中でも20代、30代の単身者に増加しています。保護者の管理下にある学童期にも欠食がみられるため、朝食を提供する学校まで出現するありさまです。

■朝食の欠食率（1歳以上）

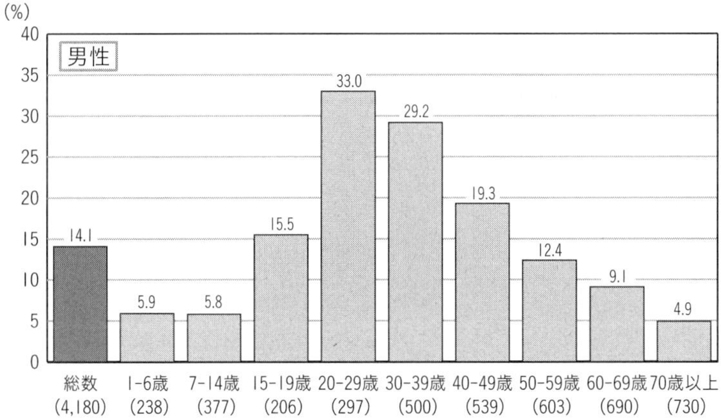

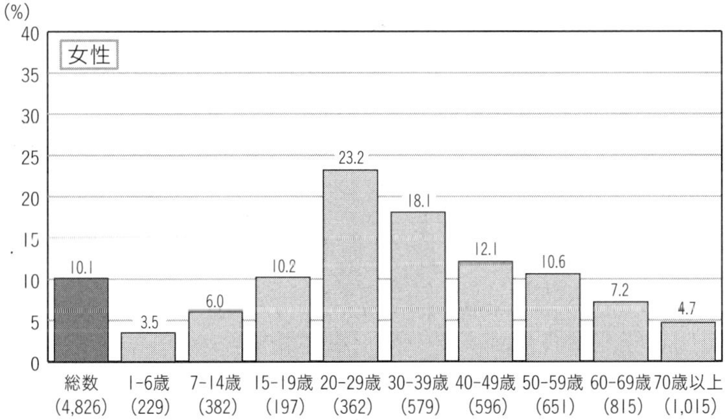

出典：平成21年国民健康・栄養調査

③野菜の摂取量

現在、野菜の摂取量は、**350g以上／日**が目標値とされています。しかし実際は、ほとんどの年代で350gに達しておらず、特に20～40歳代は300gにも達していないことがわかりました。

■野菜の摂取量（年次推移）

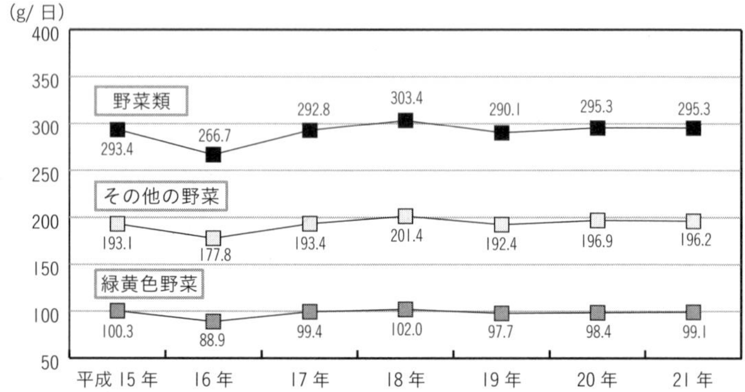

出典：国民健康・栄養調査

■野菜類の摂取量の平均値（20歳以上）

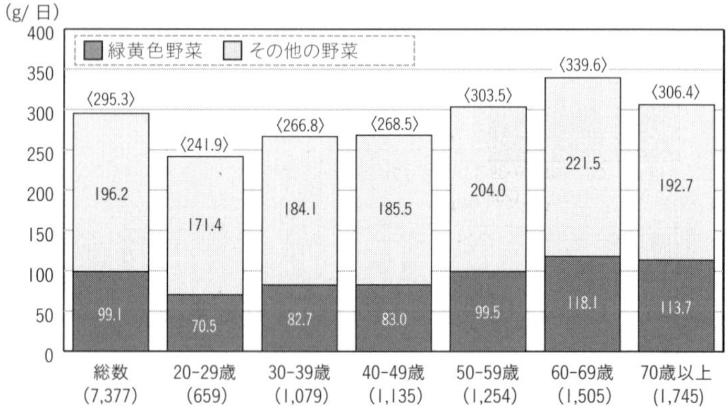

出典：平成21年国民健康・栄養調査

④運動習慣

運動習慣があると答えたのは男女ともに60～69歳が多く、男性41.9%、女性41.3%でした。前年に比べ、男女とも横ばいの状況です。

■運動習慣（年次推移）

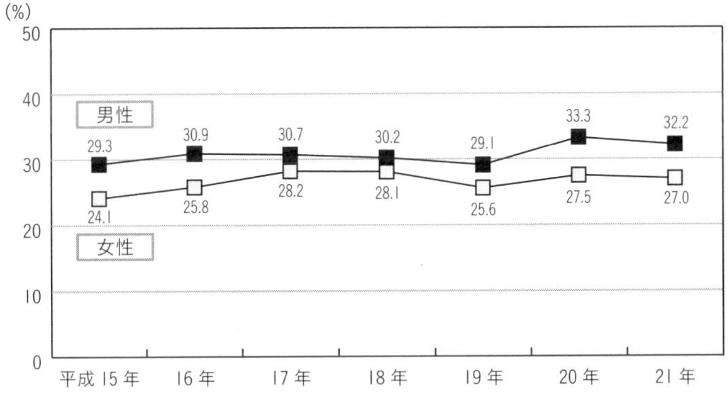

出典：国民健康・栄養調査

■運動習慣のある者の割合

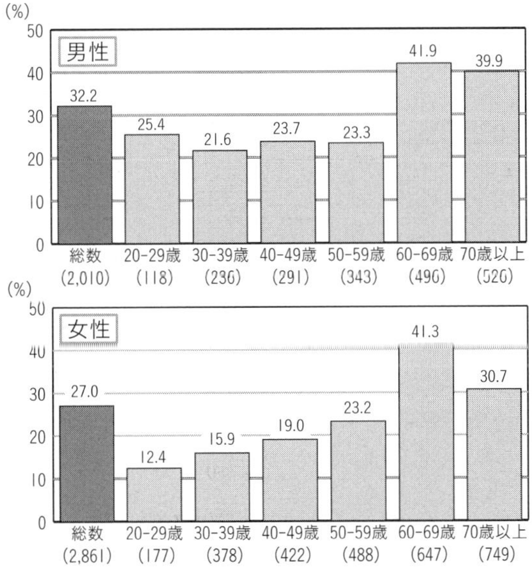

※運動習慣のある者：1回30分以上の運動を週2回以上実施し、1年以上継続している者

出典：国民健康・栄養調査

⑤肥満とやせ

肥満者の割合は1985年に比べ、10％も増加しています。生活習慣病にも大きくかかわる肥満症の改善が急がれています。またその対極に、20代の女性のやせが20％を超えています。その背景にはやせ願望による過酷なダイエットや心の問題等があります。

妊婦がやせている場合、低出生体重児のリスクが高くなること他、さまざまな問題点が報告されているため肥満とともに大きな問題となっています。

■肥満者の割合（20歳以上）

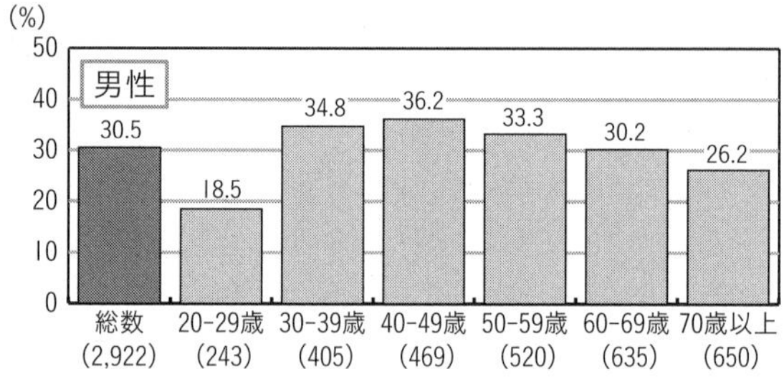

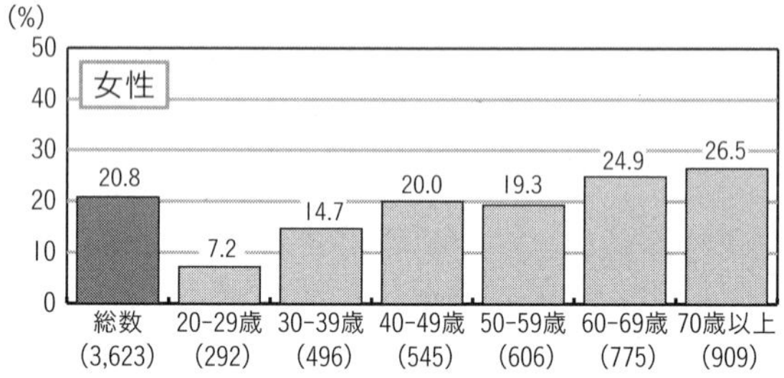

※肥満の基準：BMI≧25

出典：国民健康・栄養調査

■やせの者の割合（20歳以上）

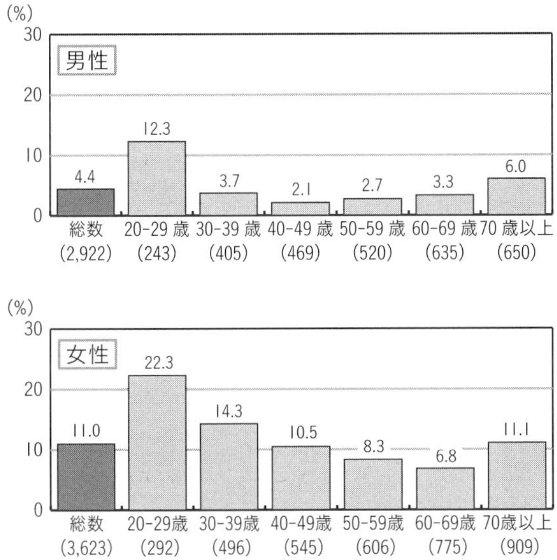

※やせの基準：BMI < 18.5

出典：平成21年国民健康・栄養調査

⑥メタボリックシンドローム

2007年に厚生労働省からメタボリックシンドロームに着目した健診、保健指導プログラムが示されています。

40～74歳以上において、メタボリックシンドロームが強く疑われる者は、男性26.9%、女性9.9%、予備軍と考えられる者は、男性22.5%、女性7.3%でした。実に男性は２人に１人、女性は５人に１人の者が該当者か予備軍であると報告されました。

■メタボリックシンドロームの状況（年齢別）

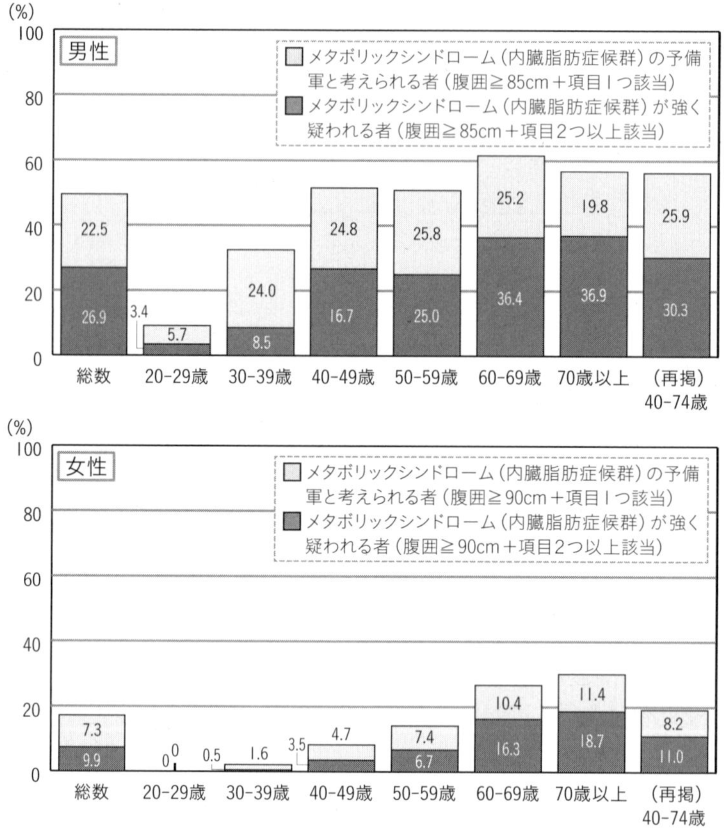

出典：平成19年 国民健康・栄養調査

⑦喫煙

20歳以上の喫煙者は男性32.2％、女性27.0％、先進国の中でも喫煙者水準が高いと報告されています。「21世紀における国民健康づくり運動（健康日本21）」の禁煙運動より男性の喫煙者は年々、減少傾向であるのに対して、女性の喫煙率は減りません。なかでも20～30歳代の喫煙率は上昇しています。

喫煙者には、肺がんを始め、喉頭がん、食道がん、尿路がん、胃がん等、多くのがんや、虚血性心疾患、脳血管疾患、肺気腫、喘息、歯周病等の発病リスクが高いとの報告もあることや、妊婦の場合は流産や早産、低出生体重児のリスクが高まる等の影響が懸念されています。

■現在習慣的に喫煙している者の割合（年次推移）

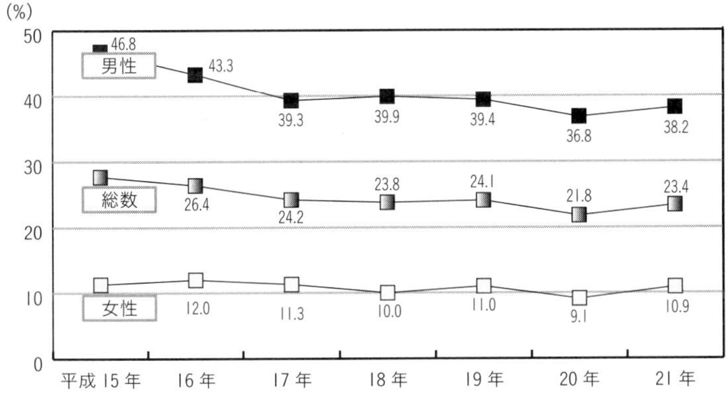

出典：国民健康・栄養調査

■現在習慣的に喫煙している者の割合（性、年齢階級別）

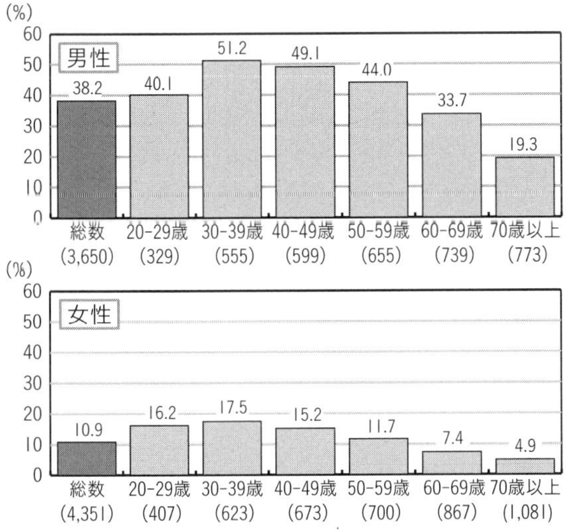

出典：平成21年 国民健康・栄養調査

⑧平均寿命と健康寿命

平均余命とは、ある年齢集団のものが同年齢以降の死亡率で死亡すると仮定して、平均あと何年生きられるかを示します。**平均寿命**は0歳における平均余命で0歳からのすべての年齢の死亡率が反映されるため、保健福祉水準の総合的な評価としても広く活用されています。

健康寿命とは、健康で自立した生活を送ることができると期待される年数で、WHO（世界保健機関）では障害調整生存年数や障害調整余命を算出するのに用いています。健康政策の決定や評価の指標として広く使われています。

わが国は、平均寿命・健康寿命ともに世界最高水準にあります。しかし、最晩年に寝たきりになる期間が国民平均6年以上になっていることから、健康日本21は、健康寿命の延伸等の実現を目的として推進されています。

⑨国民医療費

国民医療費とは、医療機関（歯科も含む）に要する費用の合計です。診察費、調剤費、入院時食事療養費、訪問看護療養費、健康保険等で支給される移送費が含まれます。

2008年度の国民医療費は約34.8兆円で、国民医療費の国民所得に対する割合は9.90％でした。また、年齢階級別国民医療費で見てみると、65歳以上が全体の54.6％、70歳以上が全体の44.0％を占めています。傷病分類別一般診療医療費では、循環器系疾患20.4％、新生物12.8％、呼吸器系疾患7.8％、腎尿器生殖器系の疾患7.4％、筋骨格系および結合組織の疾患7.4％であることがわかりました。

Lesson 2. 栄養と健康

1　食べ物の消化と吸収

食べ物は、口から入り、胃や十二指腸から分泌される消化酵素によって分解されます。栄養素は主に小腸の壁から体内に吸収されます。そして小腸で吸収された栄養素が全身をめぐり、エネルギー源や体の構成成分となり、調整機能を発揮し、利用されます。そして、最後にカスとなった食べ物が便として排泄されます。

それでは、まず食べ物の消化について順路を追って説明しましょう。

①口

口から入った食べ物は、歯で細かく噛み砕く咀嚼《そしゃく》が行われます。そして、舌で唾液と混ぜ合わせられ食道に送られます。唾液アミラーゼは、でんぷんをデキストリンやマルトースに分解します。

②食道

食道は胃に連なる消化管で、長さは約25cmです。蠕動《ぜんどう》運動（食べ物を移動させる動き）によって、咽頭《いんとう》から胃へと食べ物を送ります。

③胃

胃は食道を通ってきた食べ物を、一時的に溜めこむ場所です。ここで食べ物を胃酸と混ぜ合わせ、消化し、粥状にします。ドロドロになった食べ物は、時間をかけて、一定量ずつ十二指腸に送られます。

④小腸（十二指腸、空腸、回腸）

小腸は全長６～７mで、十二指腸、空腸《くうちょう》、回腸《かいちょう》の３つの部分に分けられます。

胃から送られてきた食べ物は十二指腸で、すい液と小腸で分泌される消化液胆汁が合わさって分解され、空腸、回腸の小腸壁の絨毛《じゅうもう》で、さらに分解しながら栄養分を取り込み、吸収されます。

⑤大腸

長さ1.6m、太さ５～８cmで、盲腸、結腸、直腸に分けられます。

ヒトの消化酵素で分解されない食べ物の残りカスは、大腸に送られます。大腸は、余分な水分を吸収し、便の形成を行います。便が大腸にとどまる時間が長いと、便の水分が大腸に吸収され過ぎて、便が硬くなります。

⑥肛門

肛門から便が排泄されます。

次に食べ物の吸収について、消化吸収にかかわる器官ごとに見ていきます。

①肝臓

肝臓の重さは1.2kgで、人体で最大の臓器です。消化を助けるための胆汁《たんじゅう》の産生、グリコーゲンの生成・貯蔵・分解、脂質やたんぱく質の代謝、尿素の生成、血液凝固因子の生成等にかかわります。また、体内に入った有害物質などの毒素を分解し、きれいな血液に戻す解毒作用も担っています。

②すい臓

胃の後ろにある器官です。たんぱく質、脂質、糖質を分解するすい液をつくって十二指腸に分泌します。すい臓は、すい液を分泌する外分泌腺であると同時に、インスリンなどのホルモンを分泌する内分泌線でもあります。

③胆のう

肝臓で作られた胆汁を濃縮し、溜めておく袋状の器官です。消化に際して、胆のうが収縮し、胆汁が十二指腸に分泌されます。胆汁酸は強い界面活性化作用によって脂質や脂溶性ビタミンを乳化し、すい液中の酵素による消化を助けます。

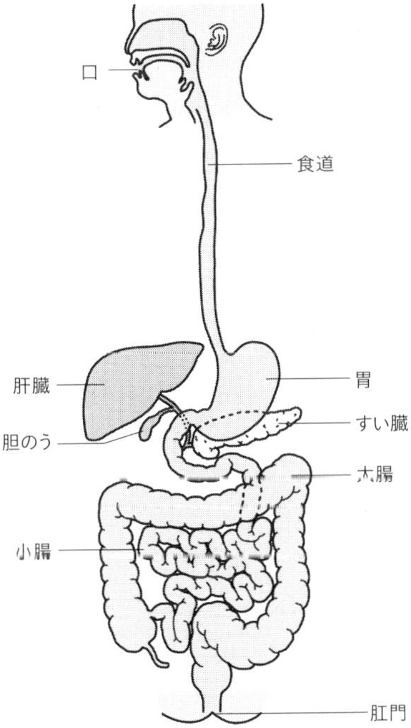

2　五大栄養素の役割と機能

栄養とは、私たちが食べ物を摂取し、生命を維持する、成長する、思考する、運動する等、全ての生活活動を営む現象を指します。

食べ物で得た成分のうち、体内で利用されるものを**栄養素**といいます。私たちが生きていくために必要とされる食物中の成分は、栄養でなく、栄養素といいます。

栄養素には、炭水化物、脂質、たんぱく質、ビタミン、ミネラルがあります。これらは大きく分けて、「エネルギー源となる」、「体の組織をつくる」、「体の機能を調節する」の３つの働きがあります。

そのうち、エネルギー源となる**炭水化物**、**脂質**、**たんぱく質**を**三大栄養素**と呼びます。この三大栄養素が円滑に働くために必要な栄養素が**ビタミン**と**ミネラル**です。ビタミン、ミネラルは、わずかな量で体に機能するため、**微量栄養素**とも呼ばれています。

また、体重の60％を占める水も大切な成分ですが、一般的な栄養素には含めません。

①炭水化物

炭水化物は、体内でエネルギー源や体の構成成分として利用され、残りはグリコーゲンや体脂肪として蓄えられます。ごはん、パン、芋などに多く含まれます。

炭水化物と糖質は同義語として使用される場合もありますが、厚生労働省の「食品の栄養表示基準制度」では、「糖質は、炭水化物から食物繊維を差し引いた値」と表記されています。炭水化物は体内で1gあたり4kcalのエネルギー源となります。

②脂質

細胞膜や血液、ホルモンの材料になります。体内で１gあたり９kcalのエネルギー源となるため、糖質やたんぱく質に比べ、同じエネルギーを得るのに少ない量ですみます。植物油、肉類、魚介類、種実類に多く含まれます。

脂質の多い食品は、消化の始まりが糖質やたんぱく質に比べて遅いため、吸収に時間がかかります。脂っこい食事は腹もちがよい感じがするのはこのためです。

③たんぱく質

筋肉、臓器、髪、血液、皮膚などの構成成分となります。また、酵素やホルモン、免疫抗体、神経伝達物質として不可欠な栄養素です。

たんぱく質はアミノ酸が多数つながった物質で非常に大きな分子です。肉類、魚介類、大豆製品、卵等に多く含まれます。体内で1gあたり4kcalのエネルギー源となります。

④ミネラル（無機質）

ミネラルは、歯や骨の構成成分であり、筋肉や細胞膜、血液の成分となります。また、体液の浸透圧を正常に維持し、神経や筋肉の働きを正常に保ちます。微量ですが、体の潤滑油として大きな役割を担います。小魚、野菜、豆類、海藻類、果物等に多く含まれます。微量栄養素と呼ばれます。

⑤ビタミン

微量栄養素と呼ばれ、ごくわずかな量で私たちの生理機能の維持や、生理作用の調節等を行う必要不可欠なものです。体内で合成されないものが多く、食事として体外から摂取する必要があります。ビタミンには、水に溶けない脂溶性ビタミンと、水に溶ける水溶性ビタミンの２種類があります。

		働き		
		体の構成成分になる	エネルギー源になる	体の調子を整える
五大栄養素	三大栄養素	糖質（炭水化物）	●	●	
五大栄養素	三大栄養素	脂質	●	●	
五大栄養素	三大栄養素	たんぱく質	●	●	
五大栄養素		ビタミン			●
五大栄養素		ミネラル	●		●

3　食品の機能性

食品には、栄養素やエネルギー源を供給する一次機能、嗜好性にかかわる二次機能、生体の生理調節機能である三次機能があります。

①一次機能

生命維持のために必要なエネルギー源となる栄養素（糖質・脂質・たんぱく質）、体を構成する栄養素（糖質・たんぱく質・脂質・ミネラル）、体の調子を整える栄養素（ビタミン・ミネラル）が上げられます。

②二次機能

感覚を刺激しておいしさを伝えるものです。例えば、以下のようなものです。

・味覚：甘味、酸味、塩味、苦味、うま味、渋味、えぐ味、辛味など

・視覚：色、つや、鮮度、品質など
・嗅覚：食品を食べる際の香りなど
・触覚：いわゆるテクスチャー。舌触り、歯触り、歯ごたえ、喉ごしなど

③三次機能

体調を整え、老化予防、疾病予防、健康維持と増進などの働きを与えるもので、生体調節機能のことを食品の三次機能といいます。

■三次機能をもつ主な食品成分

名称	種類	効能
カロテノイド類	β—カロテン（緑黄色野菜） リコペン（トマト） クリプトキサンチン（柑橘類） フコキサンチン（褐藻類）	抗酸化、抗がん
アントシアニン類	プロアントシアニジン（赤ワイン、黒豆） ナスニン（ナス） シアニジン（ブルーベリー）	抗酸化、血圧上昇抑制、肝機能回復、眼精疲労回復
カテキン類	エビガロカテキンガレート（緑茶、ウーロン茶、赤ワイン）	抗酸化、抗がん、抗アレルギー、炎症抑制
フラボノイド類	ルチン（ソバ、トマト、玉ねぎ）	抗酸化、抗がん、高血圧・脳血管障害予防
リグナン類	セサミン・セサミノール（ゴマ）	血清コレステロール低下、肝機能活性化、抗酸化
ビタミン	アスコルビン酸（野菜、果物、緑茶） トコフェノール（植物性油脂、胚芽）	抗酸化、抗がん
オリゴ糖	フルクトオリゴ糖	腸内細菌改善、血清コレステロール低下、抗う歯
ペプチド・アミノ酸	乳カゼイン分解物（牛乳） γ—アミノ酪酸（緑茶、発芽玄米）	血圧上昇抑制、神経抑制、血清コレステロール低下、中性脂肪低下
脂質	EPA、DHA（魚油） レシチン（大豆、卵黄）	血栓溶解、血清コレステロール低下、抗炎症

4　機能性成分と保健機能食品

　食べ物の中には五大栄養素以外にも健康に良いとされる有効成分が含まれています。これらは、**機能性成分**と呼ばれ、健康維持に役立つ成分として注目されています。機能性成分は数万とも言われるほど多種類あるため、その効果も十分に解明されているものばかりではありません。

　多種多様に販売されている健康食品のうち、一定の条件を満たした食品を**保健機能食品**と称することを認める制度を**保健機能食品制度**といいます。目的や機能の違いによって、**特定保健用食品**と**栄養機能食品**に分けられます。

①特定保健用食品

　特定保健用食品とは、「身体の生理学的機能や生物学的活動に影響を与える保健機能成分を含み、食生活において特定の保健の目的で摂取するものに対し、その摂取により当該保健の目的が期待できる旨の表示をする食品」と定義付けられています。「トクホ」と略して呼ばれることもあります。

　これまでに認められた主な保健用途の表示は下記の通りです。

■これまでに認められた主な保健用途の表示

表示内容	保健機能成分
お腹の調子を整える食品	フルクトオリゴ糖、ガラクトオリゴ糖、ラクチュロース、難消化性デキストリン、サイリウム種皮由来の食物繊維、ビフィズス菌 等
血圧が高めの方に適する食品	ラクトトリペプチド、カゼインドデカペプチド、杜仲葉配糖体、GABA（γ-アミノ酪酸）等
コレステロールが高めの方に適する食品	大豆たんぱく質、キトサン、低分子化アルギン酸ナトリウム 等
血糖値が気になる方に適する食品	難消化性デキストリン、グアバ葉ポリフェノール、小麦アルブミン 等
ミネラルの吸収を助ける食品	CPP、CCM、ヘム鉄、フルクトオリゴ糖 等
食後の血中の中性脂肪を抑える食品	ジアシルグリセロール、グロビンたんぱく分解物
虫歯の原因になりにくい食品	パラチノース、マルチトール、キシリトール、エリスリトール 等
歯の健康維持に役立つ食品	キシリトール、還元パラチノース 等
体脂肪がつきにくい食品	ジアシルグリセロール
骨の健康が気になる方に適する食品	ビタミンK2、大豆イソフラボン

Column　消費者庁

2005年に特定保健用食品の制度が一部見直し、さらに2009年には消費者庁が創設されました。改正点は下記の通りです。

- 条件付き特定保健用食品制度の創設
- 特定保健用食品「規格基準型」の創設
- 疾病リスク低減表示の容認
- 「食生活は、主食、主菜、副菜を基本に、食事のバランスを」の表示義務付け

②特別用途食品

特別用途食品とは、病気の人（嚥《えん》下《げ》困難、アレルギー疾患、乳糖不耐症、栄養不良等）、乳児、妊産婦等の特別の配慮を必要とする人を対象にした食品です。現在の特別用途食品は、健康増進法第26条に基づく表示制度により、厚生労働大臣の許可を受けなければならず、許可を受けた特別の用途とともに許可認証を表示する義務があります。

特別用途食品には、下記のものがあります。

・病者用（許可基準型）…低たんぱく質食品、アレルゲン除去食品、無乳糖食品、総合栄養食品
・病者用（個別評価型）
・妊産婦、授乳婦用粉乳
・乳児用調製粉乳
・嚥下困難者用食品
・特定保健用食品（個別評価型に限る）

Lesson 3. 摂取エネルギーと消費エネルギー

1　摂取エネルギーと消費エネルギー

食物を摂取することによって、生体が利用可能なエネルギー量のことを**摂取エネルギー**、日常生活によって消費されるエネルギー量のことを**消費エネルギー**といいます。摂取エネルギーと消費エネルギーの収支バランスがとれていれば、体重の変動は少ないと考えられます。しかし、そのバランスが崩れ、摂取エネルギーよりも消費エネルギーが小さい場合は体重増に、反対に、消費エネルギーが大きい場合は体重減となります。摂取エネルギー＝消費エネルギーのバランスを保ち、生活習慣病を予防しましょう。

例えば、ケーキ1個分のエネルギーと運動の消費エネルギーを見てみましょう。いちごショートケーキは、180kcalです。このエネルギーを消化するには、次の運動量が必要です（体重約80kgの人の参考値）。

・階段を上ったり下りたりの運動……20分
・アイロンをかける……1時間
・手洗いをする……52分
・洗濯物を干す……50分
・読書……2時間15分
・お風呂に入る……50分
・ふとんを干す……35分
・料理をする……1時間
・トイレ掃除……45分
・自転車に乗る……30分

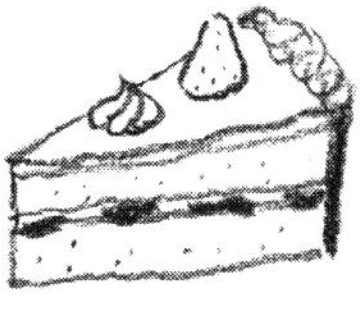

・散歩……27分
・ドライブ……1時間
・床ふき……45分
・窓ふき……45分
・掃除機をかける……1時間30分

2　食品のエネルギー例

普段食べている食べ物のエネルギーを理解しておくことで、摂取エネルギーと消費エネルギーのバランスが保てます。次の表は、各食品のエネルギーを表しています。

食品名	エネルギー(kcal)
おにぎり	179
うどん(ゆで)	105
食パン	264
さやえんどう(ゆで)	34
かぼちゃ(ゆで)	60
キャベツ(生)	23
きゅうり(生)	14
ごぼう(ゆで)	58
トマト(生)	19
だいこん(ゆで)	25
いちご(生)	34
りんご(生)	54
まあじ(焼き)	164
鮭(焼き)	171
さんま(焼き)	299
手羽(皮付き、生)	195
ささ身(生)	114
ぶた肩ロース(脂身つき、生)	253

食品名	エネルギー(kcal)
ウインナー	321
卵(生)	151
加工乳(濃厚)	73
ヨーグルト(全脂無糖)	62
プロセスチーズ	339
カレー(ビーフ、レトルトパウチ)	118
ぎょうざ(冷凍)	197
ハンバーグ(冷凍)	223
えびフライ(フライ用、冷凍)	139

可食部100gあたり
出典：五訂増補日本食品標準成分表(本表)、文部科学省

Lesson 4. 食性と食文化

1　人の体と食べ物の関係

やる気や集中力が続かない、コレステロール値が高い、血糖値が高い、花粉症、アトピー体質、肥満症など、私たちの体におこるつらい症状は、食生活を見直すことで改善されることが多々あります。食べた物が体を作るわけですから当然といえば当然です。体に良いものを食べれば、調子は良くなるし、負担がかかるものを食べ過ぎれば、調子を崩してしまいます。しかし、あふれる情報の中で、自分のライフスタイルや体質に合った方法を見つけるのはなかなか大変です。

たくさんの情報に惑わされない選食力を身につけるには、私たち人間が地球上に現れたときから決まっている人間の食性を知ることがキーワードとなります。

2　歯から見える動物と食べ物の関係

食性とは、その動物が本来もっている習性で、その動物に適した食の性質のことです。人間とライオンの歯の構造が違うように、人間には人間の、牛には牛の、ライオンにはライオンの食性があります。それぞれの種の食性のバランスが崩れると、本来持っている能力を発揮しにくくなり、その種の優れた部分から退化していくとも言われています。

つまり、食性に合った食事が、その動物（種）の理想的な食事の摂り方なのです。食性は、その動物の歯を見ればわかると考えられています。人間の食性を知るためには、人間の歯を知ることから始めましょう。

①人間の歯の種類

人間の永久歯は、親知らずを含めて**32本**あり、犬歯《けんし》、切歯《せっし》、臼《きゅう》歯《し》に分かれます。

４本の**犬歯**は、「肉食動物」に特徴的な歯で、肉類や魚介類などの動物性食品を引き裂いて食べる働きがあります。**切歯**は別名、門歯《もんし》とも呼ばれ、８本の前歯がそれにあたります。「草食動物」に特徴的な歯で、野菜類、海藻類、果物類等の繊維を噛み切って食べる働きがあります。残りの20本は**臼歯**と呼ばれ、字のごとく臼の形をしています。穀類をすりつぶしながら食べる役割を持っています。

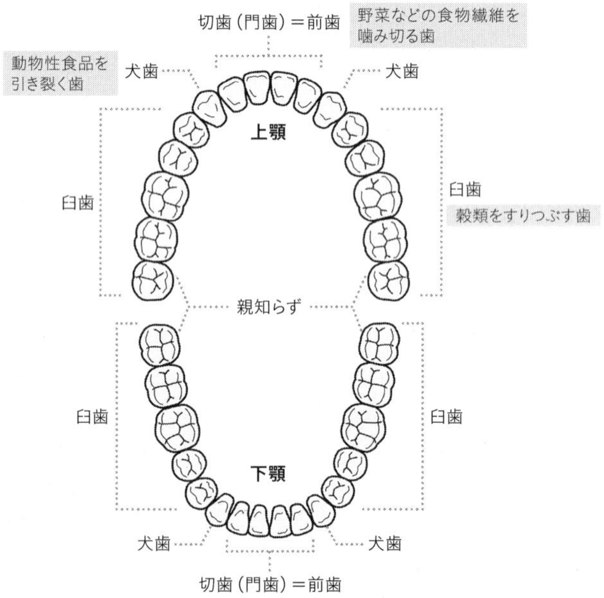

②歯の比率

人間の歯は、臼歯20本、切歯８本、犬歯４本です。これを割合で表すと、臼歯：切歯：犬歯＝20：8：4＝5：2：1＝62.5％：25％：12.5％ です。この比率が、人間本来の摂るべき食べ物となります。よって、穀類：野菜類、海藻類、果物類：肉類、魚介類（乳、卵も含む）＝ 5：2：1となります。さらに踏み込むと、臼歯と切歯は**植物性食品**を食べる働きがあり、犬歯は**動物性食品**を食べる働きがあることが見えてきます。ここから、植物性食品：動物性食品＝ 7：1。すなわち、植物性食品が85 ～90％、動物性食品が10 ～15％となります。

また、３種類の歯を持つ人間は、「雑食動物」であることがわかります。ただし、62.5％が臼歯という歯の構造から、人間の食性は「穀類を中心とした雑食動物」であることです。

3　風土にあった食生活

人間は「穀類を中心とした雑食動物」であることがわかりました。次に考えることは、**生まれ育った風土でとれる食材と調理法で食べる**ということです。歯の構造から考える人間の食性に、風土でできるものを掛け合わせるのです。全ての人類は、歯の構造こそ同じですが、「風土はfood」と言われるように日本人と外国人の食べ物は違うのです。

風土と食文化には大きな関わりがあります。例えば、北欧のように寒い風土では一年を通して安定した作物の栽培が望めません。ですから彼らは、収穫したものを保存する技術に長けています。また、彼らは肉食文化であり、日本人と油脂の摂りかたが異なります。肉は魚と違い、味が単調です。そのため、さまざまなソースが発達したとも言われています。

●日本の風土と食事

日本は、南北に長い島国で、四季がはっきり分かれ、降雨量に恵まれていることが特徴です。四季折々の野菜や魚がとれ、稲作を営んできた日本人の食事は、米や雑穀を中心として、旬の野菜と少量の魚介類をおかずとして食べてきました。長い歴史のなかで習慣づけられた食事は、小柄でスタミナのある日本人の体を作り上げました。また、日本人と欧米人の腸の長さが違うことも、食べてきた物の歴史が違うことを物語っています。

油脂類の摂り方と日本の風土にも深い関係があります。季節ごとに異なる味わいの食材を新鮮なままに料理ができる日本料理は、素材の味を楽しむことができました。そのため、塩、みそ、しょうゆ等のわずかな調味料のみが発達し、油脂類や濃厚なソースは必要ありませんでした。よって、日本人は欧米人に比べ、油脂類の摂取に慣れておらず、油脂類の過剰摂取の常食が続けば、体調を崩し、現代問題となっている生活習慣病を引き起こしてしまうのです。

4　日本料理の特徴

長い歴史のなかで育まれた日本の料理は、季節感を重視します。旬の食材や器は食べる人を楽しませ、**目で楽しむ料理、目で食べる料理**と言われています。

日本食は、次の特徴をもっています。

・米食を中心とする
・刺身や寿司など、新鮮な魚介類を用いた料理
・四季があることから、旬の食材を用いる
・味付けは食材本来の味を活かし、淡泊に仕上げる
・料理の彩りや盛り付けまで重視し、器も吟味する
・調味料は、みそ、しょうゆ、塩が主に用いられ、数少ない
・1人分ずつ盛り付けられる

5　年中行事と食べ物

四季を楽しむことができる日本には、たくさんの年中行事があります。**年中行事**とは、お正月やお盆など毎年同じ日や時季に、家庭や地域で行われる儀式のことです。神酒《みき》を供え、酒を振る舞い、多種多彩な食べ物が供えられます。

節句や年中行事には、季節の食材を使って祝う文化が定着しています。季節の節日に料理を作ってお供えし、豊作や無病息災を祈りました。行事食はその季節を代表する味であり、旬の食材は、私たちの体に効果的に働きます。

①五節句

日本には、**節句**《せっく》があります。「節」とは、中国の暦法で季節の変わり目を指し、その風習が日本に伝わりました。中国から伝わった習わしと日本の習わしが組み合わさり、現在の五節句に至ります。

日	節句	いわれ	行事食
1月7日	人日《じんじつ》の節句	古来中国には、元旦から8日までの各日に動物を当てはめ、それぞれの日を大切にする風習がありました。そして、7日は人を大切にする「人日」という節句にしました。日本では別名「七草の節句」とも呼ばれます。	七草粥
3月3日	上巳《じょうし》の節句	禊（はらえ）の風習と人形を流す風習が混ざり合い、現在は女の子の幸せや成長を祝う節句となりました。桃の花を供え、季節の食材でお祝いします。別名「桃の節句」。	ひしもち 潮汁 草もち ひなあられ 白酒
5月5日	端午《たんご》の節句	田植えの時季に当たる5月は日本人にとって大切な時。厄除けとして菖蒲の葉を軒先につるしました。菖蒲の文字が変形し、勝負になり、武家の男の子の出世を祝う日となりました。別名「菖蒲の節句」。	柏餅 ちまき
7月7日	七夕の節句	織姫と彦星が一年に一度出会うという中国の伝説が始まりです。機織りの上達を願う日でもあり、行事食のそうめんは、糸を表します。まっすぐに伸びる縁起のよい笹に願いを込めた短冊を描きます。	そうめん
9月9日	重陽《ちょうよう》の節句	中国で縁起のよいとされる陽数（奇数）の最大数である「9」が重なる縁起の良い日です。別名「菊の節句」と呼ばれ、菊酒を飲み、長寿を祝います。	菊酒 菊寿司

②年中行事

年中行事には行事食がつきもので、地域性や季節感を感じる習わしです。近年は伝統的な行事のほかに、海外からの文化も日本流にアレンジされて誕生しています。食マーケットにおけるビジネスイベントとしても注目されています。

月	行事	行事食
1月1日～3日	正月	鏡餅、おとそ、雑煮、お節料理
1月7日	人日の節句、七草	七草粥
1月11日	鏡開き	鏡もち入りの小豆汁粉
1月15日	小正月	小豆粥
2月3日ごろ	節分	炒り豆、恵方巻き
3月3日	上巳の節句、雛まつり	白酒、草もち、ひしもち
3月20日ごろ	春彼岸	ぼたもち
4月8日	灌仏会	甘茶
5月5日	端午の節句	柏もち、ちまき

7月7日	七夕の節句	そうめん
7月13～15日	盂蘭盆会	精進料理
9月9日	重陽の節句	菊酒、菊寿司
9月20日ごろ	秋彼岸	おはぎ
11月15日	七五三	千歳あめ
11月23日	新嘗祭、勤労感謝の日	収穫した穀類での赤飯等
12月22日ごろ	冬至	かぼちゃ、ゆず湯
12月25日	クリスマス	クリスマスチキン、ケーキ
12月31日	大晦日	年越しそば

③郷土料理

郷土料理とは、その地域でとれるものを使い、それぞれの地域で伝えられてきた調理法や味付けをした伝統食です。保存することを目的とした戦前から受け継がれる郷土料理に加え、昨今ではご当地グルメと呼ばれる地域活性のための郷土料理も増えてきています。

■郷土料理の例

都道府県	郷土料理
北海道	石狩鍋、いかめし、松前漬け、ジンギスカン
秋田	きりたんぽ、いぶりがっこ
宮城	ずんだもち、笹かまぼこ、牛タン、はらこめし
東京	深川めし、もんじゃ焼き、どじょう鍋、江戸前寿司
山梨	ほうとう、煮貝、吉田うどん
長野	五平もち、おやき、鯉こく、蕎麦
富山	ます寿司、ホタルイカの沖漬、白エビ
愛知	ひつまぶし、みそ煮込みうどん、きしめん、みそカツ
京都	湯豆腐、京漬物、精進料理
和歌山	めはり寿司、くじらの竜田揚げ
香川	讃岐うどん、あんもち雑煮、しょうゆ豆
高知	カツオのたたき、皿鉢料理、たけのこ寿司

岡山	ままかり寿司、祭り寿司、きびだんご
長崎	卓袱（しっぽく）料理、ちゃんぽん、皿うどん
熊本	からしれんこん、いきなり団子
沖縄	ゴーヤチャンプルー、ソーキソバ

6　食べ物の旬

日本は四季の変化に恵まれ、節句や年中行事と結び付けながら、それぞれの季節ごとに、**旬の食材と味**を大切にしてきました。

流通が発達した現代では、日本の旬にかかわらず世界中から食べ物が輸入され、一年中ほとんどの食材を手に入れることが可能です。その半面、日本人の優れ持った季節感や感性を失いつつあることが懸念されています。

●旬のメリット

旬は、その食べ物の生命力が最も高いときであり、おいしい時期です。旬の食べ物の利点は次の通りです。

- 栄養価が高く、おいしい
- 安くて経済的
- 味が良いため、素材の味が楽しめて調味料の量が減ることで生活習慣病の予防になる
- 無理な栽培をしていないことが多く、比較的農薬が少ない
- 国産のものが多く、地産地消の効果がある。フードマイレージも減り、環境にも優しい　等

■旬の食べ物

	野菜	果物	魚介
春（3月～5月）	にら、ふきのとう、たらの芽、たけのこ、菜の花、うど、新たまねぎ、春キャベツ、にんにく、ふき、さやえんどう、アスパラガス、セロリ、根みつば、からし菜、クレソン 等	いちご、いよかん、甘夏、びわ 等	わかさぎ、まだい、さわら、にしん、しらうお、やりいか、ほたるいか、めばる、まながつお、あじ、さより、さざえ、はまぐり、あさり 等
夏（6月～8月）	しそ、枝豆、なす、トマト、キュウリ、ちんげん菜、おくら、ズッキーニ、にがうり、冬瓜、とうもろこし、ピーマン、レタス、みょうが 等	さくらんぼ、梅、すもも、メロン、すいか、もも、いちじく 等	しまあじ、たちうお、めひかり、にじます、あゆ、あなご、するめいか、はも、すずき、あわび、かれい 等
秋（9月～11月）	しいたけ、まつたけ、しめじ、まいたけ、里芋、ゆり根、れんこん、にんじん、さつまいも、かぼちゃ、秋なす 等	なし、柿、ぶどう、あけび、ざくろ 等	さんま、さば、さけ、ししゃも、ほっけ、かつお、かわはぎ 等
冬（12月～2月）	白菜、大根、かぶ、ごぼう、春菊、ネギ、小松菜、ほうれんそう、水菜、ブロッコリー、カリフラワー 等	りんご、温州ミカン、ゆず、きんかん 等	たら、ブリ、あんこう、カニ、甘エビ、ふぐ、ひらめ、あまだい、金目鯛、はたはた、ほうぼう、いとより、牡蠣 等

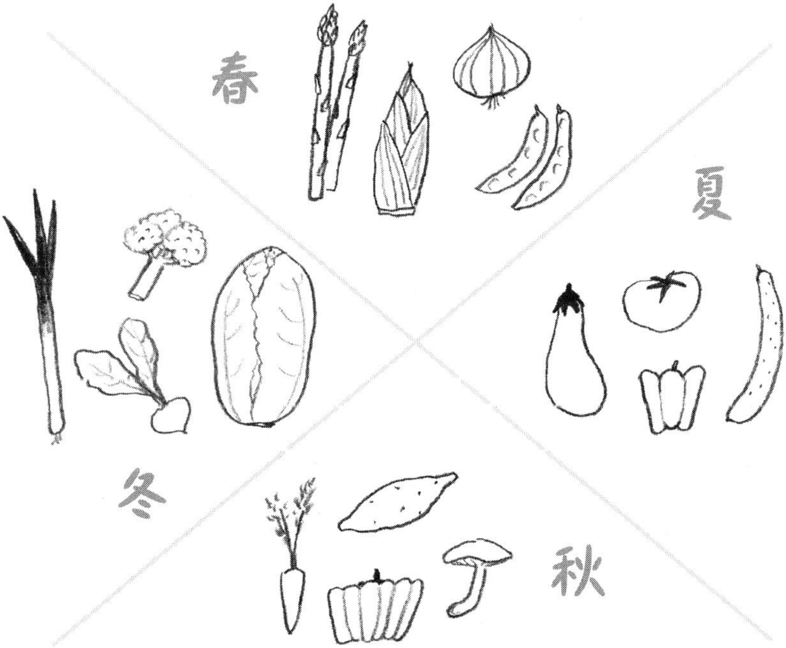

7　季節にあった食べ方

旬の食べ物は、その時季に食べたほうが良いとされる栄養素を多く含んでいます。例えば、夏野菜はカリウムが豊富で塩分を体外に排泄する働きがあり、結果的に体を冷やします。秋の食材は、でんぷん質のものが多く、厳しい冬に備え、栄養分を体に蓄えます。

健康志向の昨今は、さまざまな情報がありますが、たくさんの栄養素を暗記する前に、自然の摂理に寄り添ってみることが大切です。最高の栄養学は、自然の中にあるのかもしれません。

旬の食材がわからないという場合は、国産品を選ぶとあまり間違いがないようです。

①春の食べ方

春は、冬場に溜めこんだ体の脂肪分や塩分などを排泄する季節です。冬に休眠していた全ての生き物が活動を始める季節ですから、人間も同様に活動期に入ります。

そうした冬に溜めこんだ体の毒素を排泄する働きを促す食べ物が、ふきのとうや、たらの芽、セリ、こごみなどの山菜類です。食物繊維が豊富で、特有の苦みをもつ山菜は腸内環境を整え、血液をきれいにしてデトックス効果を発揮します。

また、新学期や就職、それに伴う環境の変化でストレスを溜めやすい季節でもあります。肝臓は、ストレスによってダメージを受けやすい臓器なので、菜の花、アスパラガス、えんどう、スナップエンドウ等の緑色の濃い野菜をしっかりと補給しましょう。ビタミン・ミネラルを豊富に含んだこれら旬の食材が、免疫力にかかわり、体と心に影響を与えます。

その他、貝類が旬を迎えます。豊富なアミノ酸やタウリンを含む貝類が肝臓を労わりますので、汁物にしたり、酒蒸しにしたりしていただきます。

②夏の食べ方

夏野菜には体を冷やす効果があると言われています。夏野菜にはカリウムが多く、そのカリウムは、ナトリウムを体外に排泄する作用があるため、体の熱を逃がし、冷やすのです。ナス、トマト、キュウリ、ニガウリ、メロン、スイカなど、旬の野菜や果物を積極的に摂りましょう。

また、汗をかくことで、体の水分とミネラルが奪われます。水分をこまめに補給できるよう意識しましょう。ただ、水を飲み過ぎると、胃酸が薄くなり、胃腸の機能が低下し、食欲不振や消化吸収力の低下を引き起こし、だるさや、夏バテの症状が表れる恐れがあります。また清涼飲料水の摂り過ぎは、糖分を摂り過ぎてしまいます。水分補給は、麦茶、野菜、果物から上手に摂りましょう。

最近の夏は、エアコンの効き過ぎや冷たいものの摂り過ぎで体が冷えている人が大勢います。冷えは万病のもととも言われるほど、体の冷やし過ぎは体調を壊す原因です。梅干しを入れたほうじ茶など、塩分を補給して体を温めることも意識するとよいでしょう。

③秋の食べ方

天高く馬肥ゆる秋。夏の太陽をたっぷり浴びた秋の食材が次々と収穫期を迎えます。夏から秋へ、季節の変わり目は体調を崩しやすい時期なので、特に食事管理に注意をしましょう。

夏のあいだ生食していたトマトやナスも、加熱調理して、温めて摂ると良いでしょう。例えば、トマトは煮込んでラタトゥユにしたり、ナスを田楽みそで食べたり工夫します。

また、秋は、空気が乾燥し、肺、気管支、皮膚が病みやすい季節です。レンコン、里芋、ゆり根、新米等、でんぷん質を多く含んだ白い色の食材は、肺の機能を高めるとも言われています。次に来る厳しい冬に備え、体調を整え、栄養を蓄えておきましょう。

少しの体重増は自然の摂理ですが、気になる人は辛味で代謝を促すのも１つの方法です。きんぴらごぼうに七味唐辛子がその例です。ただし、摂り過ぎは逆効果になりますので、丁度よい加減を心がけましょう。

④冬の食べ方

１年の中で最も気温の低いこの時期は、多くの生物が休眠状態に入ります。地球上で生活する私たち人間もそれら生物の１つです。植物が新陳代謝を最小限に抑え、栄養分を幹や根に蓄えるように、人間も寒さから身を守り、生命力を体の奥に蓄える季節なのです。

この時期、夏と同様、陽気を表面に向けて発散し続けると、寒さに熱を奪われ、体力をどんどん消耗してしまいます。そこで体はそれを避けるためにギュッと筋肉を縮め、内に引きとめ、自己防衛しようと働くのです。

冬は、体を温めて血行を促し、元気を蓄える食べ方が基本です。料理は、じっくりコトコト煮込みましょう。旬の野菜は根菜が多いのですが、時間をかけて煮込むことで食材がやわらかくなり、消化吸収を助けます。

お勧めは、おでんや鍋もの。それから、みそ汁やブイヤベースなどのスープ料理です。調味料は、みそ、しょうゆ、梅干しのように熟成された塩分であれば、体にやさしくゆきわたります。立ち上る湯気とともにアツアツをいただくことがこの季節の醍醐味です。

Lesson 5. 食卓の問題

1 「こしょく」が引き起こす心と体の問題

本来、食卓とは家族で会話をしたり、躾のためにかけがえのない場所でした。家族みんなで同じものを食べ、同じ時間を過ごし、同じ思い出を共有することは、家族の絆を深め、協調性や人を思いやる心を育む最高の場であったはずです。しかし現代人に「こしょく」の問題が広がっています。次の表のようにさまざまな「こしょく」がありますが、特に、「孤食」や「個食」は深刻で、子どもたちに大きな影響を与えています。

	詳細	問題点
孤食	1人で孤独に食事をすること	・コミュニケーション不足による気持ちのすれ違い ・愛情表現の欠損 ・箸や姿勢などの躾が行われず、必要最低限の作法も身に付かない ・食事管理ができず、好きなものしか食べず、栄養問題が起こる　等
個食	同じ食卓でありながら、家族がバラバラなものを食べること	・好きなものばかりを食べ、わがままを増長する ・他人に合わせて食べるという我慢ができず、協調性に欠ける ・子どもの要求するものばかりでは子どもの食べたことのない食べ物は登場せず、味覚の幅が狭くなる　等
濃食	外食や市販の味ばかりを好み、調味料の濃い味を求めて食べること	・砂糖、しょうゆ、うま味調味料、ソース、ケチャップ等の強い味ばかりに食べ慣れると舌が鈍感になる恐れがある ・デリケートな味が感じられなくなる ・調味料の摂り過ぎは生活習慣病のリスクを上げる　等
小食	食事に興味がなく、食べる量が少ないこと	・小食の裏には精神的な不調があることが多い ・発育に必要な栄養が摂れない恐れ ・間食の摂り過ぎで食事が摂れないことも多いので普段の間食を見直す ・運動不足の可能性がある　等
粉食	パン、麺など、粉にしてあるものばかりを主食として食べること	・やわらかいため、噛む回数が減る ・早食いによる食べ過ぎ ・粉製品は加工されていることが多く、添加物の害も多くなる ・粉製品は加工の段階で、脂肪分や糖分が添加されることが多く、生活習慣病のリスクが上がる　等

2 核家族化による食卓の問題

核家族という言葉が登場するのは1960年半ばです。当時の問題点として、「若い、生活経験の乏しい家族の増加」や、「かぎっ子」などがあげられており、核家族そのものが子どもの養育に問題だとは見なされていませんでした。近代化すれば核家族化するのは必至だと捉えられていたからです。

それが、1970年代になると、徐々に核家族化が与える家庭の教育機能の変化が指摘されるようになり、家庭で果たすべき躾の機能が低下している例があると問題視されるようになりました。それ以降、今日まで核家族化は、子どもの心の問題や、教育問題の要因として研究が続けられています。

核家族化の問題点を取り上げてみましょう。

- 祖父母や兄弟等たくさんの人と生活し接することによる、協調性やコミュニケーション能力が低下する
- 躾をするのが親に限定され、親のみの長所、短所が直接的に子どもに影響を与える
- 親の子どもに対する甘やかしや過剰な期待と干渉
- 母親の就労時間が増え、母親から受ける教育が不足した子どもが増加する
- 祖父母や兄弟間の関係から得られていた社会的勉強や経験が不足する
- 親の留守が多くなり、子どもが孤独に陥る時間の増加
- 多角的な人間関係の中で育つ機会に乏しい

Chapter 2

練習問題

問1　五大栄養素のなかで、「エネルギー源」として働くものの組み合わせとして、最も適当なものを選びなさい。

①脂質、糖質、たんぱく質、ビタミン、ミネラル
②脂質、たんぱく質、ビタミン
③糖質、脂質、ビタミン、ミネラル
④糖質、脂質、たんぱく質

問2　人間の永久歯は、親知らずを除くと何本か。

①20本
②24本
③28本
④32本

問3　次の記述のうち、日本料理の特徴として、最も適当なものを選びなさい。

①香辛料やハーブ、ワインによって風味を加える料理が多く、「香りを楽しむ料理」と言われている。
②豊富な食材を使い、短時間で仕上げ、大皿に盛り付けられる。油脂を使う料理が多い。
③金属製の食器類が多く、手で持ち上げることや、器に口をつけて飲むことはマナー違反となる。
④食材をいかし、季節感を演出する料理が多く、「目で楽しむ料理」と言われている。

問4　上巳の節句はいつか。

①3月3日
②5月5日
③7月7日
④9月9日

問5　「かぼちゃ・コンニャク・ゆず湯」は、どの行事に関連が深いものか、最も適当なものを選びなさい。

①冬至
②七夕の節句
③秋彼岸
④勤労感謝の日

問6　冬が旬の魚介類について、最も不適当なものを選びなさい。

①フグ
②カニ
③アジ
④タラ

解答

問1：④
問2：③　人間の歯は乳歯が20本、永久歯が28本（親知らずを含めると32本）です。
問3：④　①は西洋料理、②は中国料理、③は韓国料理の特徴です。
問4：①　②は端午の節句、③は七夕の節句、④は重陽の節句です。
問5：①　②の七夕の節句に関連深いのは「そうめん」、③の秋彼岸に関連深いのは「おはぎ」です。④の勤労感謝の日は「新嘗祭（にいなめさい）」とも呼ばれ、その年に収穫された穀類を食します。
問6：③　アジの旬は、春から夏です。

Chapter 3

トレーニング法

Healthy & Beauty Food Adviser Chapter 3

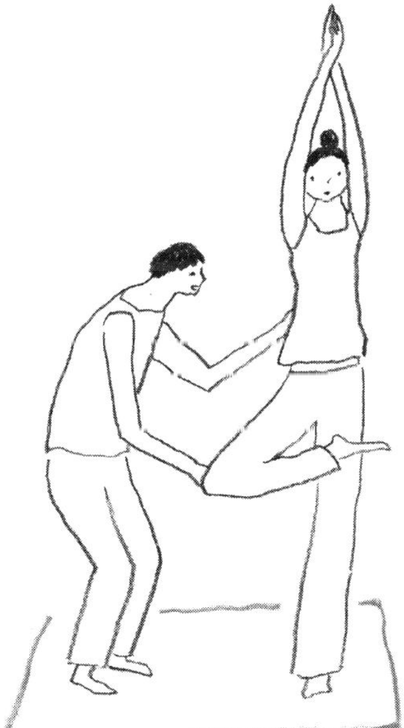

Lesson 1. ストレッチ

1　柔軟性、関節可動域

昔は柔らかかったのに、加齢とともに硬くなってきたという方は、柔軟性の機能低下が起こり始めています。柔軟性や関節可動域を常に保っていないと、その機能が低下してしまうのです。**柔軟性**とは、1つまたは複数の関節の運動可能な最大範囲のことで、身体の柔らかさに関する運動能力のことです。**関節可動域**とは、ある関節がどの程度動くのかを示した範囲のことで、英語ではRange of Motion（ROM）といいます。

逆にいえば、**ストレッチ**をすれば柔軟性が確保でき、機能低下（硬くなること）を防ぐことができるし、柔軟性の向上（柔らかくなること）も可能なのです。つまり柔軟性には「使うか失うか」の概念があることを忘れてはならないのです。

ストレッチ（stretch）には、「伸ばす」「伸張する」という意味があり、その目的は、筋肉の柔軟性を高めたり、関節可動域を広げたり、スポーツの準備体操であったり、リラクゼーションであったりとさまざまです。まずは、ストレッチの種類と効能を探っていきましょう。

2　ストレッチの種類と効能

ストレッチには、いくつか種類がありますが、とくにポピュラーな次の3種類をご紹介します。それぞれの特徴と適応するタイミングを理解しておきましょう。

①ダイナミックストレッチ

リズミカルな動きを伴う体操的なストレッチ法です。体温（筋温）を上げるのに適しており、主にウォームアップで使われます。ラジオ体操やリズム体操などはダイナミックストレッチに含まれます。

②バリスティックストレッチ

ぐいぐいと反動を使ったストレッチ法で、筋肉の伸張感やリラックス感を得ることはできませんが、筋肉の興奮作用を高めるのでスポーツ選手のアップとして適しています。しかし、筋肉や腱を損傷するリスクがありますので、健康づくりの現場で行われることはあまりありません。

③スタティックストレッチ

20～30秒程度、特定の筋肉が伸びる姿勢を保持するストレッチ法で、筋肉の柔軟性と関節可動域の向上をもたらします。主に運動後に行い、リラクゼーション効果も得られます。最近では、ストレッチといえばこのスタティックストレッチを指すことが多いようです。

ここからはそれぞれのストレッチの説明をしていきます。説明で出て来る筋肉や骨の名前でわからない箇所は、Chapter1の図を見てみましょう。

3　ダイナミックストレッチ

ダイナミックストレッチは**動的ストレッチ**ともいい、リズミカルな動きを伴う体操的なストレッチ法です。体温（筋温）を上げるのに適しており、主にウォームアップで使われます。ラジオ体操やリズム体操などはダイナミックストレッチに含まれます。肩甲骨・肩関節や骨盤・股関節を動かしながらほぐしていきます。

ダイナミックストレッチの効果として下記のことが挙げられます。

・体温（筋温）が上がる
・関節可動域が広がる
・反応が早くなる（神経伝達速度の向上）
・スポーツの準備体操になる

ダイナミックストレッチを実施する際には、次の点に注意しましょう。

・リズミカルに動作する
・呼吸を止めない
・痛みを感じる動きはやらない
・小さい関節から徐々に大きい関節を動かす（例：手首→肩→股関節…）

ここからは、ダイナミックストレッチの各種目を紹介します。

●ダイナミックストレッチ1：グーパー

目的：手と足のウォームアップ
解説：朝などカラダが温まっていないときいきなり激しく動かすのではなく、グーパーのように手足の小さな関節を動かしていくと、カラダが徐々に目覚めていきます。手と足の動作は別々でも一緒にでもかまいません。
回数：10～20回（手、足とも）

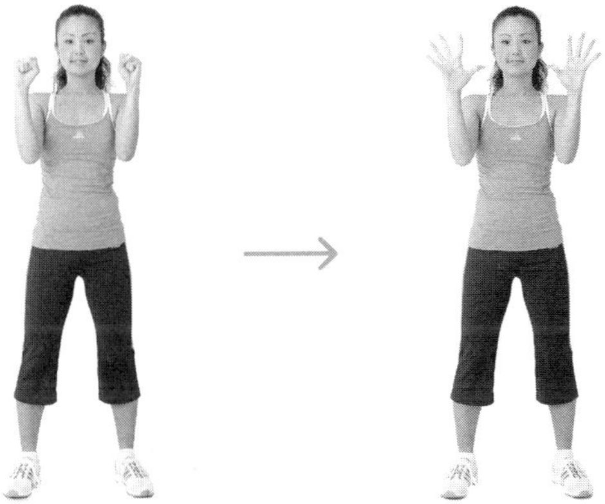

●ダイナミックストレッチ2：クルクル

目的：手と足のウォームアップ

解説：関節を回すことで周囲の筋肉がほぐれ、動かしやすくなります。とくに足首を動かしておくことは、足のむくみや捻挫《ねんざ》の予防にもなります。

回数：10～20回（手、足とも）

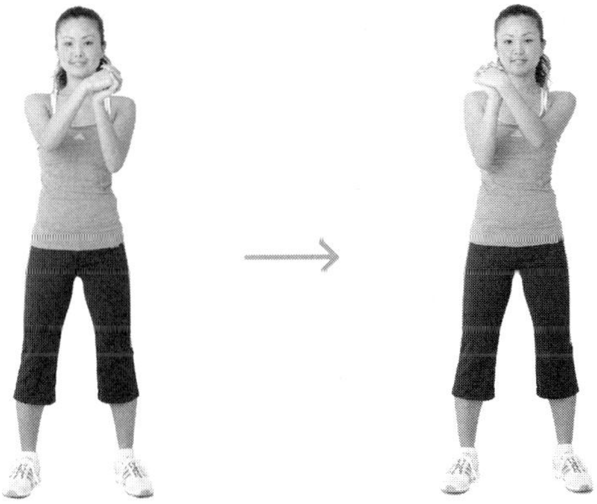

●ダイナミックストレッチ３：キラキラ

目的：肩の動きの改善

解説：両腕をバンザイでやや前方向に挙げます（この腕の位置はゼロポジションといって、肩が最も安定する姿勢)。ここから腕を内と外に捻《ひね》ることで、肩の回旋筋群を使います。四十肩と言われるような肩周囲の動きの悪さからくる障害の予防になります。

回数：10回

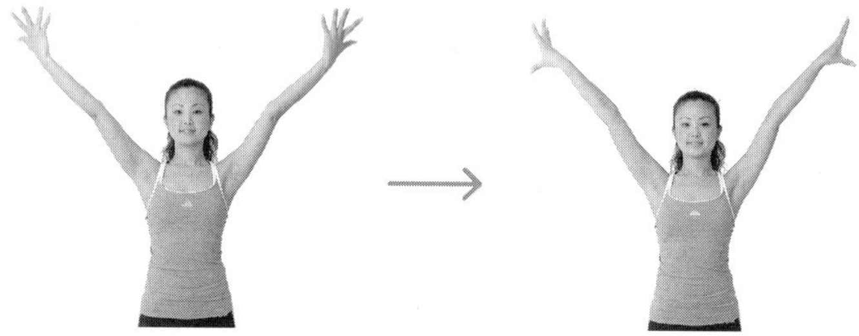

■左右非対称

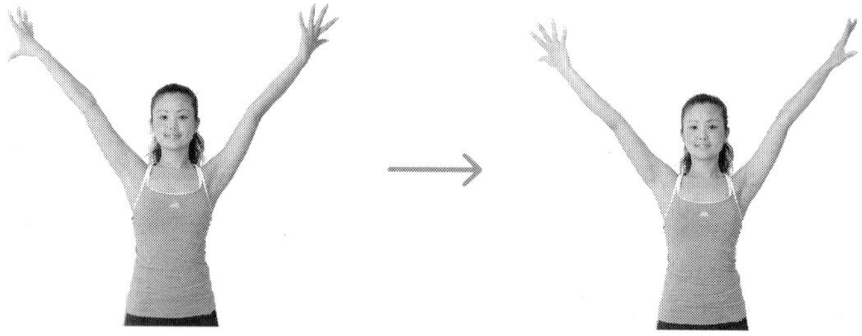

●ダイナミックストレッチ４：グルグル

目的：肩の動きの改善

解説：キラキラよりも肩の回旋運動を、より大きな範囲で動かしてみましょう。左右非対称で行うと脳のトレーニングにもなります。

回数：10回

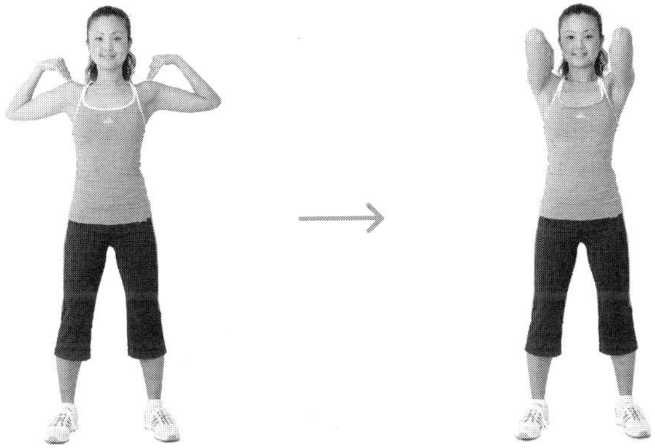

●ダイナミックストレッチ５：骨盤運動（前後）

目的： 骨盤の位置調整をし、姿勢を改善させる

解説： リズミカルに骨盤を前後傾させることで、骨盤を正しい位置に持ってくることができます。正しい骨盤の位置とは、約30度前傾した状態です。バランスボールを使うと動作を習得しやすいです。

回数： 10回

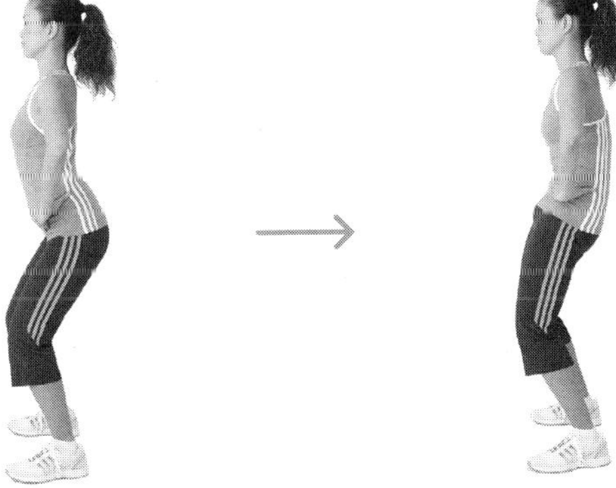

■バランスボール使用

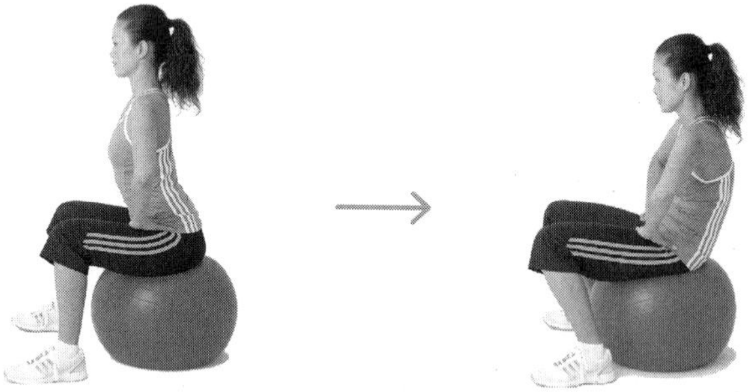

●ダイナミックストレッチ6：肩甲骨運動（内外）

目的：肩甲骨を動かして姿勢を改善させる

解説：肩甲骨の外転と内転を繰り返す動作です。背中を丸めながら肩の位置を前に出し（外転)、胸を張りながら肩の位置を後ろに持って行きます（内転)。この動作をリズミカルに繰り返すことで、肩甲骨が動き、背中の筋肉が活性化し、体温が上がります。

回数：10回

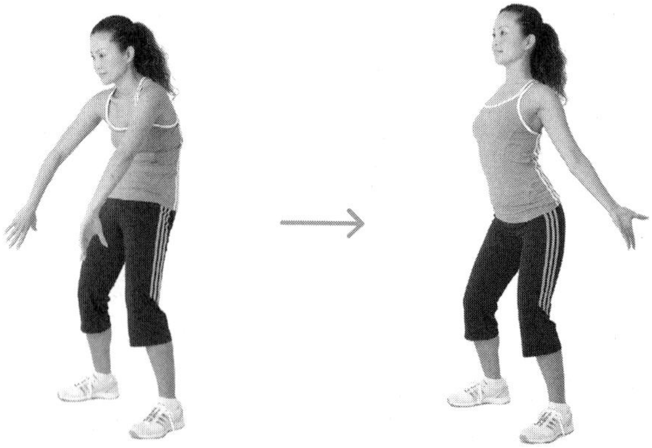

●ダイナミックストレッチ7：肩甲骨運動（上下）

目的：僧帽筋上部の収縮と弛緩、肩こりの予防

解説：肩甲骨の挙上・下制運動。左右交互に肩すくめと、肩の引き下げを行います。下ろすときはストンと下ろさずに、動きをコントロールし、ぐいーっと下に引き下げていきましょう。僧帽筋上部線維は「肩こり筋」としても知られる筋肉です。筋肉を使って緩めることで、血行を促進し、肩こりの予防と解消を狙います。前から後ろ、または後ろから前に回す方法もあります。

回数：10回

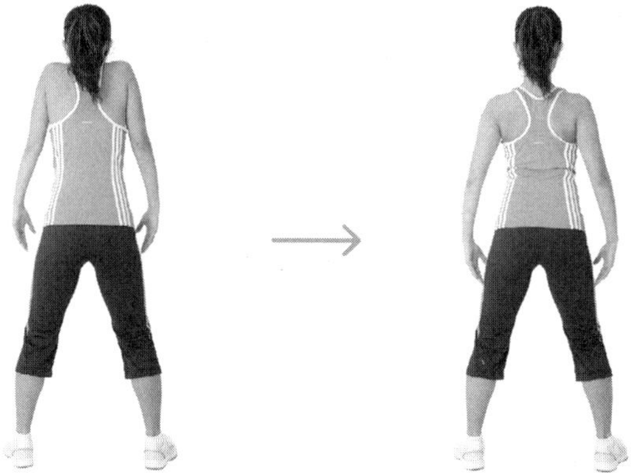

●ダイナミックストレッチ８：骨盤運動（左右）

目的：脊柱・骨盤の左右の動きをつくる、腰痛予防

解説：中腰になり骨盤を船が揺れるように左右に動かします。この動きは、意識的にしない限り、日常生活にあまりありません。脊柱が適切に動くように普段から動かしておくことは腰痛の予防にも役立ちますし、なによりお腹周りのシェイプアップにも有効なエクササイズです。

回数：10回

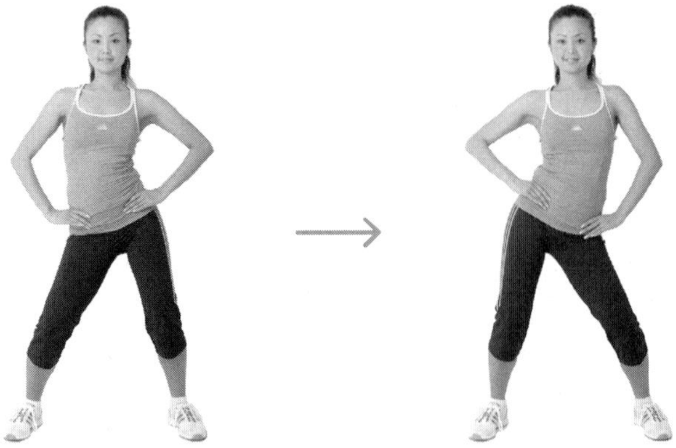

●ダイナミックストレッチ９：脊柱運動（左右）

目的：脊柱の左右の柔軟性を作る、腰痛予防

解説：加齢とともに脊柱が左右に曲がる機能が減ってきます（特に男性）。脊柱は26個の骨が積み木のように積み重なって柱の形状を作っています。くねくねとしならせるように動かすことがポイントです。

回数：10回

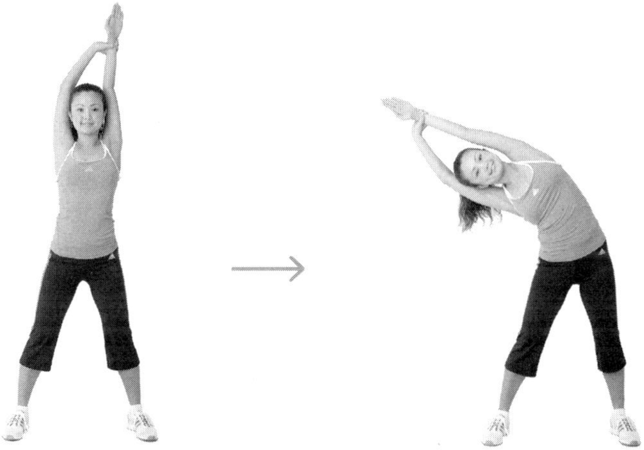

●ダイナミックストレッチ10：脊柱運動（前後）

目的：脊柱の前後の柔軟性の向上、腰痛予防

解説：身体の前後の柔軟性を向上させることができます。ラジオ体操のように、前に曲げたら後ろに反ります。これをリズミカルに繰り返しましょう。腰痛のある方は医師に相談して、動かしてよい範囲を確認しましょう。

回数：５回

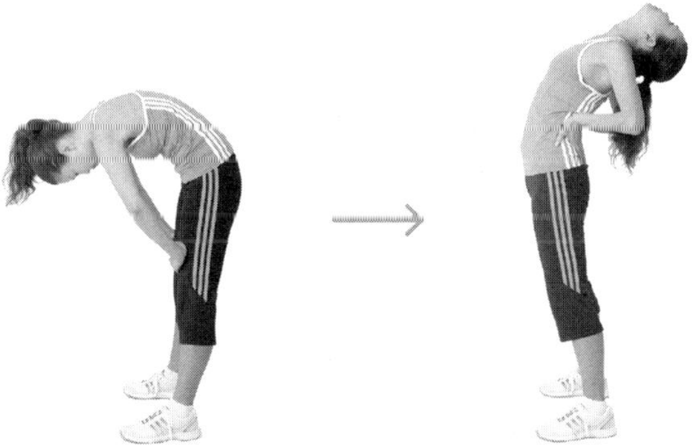

●ダイナミックストレッチII：脊柱の回旋（トランクローテーション）

目的：脊柱の回旋の柔軟性の向上

解説：身体を左右に捻ります。このとき顔は正面に置いたままにしましょう。ウエストを絞るように行うことで、お腹のシェイプアップ効果もあります。勢いよく捻り過ぎると腰に負担が掛かるので、動作はコントロールしながら安全な範囲で行いましょう。

回数：10回

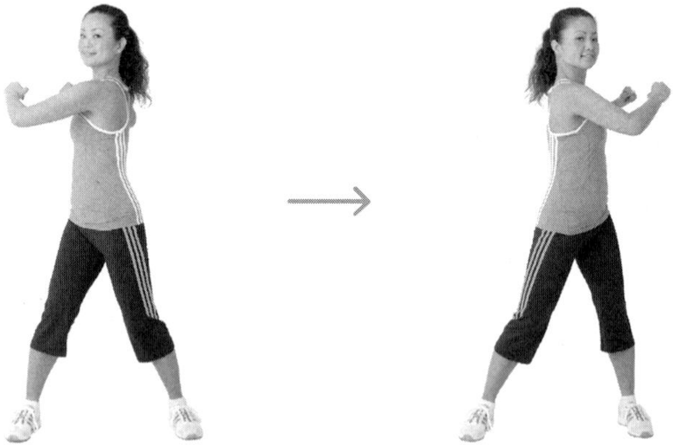

●ダイナミックストレッチ12：身体の捻転

目的：全身の筋のストレッチ

解説：身体を大きく回してみましょう。朝など身体が動きにくいなと感じるときは、小さな動きから始め、徐々に大きな動きにしていきましょう。

回数：左右２回ずつ

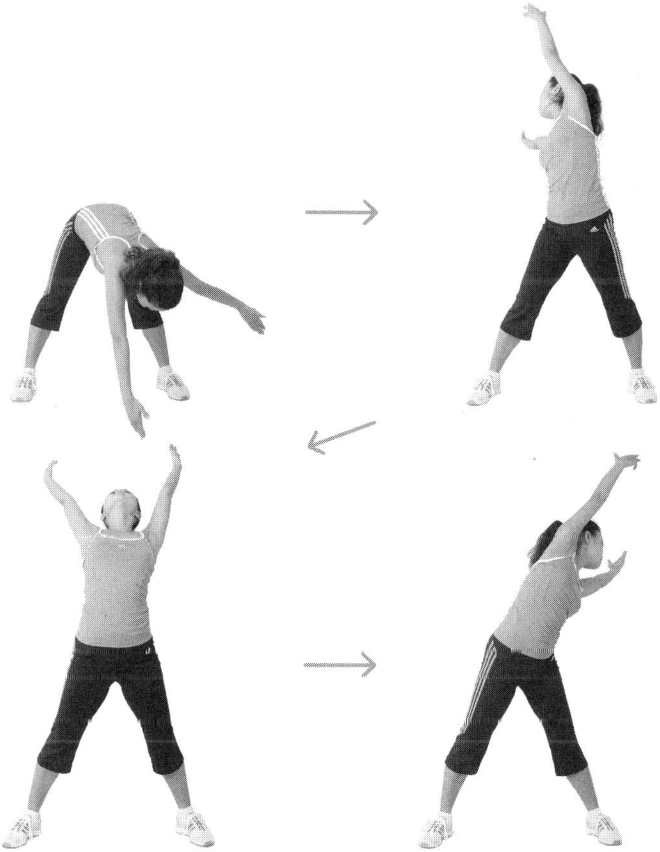

●ダイナミックストレッチ13：軽くジャンプ

目的：効率の良い筋温上昇、骨への刺激による骨《こつ》粗《そ》鬆症《しょうしょう》の予防

解説：リズミカルにジャンプし、身体を揺らしましょう。運動量が大きいのですぐに体温が上がり、ウォームアップできます。頭が脊柱の延長線上にくる正しい姿勢で行います。膝や腰に障害を抱えている人は気を付けましょう。

回数：小刻みに10～20回

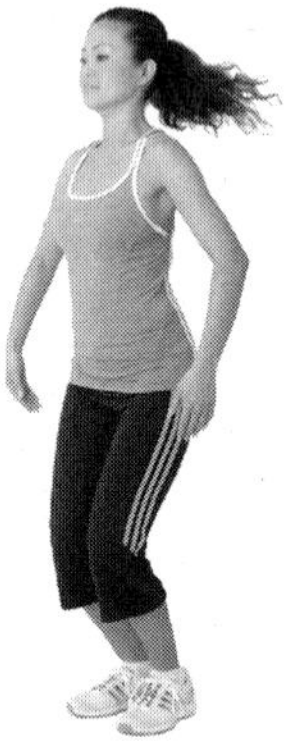

●ダイナミックストレッチ14：ツイストジャンプ

目的：ウエストの引き締め、上半身と下半身の連動

解説：ジャンプに捻りを加えるので、ウエストの引き締め効果を得ることができます。姿勢が崩れないように、リズミカルに動作を繰り返してみましょう。

回数：10回

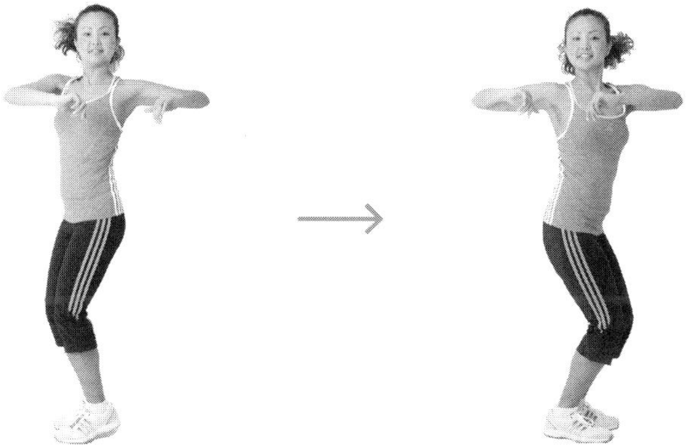

●ダイナミックストレッチ15：ニートゥーエルボー

目的：斜め方向の動作による上半身、下半身の連動

解説：対角の肘と膝が近づくような動きをリズミカルに繰り返します。肘と膝が近づく局面では脊柱を丸め（屈曲）、肘と膝が離れたときは、胸を張り、少し反るようにします。

回数：左右各10回（右が終わったら左、というように）

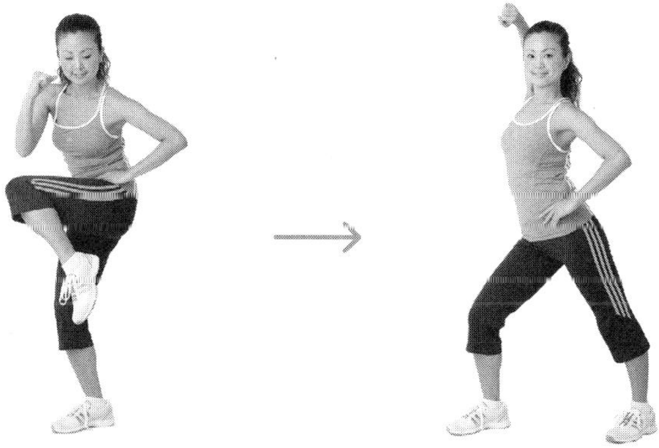

●ダイナミックストレッチ16：スキップ

目的：全身のウォームアップ、上半身と下半身の連動

解説：リズミカルにその場、または移動しながらスキップをします。始めは小さな動き、徐々に大きな動きにしていきましょう。背筋を伸ばし、正しい姿勢を心がけて行いましょう。

回数：20回

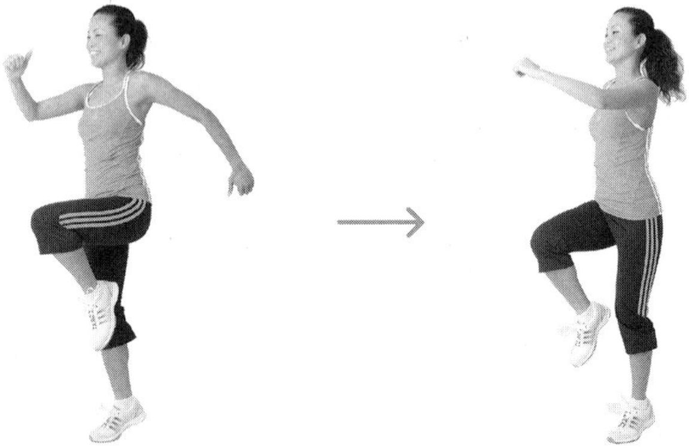

4 スタティックストレッチ

スタティックストレッチは**静的ストレッチ**ともいい、筋肉を伸ばしたポーズを保持することにより、関節の可動域を広げ、リラックス感が得られるストレッチ法です。運動後に行うことで、血行を促進し、疲労回復に役立ちます。

お風呂上がりなど、身体が温まった状態で行いましょう。運動前に行っても構いませんが、軽いジョギングやダイナミックストレッチで身体を温めた状態で行うことがポイントです。

スタティックストレッチをすると、次のような効果が期待できます。

・関節可動域が広がる
・筋肉がほぐれる
・トレーニングによる疲労の回復を早める
・血行促進
・気持ちがリラックスする

スタティックストレッチをするときは、次の点に注意をしましょう。

・1つのポーズは20～30秒キープする
・はずみをつけず、心地のよい範囲で行う
・呼吸を止めずに、なるべく鼻呼吸を心がける
・筋肉が温まった状態で行う（運動後や入浴後）
・痛みを感じるポーズはやらない

ここからは、スタティックストレッチの各種目を紹介していきます。

●スタティックストレッチ1：ピラー

目的：全身のストレッチ

解説：両手を組んで上に大きく伸びましょう。鼻から息を大きく吸いながら心地よいところで手を離し、脱力します。ピラーとは「柱」のことです。真っ直ぐな柱をイメージして行いましょう。気持ちよさを優先するのでこのストレッチは20秒保持する必要はありません。

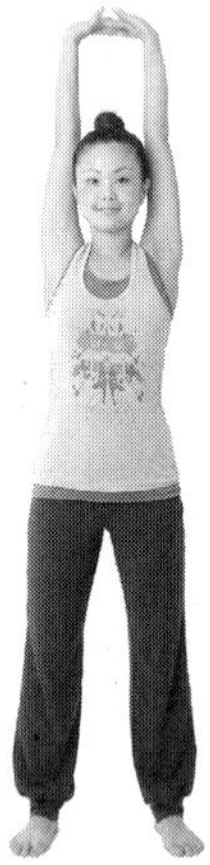

●スタティックストレッチ２：ピラーサイドベンド

目的：身体の側面のストレッチ

解説：息を大きく吸ったピラーの姿勢から、息を吐きながら右側に倒し、もう一度息を吸ってセンターに戻し、息を吐きながら左側に倒します。これも20秒の保持は必要なく、気持ちよく、左右に２～３回倒してみましょう。

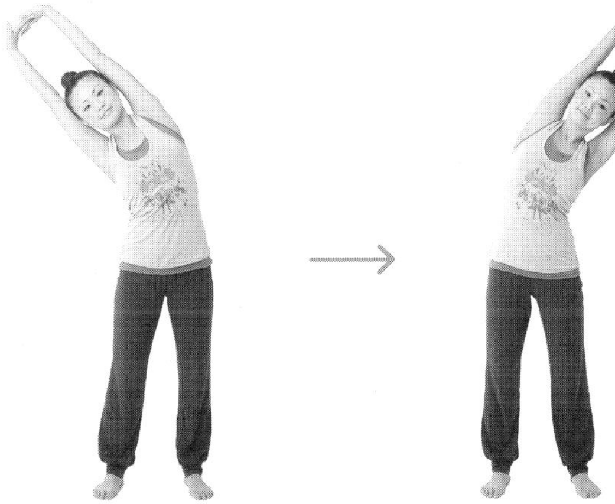

●スタティックストレッチ3：ペックストレッチ

目的：胸のストレッチ／大胸筋《だいきょうきん》

解説：胸を張り（肩甲骨を寄せ）、手の平を上に向けて、腕を水平、後方にもっていくと胸がグーっと伸びてきます。この姿勢を保持します。胸の筋肉が硬いと円背《えんぱい》（いわゆる猫背）を促進し、姿勢が悪くなります。円背の人にお勧めのストレッチです。

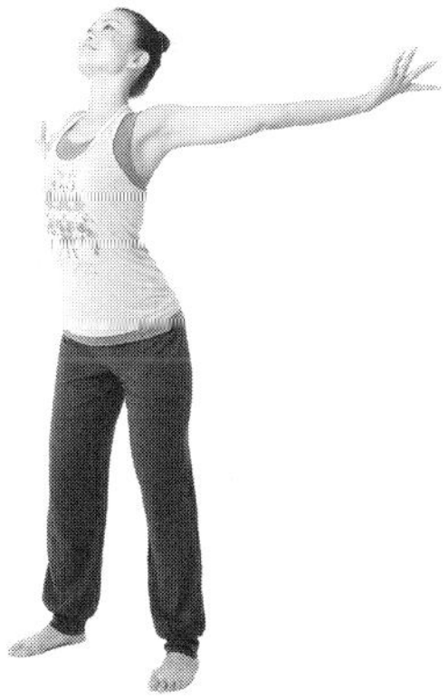

●スタティックストレッチ４：アッパーペック

目的：胸のストレッチ／大胸筋

解説：両手を後ろで組んで胸を張りましょう。この姿勢を保持することで胸の特に上部の筋肉がストレッチされます。呼吸が止まりやすいストレッチですので、気を付けましょう。両手が組めない方は、タオルを利用すると良いでしょう。

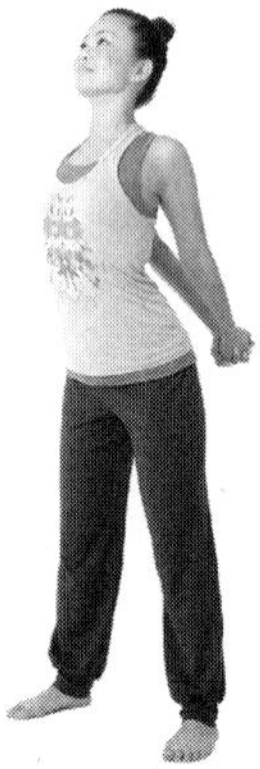

●スタティックストレッチ５：バックストレッチ

目的：背中のストレッチ／広背筋《こうはいきん》、僧帽筋《そうぼうきん》

解説：両手を前で組んで、背中を丸めましょう。立って行う場合、膝を少し曲げるとストレッチしやすくなります。バリエーションとして、この姿勢のまま左右に捻るとわき腹までストレッチできます。

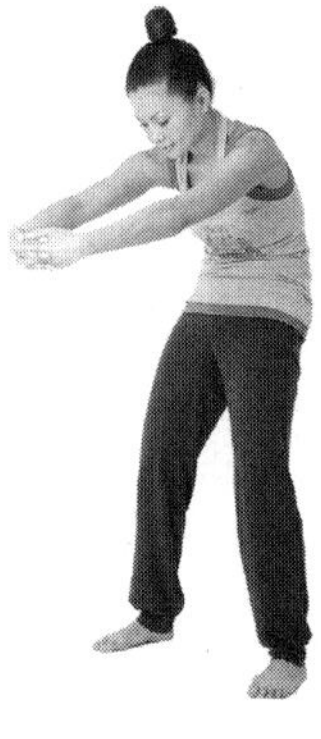

●スタティックストレッチ6：チキンウイング

目的：二の腕のストレッチ／上腕三頭筋、広背筋

解説：片腕を挙げ、肘をしっかりと曲げます。反対の手で曲げた肘をグッと引っ張ります。そのまま身体を横に倒すと更にストレッチ感が増すとともに、広背筋もよく伸びます。

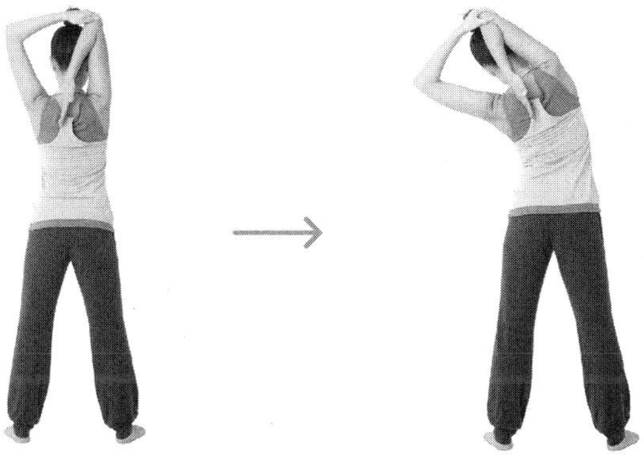

●スタティックストレッチ7：アームハグ

目的：肩の後ろのストレッチ／三角筋後部、棘《きょく》下《か》筋《きん》

解説：片腕を前に真っすぐ出し、反対の腕で抱えます。

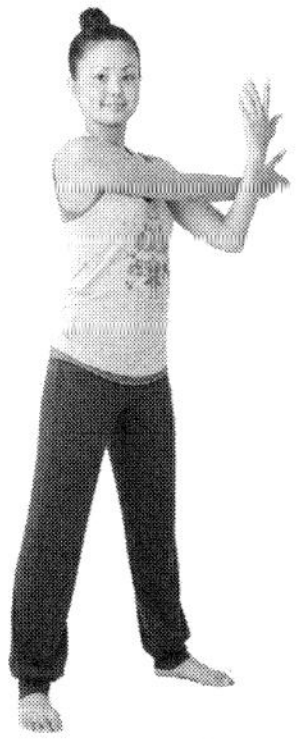

●スタティックストレッチ8：アキレスストレッチ

目的：下腿のストレッチ、むくみの解消／下腿三頭筋《かたいさんとうきん》のストレッチ

解説：脚を前後に開き、後ろ側の下腿を伸ばします。このとき、後ろの足のつま先を真っ直ぐ前に向くようにし（外側に向きやすいので）、膝をピンと伸ばして行いましょう。下腿三頭筋の延長はアキレス腱ですのでアキレスストレッチと呼ばれます。むくみ解消にも役立つストレッチです。

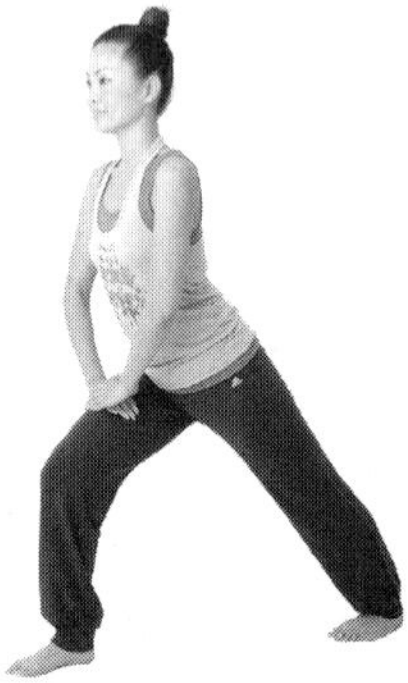

●スタティックストレッチ9：フェンシング

目的：股関節前面のストレッチ、腰痛の予防／腸腰筋《ちょうようきん》のストレッチ

解説：脚を大きく前後に開き、後ろ足は足の甲を床につけておきます。上半身は真っ直ぐに起こし、後ろ脚側の股関節をよく伸ばします。アキレスストレッチと形が似ていますが、伸ばしている場所が違うことに注目です。

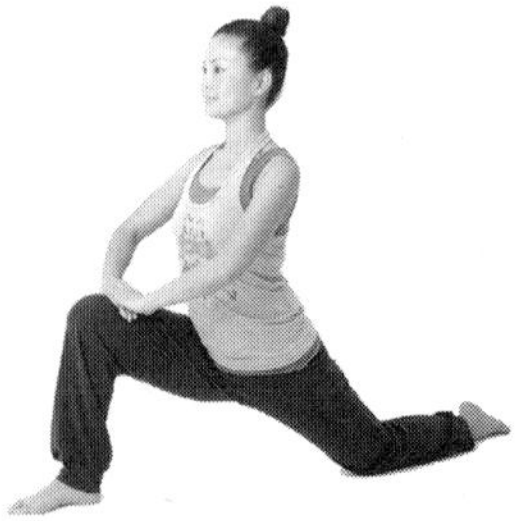

●スタティックストレッチ10：クアドストレッチ

目的：大腿前面のストレッチ、膝の障害予防／大腿四頭筋

解説：片膝を曲げ、かかとをお尻に近づけるように大腿の前側をストレッチしていきます。股関節をしっかりと伸ばして行うと効果的にストレッチできます。横になって行ってもよいでしょう。

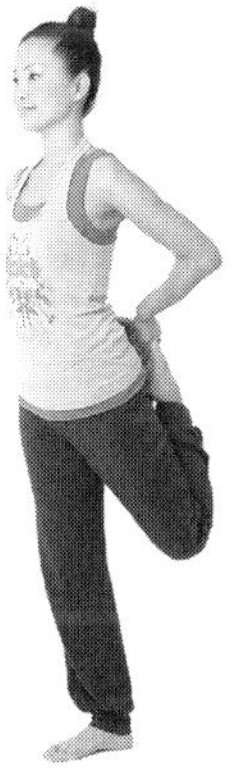

●スタティックストレッチ11：ドルジフレクション

目的：前腕前面のストレッチ、手の疲労解消／前腕屈筋群《ぜんわんくっきんぐん》

解説：片手を前に出し、指を上に向け、もう片方の手で指を引っ張ります。パソコンのタイピングなどデスクワークの多い方にお勧めのストレッチです。

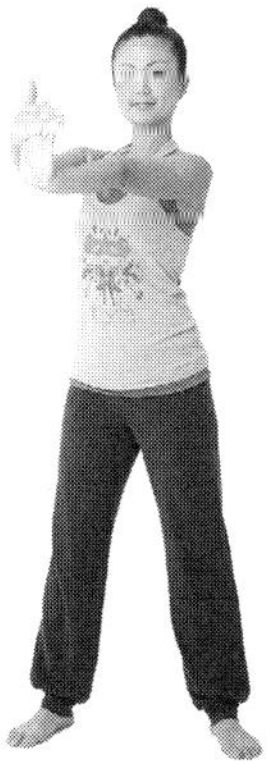

●スタティックストレッチ12：パーマーフレクション

目的：前腕後面のストレッチ、肘の障害予防／前腕伸筋群《ぜんわんしんきんぐん》

解説：片手を前に出し、指を下に向け、反対の手で指を手前に引っ張ります。この状態から、保持された手の指が外側に向くように捻りを入れて完成です。

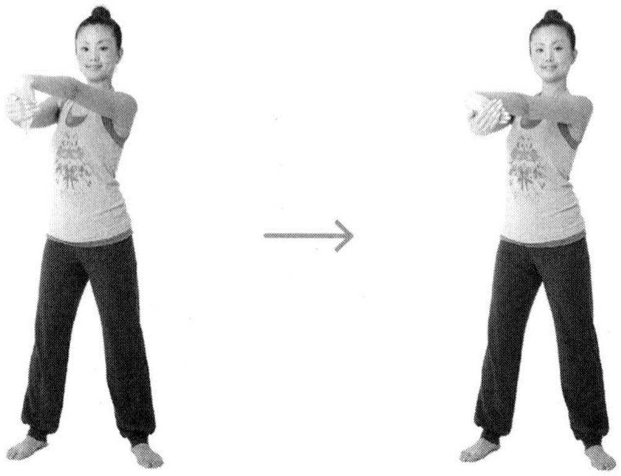

●スタティックストレッチ13：ネックストレッチ

目的：肩こりの解消／僧帽筋上部、肩甲挙筋《けんこうきょきん》

解説：椅子に座り、片手で椅子をつかみます。つかんだ反対側に頭を倒し、手で頭を抱え、ストレッチします。椅子をつかんだ方の肩の僧帽筋がストレッチされるのを感じましょう。じっくり時間をかけて行うのがポイントです。立って行う場合は反対の手で伸ばしたい方の肩と腕を引き下げて行います。

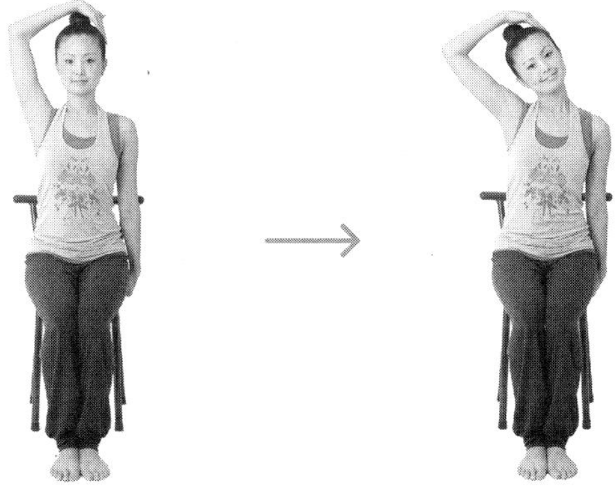

■ 立って行う場合

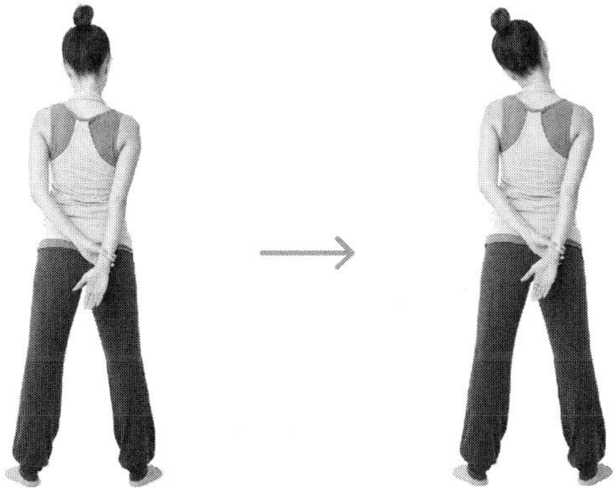

●スタティックストレッチ14：ハムストリングスストレッチ

目的：大腿後面《だいたいこうめん》のストレッチ、骨盤後傾改善／ハムストリングス

解説：片脚を伸ばし、もう片方の膝を曲げ、開始姿勢を作ります。息を大きく吸って、吐きながらゆっくりと前屈していき、大腿の後ろが突っ張るところで姿勢を保持しましょう。このとき背中を丸めずに行うとハムストリングスへのストレッチ効果が増します。身体が硬い人はタオルを使用しましょう（写真右）。

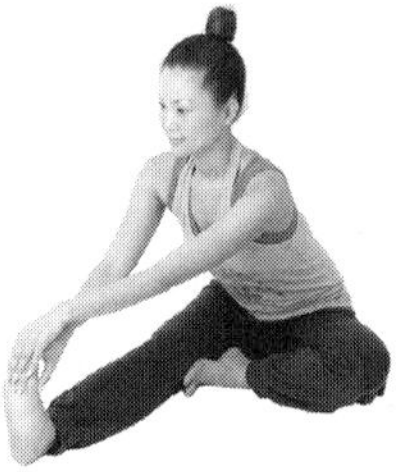

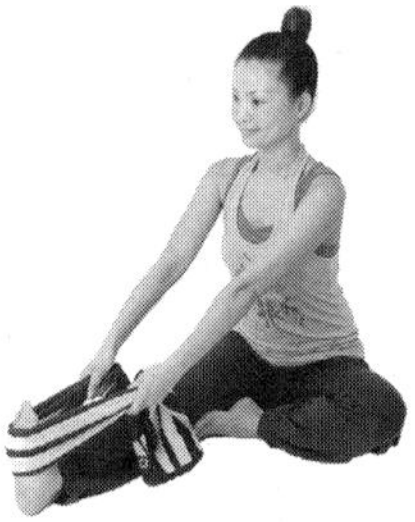

●スタティックストレッチ15：グルートストレッチ

目的：お尻のストレッチ、腰痛の予防／大臀筋《だいでんきん》

解説：あぐらの姿勢で、片脚を立てます。その脚を、あぐらをかいている脚の外側に持っていき、抱えます。このとき背筋を伸ばすことで、大臀筋へのストレッチを高めることができます。身体の硬い人は、あぐらの脚を伸ばして行うとやりやすくなります。

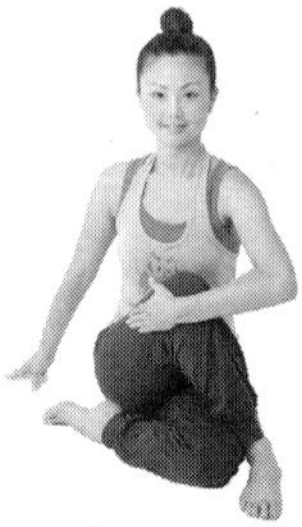

●スタティックストレッチ16：股関節開脚ストレッチ

目的：股関節の動きを良くする／股関節内旋筋群、内転筋

解説：両足を合わせて座り、膝を外に開いたところで姿勢を保持します（写真左）。膝を伸ばして行うとハムストリングスのストレッチも含めることができます（写真右）。

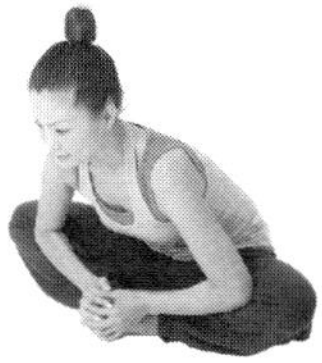

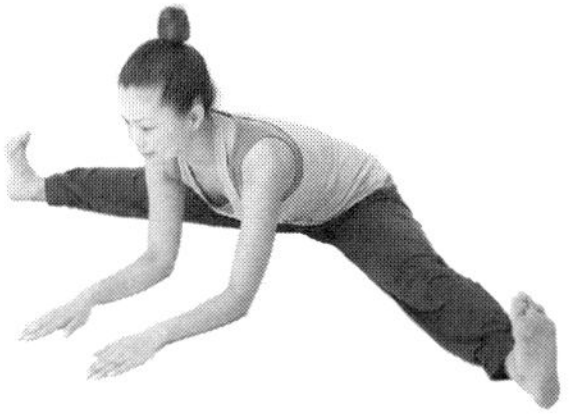

●スタティックストレッチ17：股関節内捻りストレッチ

目的：股関節の動きを良くする／股関節外旋筋群

解説：両足を肩幅に開いて座り、膝を同じ方向に倒します。膝が外を向いている方の脚を、もう片方の膝の上に置きます。これで、股関節を外側に捻る筋肉をストレッチできます。がに股の方はこのストレッチが苦手な傾向があります。

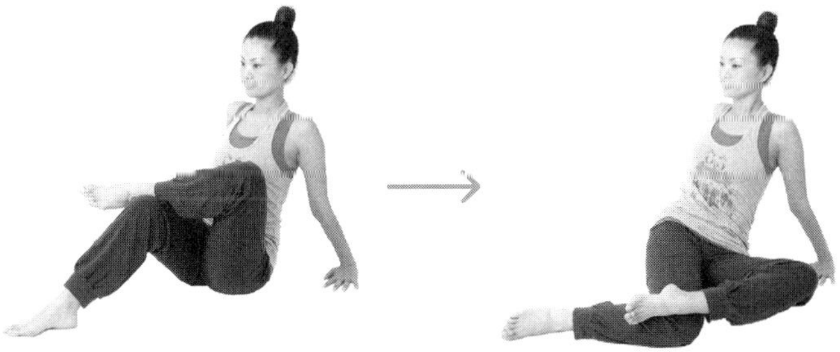

●スタティックストレッチ18：ソレウスストレッチ

目的：下腿のストレッチ、膝の障害予防／ヒラメ筋

解説：正座した姿勢で、片脚を立てます。上半身を前傾していくと、立てた脚のヒラメ筋がよく伸びます。たくさん歩く人や、陸上競技をやる人の脚の疲労回復に役立つストレッチです。

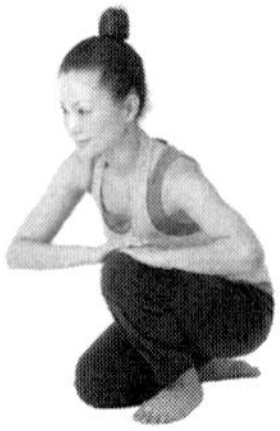

●スタティックストレッチ19：キャット

目的：上半身のストレッチ、姿勢改善／大胸筋、広背筋

解説：四つんばいの姿勢から、ネコが伸びをするように、お尻を後ろに引き、グーッと胸を床に近づけていきます。

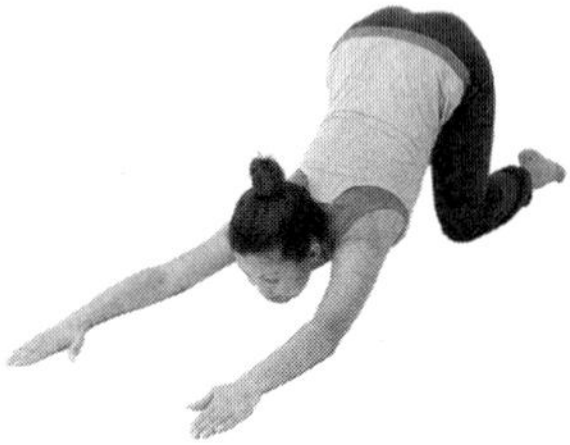

●スタティックストレッチ20：コブラ

目的：お腹のストレッチ、脊柱の動きを良くする／腹直筋

解説：うつ伏せで寝て肘を立てます。グッと胸を張り、お腹を伸ばしたポジションをキープします。余裕のある人はここからさらに伸ばしていきます。円背の人にお勧めの姿勢改善ストレッチです。腰を反ることで腰痛が出る場合は中止しましょう。

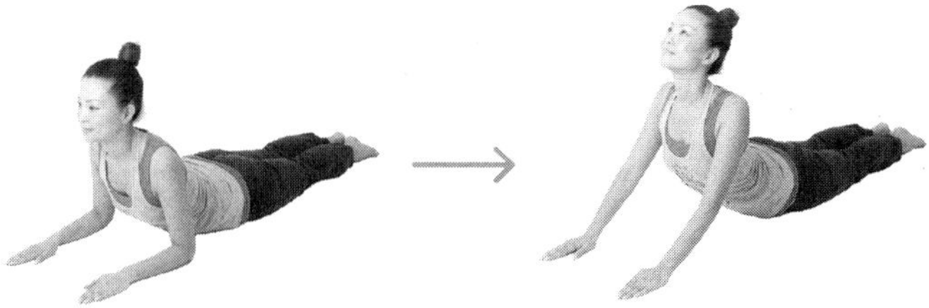

●スタティックストレッチ21：プレッツェル

目的：側腹部のストレッチ／腹斜筋群

解説：両腕を広げた仰向けの姿勢で、身体を捻ります。頭は下半身を向けた逆の方向を向くと良いでしょう。

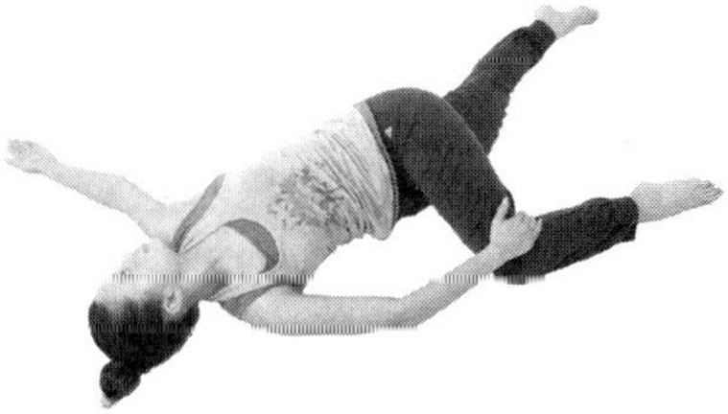

Lesson 2. 有酸素運動

1　有酸素運動とは

有酸素運動は、ウォーキングやジョギング、自転車のように**一定の時間以上行うことができるエクササイズ**を指します。心肺機能の向上（スタミナアップ）や貯蔵脂肪の燃焼といった効果が期待できます。そのほか、有酸素運動の効果として下記のものがあげられます。

- 脂肪と糖質の燃焼
  - 脂肪の利用率の向上
  - ミトコンドリア密度の向上
- 心肺機能向上
  - 心臓の一回拍出量の向上
  - 安静時と運動時の心拍数の低下
  - 最大酸素摂取量の向上（持久力の向上）

有酸素運動は、ウォーキングやジョギング、プールでの水中運動のように特別な道具を使わないものから、自転車など道具を使うもの、さらにはフィットネスクラブのマシンのように、さまざまな形態があります。

- 屋外でできる有酸素運動
  - ウォーキング
  - ジョギング
  - 自転車

- プールでできる有酸素運動
  - 水中ウォーキング
  - 水泳
  - アクアビクス
- フィットネスクラブでできる有酸素運動
  - トレッドミル
  - バイクマシン
  - クロストレーナー
  - エアロビクスダンス

2　プログラム作成方法

有酸素運動のプログラムを作成するときは、まず**種目**を選び、そして**強度、時間、頻度**を決定していきます。

最初は短時間、低頻度から始め、徐々に負荷を増やしていきます。

①カルボーネン法

運動強度を設定するには、**カルボーネン法**という計算式で**目標心拍数**を算出し、ここで求めた目標心拍数に近くなるような運動をします。ただし、降圧薬を服用している人や、妊婦、高齢者などは心拍数ではなく、後述するRPEという実施者の感覚的な指標を使って強度を設定します。

カルボーネン法で目標心拍数を求めるには次の公式を用います。

目標心拍数＝（220−年齢−安静時心拍数）×目標とする強度（%）
　　　　　　＋安静時心拍数

220から年齢を引いた数は、その人の**推定最大心拍数**となり、これがその人の運動強度の目標数値となります。この推定最大心拍数から安静時心拍数を引いたものが、**予備心拍数**（心臓が動く範囲）となります。一般的な人の場合の安静時心拍数は60～80程度です。予備心拍数に強度をかけ、それに安静時心拍数を足すと、目標心拍数が算出されます。

例えば、20歳、安静時心拍数が60拍／分、目標とする強度50％の人の場合は、

目標心拍数＝（220−20−60）×0.5＋60＝130

となり、目標心拍数は130拍／分となります。

②RPE（自覚的運動強度）

目標心拍数はあくまでも目安ですので、医学的に配慮が必要な場合は、医師に相談する必要があります。

目標心拍数が使えない場合の強度を評価する方法に**RPE**があります。これは6～20のスケールで運動中の状況を表現するというものです。適切な強度の目安は、「13＝ややきつい」です。

若い人であれば、この自覚的に表現された数字に10をかけるとだいたいその時の心拍数の目安となります。たとえば、「ややきつい」ときの心拍数は13×10＝130で130拍／分であることが予想されます。

■RPE（6～20のスケール）

6～20のスケール	6	7	8	9	10	11	12	13	14	15	16	17	18	19	20
		非常に楽		かなり楽		やや楽		ややきつい		きつい		かなりきつい		非常にきつい	

③有酸素運動の強度、時間、頻度

有酸素運動の目安は、次の通りです。

	強度	時間	頻度
初級者	予備心拍数の40～50%	12～15分	3日／週
中級者	予備心拍数の50～70%	20～30分	3～5日／週
上級者	予備心拍数の70～85%	30～40分	3～5日／週

3　有酸素運動の具体例

●有酸素運動1：ウォーキング

ウォーキングは最も日常生活に密接な、誰でもすぐに始められる有酸素運動です。ジョギングに比べ、着地の衝撃が少ないので、膝などの関節に不安がある人に適しています。また大股で歩くことにより、体幹の回旋動作が生まれ、ウエストの引き締め効果も得られます。通常の歩行をエクササイズとして成り立たせるためには意識的に速度を上げるなどして、予備心拍数の40%を超えるようにしなければいけません。

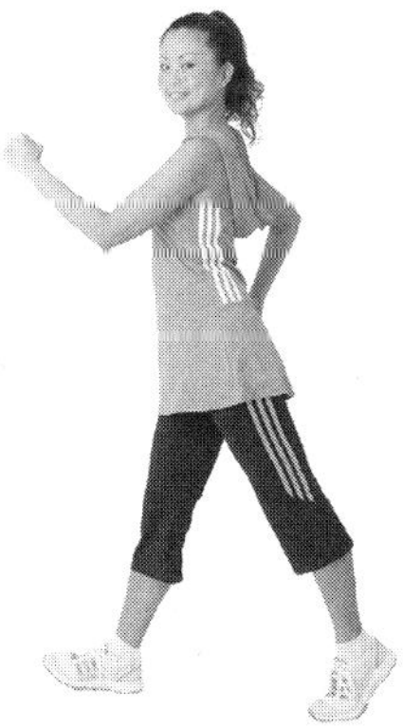

●有酸素運動２：ジョギング

ジョギングはウォーキングと並んで親しみやすい有酸素運動です。ウォーキングに比べ消費エネルギーが多いのと、着地衝撃が骨の強化につながるというメリットがあります。最近は、ウェアのファッションを楽しむ傾向もあります。注意する点は、運動距離や時間、速度をきちんとモニタリングしないと運動強度（目標心拍数）が守られないことがあります。

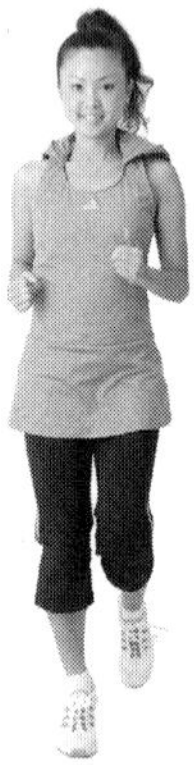

●有酸素運動３：自転車

サイクリングも人気の有酸素運動です。自転車はペダルに足が設置したまま漕ぐので、ジョギングのような衝撃がなく膝の負担が軽くなります。上り坂のように脚に乳酸がたまってしまう（疲れてしまう）状態は、有酸素運動ではなく無酸素運動になっていることを認識しておきましょう。平坦な道をベースに、多少のアップダウンのあるコースを選ぶと良いでしょう。

Column　シューズの選び方

　ウォーキングやジョギングをするときに大事なのがシューズ選びです。小さいシューズに足は入りませんが、大きいシューズには入りますので、多くの人が大きめのシューズを選んでしまう傾向があるようです。実はこれは、足の障害を引き起こしたり、骨盤や全身のゆがみを作る原因となる可能性があります。

　大きなシューズを履くと、足が前に滑ってつま先が前方に突っ込んでしまい、かかと部分にかなりのスペースを作ってしまうことになります。このようにシューズの中で足が動いてしまうと、足の形状が崩れて、足のゆがみや痛みを引き起こすことになります。

　シューズはかかとを合わせて履き、大き過ぎないものを選択すると良いでしょう。最近は、シューズの専門店でアドバイスをしてくれたり、オーダーメイドのインソール（中敷き）を作ってくれるところもありますので、利用してみるのも良いでしょう。

●有酸素運動4：水中ウォーキング

　水中には浮力があり、過体重の人や筋力の低下した高齢者でも手軽に始めることができる有酸素運動です。始めは水に慣れるためにゆっくり歩き、徐々に水を切り開いて元気に歩くようにしてみましょう。水中は水圧があるため、心臓に血液が戻りやすく、心拍数が陸上よりも10拍程度低いということも忘れてはいけません。

●有酸素運動５：水泳

水泳は優れた全身運動のスポーツです。体重負荷がかからないことや、消費カロリーが高いことが特徴です。有酸素運動として活かすためには長時間泳ぐことが必要ですが、テクニックがないと無駄に力が入ってしまい、無酸素運動になってしまいます。

●有酸素運動６：トレッドミル

トレッドミルはフィットネスクラブにあるランニングマシンのことです。スピードや傾斜などが簡単にコントロールできる、消費カロリーの管理が容易である、ベルトに弾力があるので足の接地時に膝に負担が掛かりにくいという特徴があります。慣れるまではサイドのハンドレールを握りながら行いましょう。

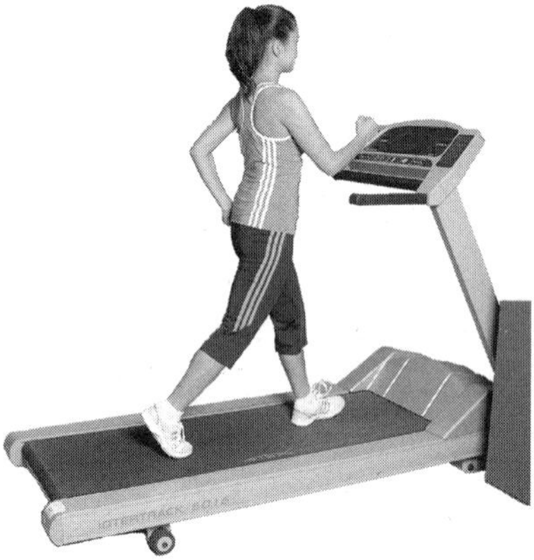

●有酸素運動７：エリプティカルトレーナー

バイク系マシンとトレッドミルの動きを組み合わせたような、楕円運動マシンです。足がプレートから離れることがないので、膝などへの衝撃が少ないのが特徴です。中には腕の動きを付けられる全身運動タイプのものや、前方回転と後方回転の両方ができるものがあります。

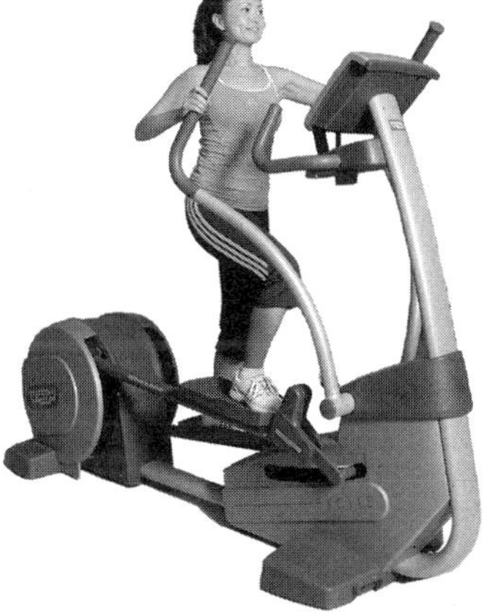

●有酸素運動８：バイクマシン・アップライトタイプ

固定式の自転車です。自転車は一般的になじみのある運動なので、手軽に始めやすい種目です。体重をシートが支えているので、肥満の人にも向いています。アップライトタイプは背もたれのない通常の自転車タイプで、姿勢を真っ直ぐに保持して行うことがポイントです。

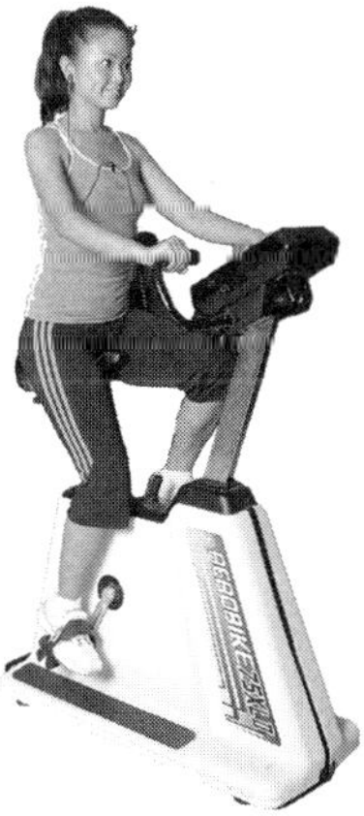

●有酸素運動９：バイクマシン・リカンベントタイプ

背もたれのある固定式自転車のマシンです。背もたれが脊柱のサポートをすることになり、体幹の筋群のはたらきが減るので、強度はアップライトタイプよりも低くなります。肥満者、腰痛のある人、妊婦、心疾患のリハビリテーション患者に特に有効です。

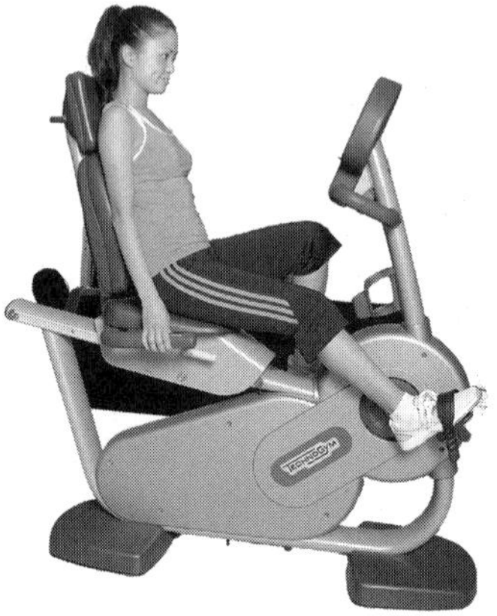

Column　カーディオ系マシン

有酸素運動ができるマシンを別名カーディオ系マシンと言います（Cardioとは心臓の意味）。ほとんどのフィットネスクラブに設置されており、手軽に利用できます。心拍数を測るシステムがついているものもあるので、運動強度を確認しながら使用することもできます。またモニターでは時間、消費エネルギー量などもチェックできるので、計画的な有酸素運動プログラムを実施しやすいといえます。

●有酸素運動10：エアロビクス

フィットネスクラブのスタジオなどで繰り広げられる伝統的なエアロビクスは、ダンスの要素を含んでおり、人気のプログラムです。どちらかの足が必ず床に接しているローインパクトと、ランニングやジャンプを含み両足が床から離れるハイインパクトに大別されます。

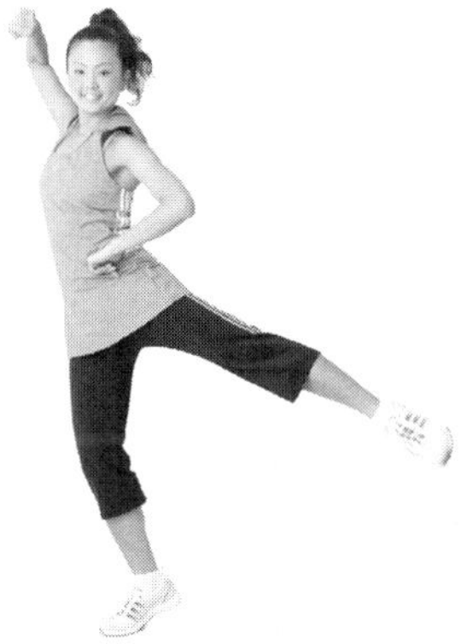

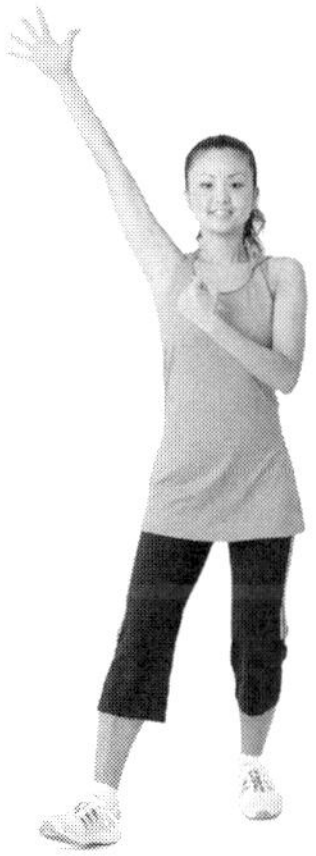

●有酸素運動11：アクアビクス

水中で行うエアロビクスです。水中では、身体が深く浸るほど体重が軽くなります。腰まで浸かると体重の50%、胸までで25～35%、首までだと10%になります。水泳ほどのテクニックを必要としないため、取り組みやすい有酸素運動といえるでしょう。

Lesson 3. レジスタンストレーニング

1　レジスタンストレーニングとは

レジスタンストレーニングとは、レジスタンス＝抵抗を用いた筋肉に刺激を与えるトレーニングで、いわゆる「筋トレ」のことです。抵抗には、自分の体重、ダンベルやバーベルなどの重量物、フィットネスクラブにあるマシンなどがあります。筋トレをするとムキムキになるというイメージを持つ人もいるようですが、それはある一部分の効果を誇張したものです。日常生活を健全にすごしたり、スポーツができるのは、何より骨格筋のおかげです。

理想の体型を手に入れるためには、レジスタンストレーニングを習慣にすることが大切です。レジスタンストレーニングをすると、以下のような効果が期待できます。

・神経と筋の協調
・筋持久力の向上
・身体づくり（筋肥大）
・筋力の向上
・基礎代謝の向上（筋肥大効果により）

レジスタンストレーニングの基本動作は、次の通りです。

・呼吸：コンセントリック局面（短縮性筋活動）で吐き、エキセントリック局面（伸張性筋活動）で吸う（ウェイトを持ち上げるときに吐き、コントロールしながら下ろすときに吸う）
・動作：コンセントリックは２カウント、エキセントリックは４カウント

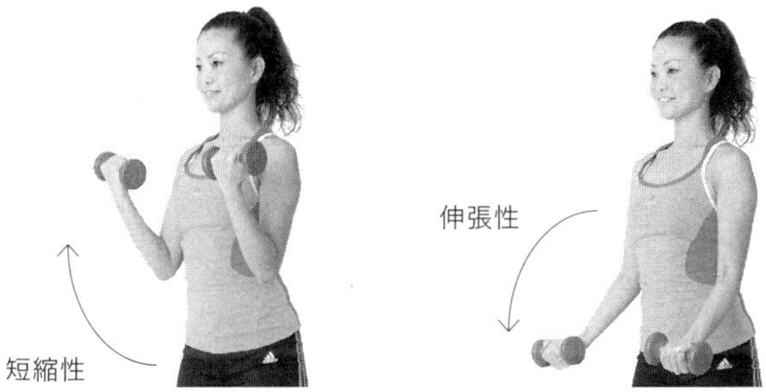

2　レジスタンストレーニングの手段

レジスタンストレーニングを行う手段はいくつかあります。その種類と特性を探っていきましょう。

①自重トレーニング

自分の体重を負荷として用いる方法で、誰でもどこでも手軽に実施できます。特別な器具を必要としないので、フィットネスクラブに行かなくても容易に行うことができます。

より負荷をかけたい場合は、**スロートレーニング法**という方法を試してみましょう。これは、通常よりゆっくり動作することによって、主働筋に効率よく乳酸を溜め込ませる方法で、重量が軽くてもきつく感じます。スクワット（p.128）で試してみましょう。10秒くらいかけてしゃがみ、10秒かけて立ち上がります。5回もやれば十分効きます。

②フリーウェイトトレーニング

ダンベルやバーベルなどの重量物（ウェイト）を使って行う、マシンのように軌道が決められていないレジスタンストレーニングの方法です。工夫次第でさまざまなエクササイズが可能で、特定の筋から総合的な動作まであらゆるバリエーションがつけられます。トレーニングの進歩の度合いがわかりやすいのも特徴です。ただし、マシントレーニングに比べるとフォームの習得が難しく、正しいフォームで行わないと、傷害のリスクが高まります。

フリーウェイトを上手に行うためには重力と仲良くなりましょう。例えばアームカール（p.139）は腕を下げたところと完全に曲げたところで、力が抜けるようになっています。モーメントアームが0にならないところを見極めて、ゆっくりとコントロールしながら動作をしましょう。

③マシントレーニング

フィットネスクラブでおなじみの、レジスタンストレーニングを行うために人間工学を駆使して設計された専用マシンです。ウェイトの動く方向が限定されているので、動作の習得が比較的簡単です。細かい重量設定が可能ですので、さまざまな体力レベルの人に対応できるという特徴があります。

マシンもフォームが大切です。軌道が決まっているといっても適当に動作してよいわけではありません。初めてのマシンを利用するときは、重さよりも、フォームを重視して、15～25回反復し、動作を覚えることから始めましょう。

④チューブ（ラバーバンド）トレーニング

チューブの張力を負荷として使用するトレーニングです。引っ張れば引っ張っただけ抵抗が強くなります。フリーウェイトでは困難な、補助的な小さな筋肉も強化することができます。チューブは安全で安価なトレーニング器具ですが、チューブの伸び加減によって負荷が変わるので、負荷が掛かり過ぎないよう注意が必要です。

また、チューブを掛ける方向を考慮することで、さまざまなエクササイズが可能になります。

⑤その他のトレーニング

器具を使うこともレジスタンストレーニングを楽しんで行う方法のひとつです。バランスボールや腹筋ローラーなどは手軽なエクササイズ・アイテムです。

3　動作スピードや重量の設定方法

レジスタンストレーニングの強度は、重量設定や動作のスピード、セット間の休息時間で決まります。自分の体重を使う場合と、ウェイトを使って行う場合の２つのパターンをご紹介します。

自分の体重を使って行う場合

自宅で簡単にできる自重トレーニングの場合の設定方法を、目的別に紹介します。

①フォームの習得

自重トレーニングのフォームの習得を目的とする場合は、無理のない回数で行いましょう。目安は10回です。スクワットのような脚の運動は体重がかかるため、慣れるまでは少ない回数を数セット行うようにします。例えば、５回×５セットで休息時間30～60秒といった具合です。

②身体づくり（筋肥人）

身体づくりの基本は、持ち上げる動作（コンセントリック）を２カウント、コントロールしながら下ろす動作（エキセントリック）を４カウントです。強度を高めるためには次の２つの方法があります。

・**回数を増やす**…正しいフォームでできる限り、回数を増やしていけばそれだけ運動強度が高くなります。

・**ゆっくりと行う**…通常のカウントよりも多く時間をかけて行う**スロートレーニング法**（例えば10秒で持ち上げ、10秒で下ろす）を用いると、すぐに乳酸がたまりたくさんの回数ができなくなりますが、身体づくり（筋肥大）については有効なトレーニング方法です。

・**重力を考える**…例えばプッシュアップ（腕立て伏せ）は、壁に手をついて行えば強度が低く、手をつく場所をテーブル、床とだんだん低い位置にしていくと強度が高くなっていきます。脚を台などに乗せるとさらにレベルアップできます。

③神経と筋の協調

両脚をついて行っていたエクササイズを片脚で行う、安定した状態で行っていたものを不安定な状態で行うなど、身体に対する刺激を変化させることで運動強度を高めることができます。一般的には、単純→複雑、両脚立ち→片脚立ち、安定面→不安定面、というように変化をつける方法があります。

ウェイト（ダンベル、バーベル、マシン）を使って行う場合

負荷の設定には、最大反復回数つまり「RM（Repetition Maximum）」を用いる方法があります（その他に「割合」で表す方法もあります）。1RMは1回しか挙上できない重量（最大挙上重量）を言い、50％1RMは最大挙上重量の半分の重量を言います。

①フォームの習得

初心者がウェイトを使ったトレーニングの正しいフォームを習得するためには、30回反復できるような負荷（50％1RM）で、15～25回、ゆっくりと反復します。これを30秒ほどの休息時間を挟んで1～2セット行います。「軽過ぎる」と感じるかも知れませんが、レジスタンストレーニングは正しいフォームありきです。

②筋持久力向上

動作を一定時間続けたり、姿勢を維持するような筋肉の能力を筋持久力といいます。20回反復できるような負荷で、12 ～20回を１セットとして、30 ～45秒ほどの休息時間を挟んで２～３セット行います。

③身体づくり（筋肥大）

シェイプアップやボディメイク、基礎代謝の向上（筋肉量のアップ）を目的とするときは、軽めの負荷でウォームアップをしたあと8～12RMの負荷を使って、８～12回反復します。休息時間は60 ～90秒で、３～６セット行います。

一般的にフィットネスクラブで処方されるプログラムのほとんどは、この「身体づくり」か「筋持久力向上」に当てはまります。

④筋力向上

筋力向上とは、筋肉のサイズを増やすのではなく、挙上重量を上げて、筋肉の質を向上させることを指します。軽めの負荷でウォームアップをしたあと１～８RMの負荷を使って、１～５回反復します。休息時間は、２～４分で２～３セット行います。限界までやり切る必要はなく、少しの余裕を持って終えるようにします。休息時間が長いのが特徴で、ATPを十分に回復させる意味があります。

4　プログラム作成方法

レジスタンストレーニングの効果を上げるためには、ただがむしゃらにやるのではなく、計画的に行うことが大切です。

特定の部位をしっかりとトレーニングできたとき、筋は疲労し微細な損傷を起こします。このようなときは一般に48 ～72時間の休息をとり、栄養補給をしましょう。

ここではいくつかのトレーニングプログラムの作成方法を紹介します。

①セット法

1種目につき数セット行い、次の種目に移行するという最もベーシックな方法です。この方法の場合、週に3回行うのであれば、月・水・金、週2回であれば月・木のように同じくらいの間隔をあけて行うとよいでしょう。

プログラム例を下記にあげます。各種目におけるセット間の休息時間は30秒、種目間は2～3分です。

1）スクワット　20回× 3セット
2）ニーアップ　20回× 3セット
3）ショルダープレス　20回× 3セット
4）プローンバックプル　20回× 3セット
5）クランチ　20回× 3セット

②スプリット法

プログラムを2つに分割し、交互に行う方法です。この方法はたくさんの種目を行う場合や、より効果を上げたい人のためのアドバンスなプログラム作成テクニックです。毎日トレーニングしたとしても同じ部位が連続して行われることがないのでオーバートレーニングのリスクを回避して筋を成長させることができます。

プログラム例を下記に挙げます。各種目におけるセット間の休息時間は30秒、種目間は2～3分です。AとBは交互に行いますが、各プログラム間が1週間以上開いてしまう場合は、スプリット法にせず、セット法で行うとよいでしょう。

Aプログラム（下半身）
1）スクワット　20回× 3セット
2）ニーアップ　20回× 3セット
3）ルーマニアンデッドリフト　20回× 3セット
4）カーフレイズ　20回× 3セット
Bプログラム（上半身）
1）ラテラルレイズ　20回× 3セット
2）アームカール　20回× 3セット
3）トライセプスキックバック　20回× 3セット
4）クランチ　20回× 3セット

③サーキットトレーニング

各種目を1セットずつ、休息を入れずに順番に行う方法です。一般的に上半身と下半身のトレーニングを交互に配列します。休息時間がないので心拍数が高い状態がキープでき、心肺機能の向上も期待できます。時間のない人にお勧めの方法でもあります。

プログラム例を下記に挙げます。1）～9）を休息を入れずに2～3セット連続で繰り返し行うか、9）まで終わったら1分程度休んで次のセットを行います。

1）スクワット　20回
2）ショルダープレス　20回
3）ニーアップ　20回
4）アームカール　20回
5）ルーマニアンデッドリフト　20回
6）壁へのプッシュアップ　20回
7）カーフレイズ　20回
8）プローンバックプル　20回
9）クランチ　20回

5　レジスタンストレーニングの具体例

●レジスタンストレーニング1：スクワット

目的：キレイなヒップラインづくり／大臀筋、大腿四頭筋

解説：スクワットの動きである「立ったり座ったり」は最も生活に密接な動きです。キレイなヒップラインづくりはもちろん、ADL（Activities of Daily Living＝日常生活動作）改善のためにも欠かせないエクササイズといえます。

方法：1）足を肩幅に開いて真っすぐに立ち、両手は頭の横に添え胸を張っておきます。

2）息を吸いながらゆっくりとしゃがんでいきます。このとき、椅子に座るような感じでお尻を後ろに引いていくのがポイントです。膝とつま先の方向が一致するようにしましょう。

3）息を吐きながら立ち上がります。しゃがむときに両手を「前習え」するとバランスが取りやすく、フォームの習得がしやすくなります。
膝が前に出やすい人は、椅子を使うとよいでしょう。椅子におしりが触れたら立ち上がります。

回数／セット数：10～30回／2～3セット

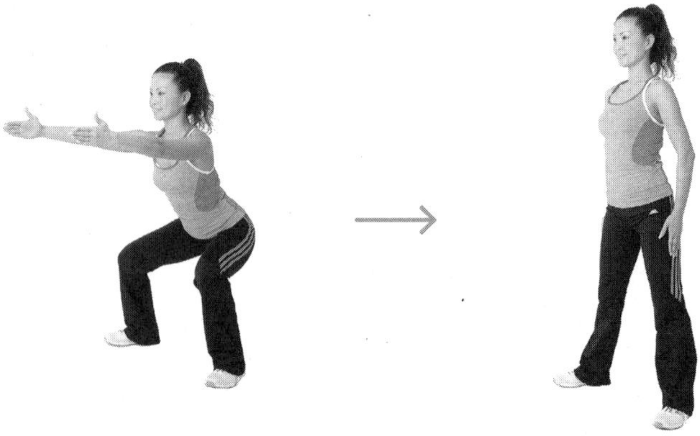

■椅子を使う場合

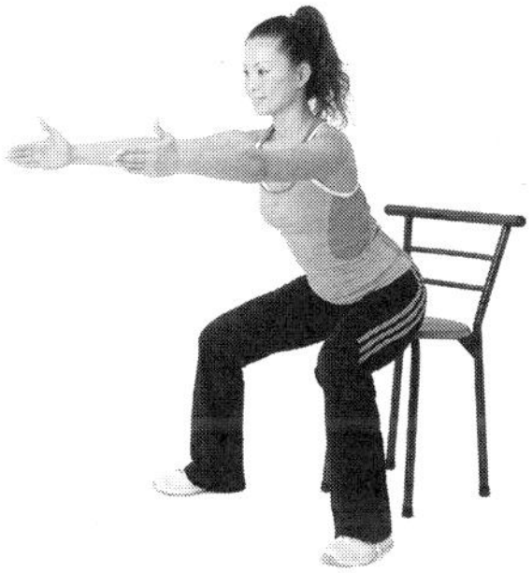

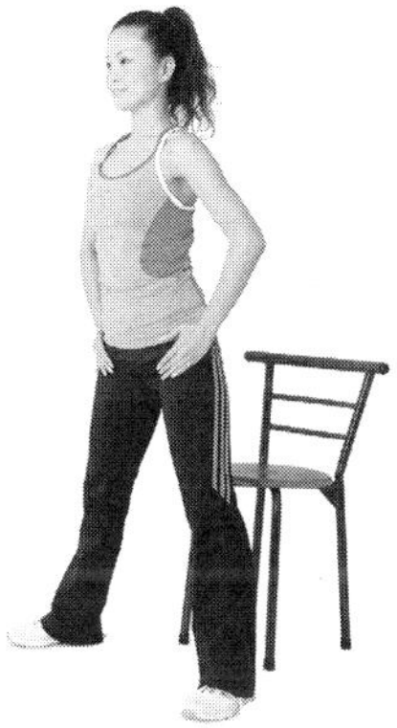

●レジスタンストレーニング2：ニーリフト（腿《もも》上げ）

目的：骨盤の安定、バランス強化／腸腰筋

解説：腸腰筋は、腿を持ち上げたり、骨盤を安定させる筋肉です。この筋肉が弱ると脚が上がりにくくなったり、姿勢が崩れます。

方法：1）姿勢を正して真っ直ぐ立ち、おへその辺りに手を構えておきます。

2）息を吐きながらゆっくり脚を持ち上げて、手にタッチ。ゆっくり下ろします。

3）同じ側の脚で所定の回数行います。
きつい方は、毎回足を床に付けて行い、楽な方は、足を床に付けないで所定の回数を繰り返します。

回数／セット数：左右各10～20回／2～3セット

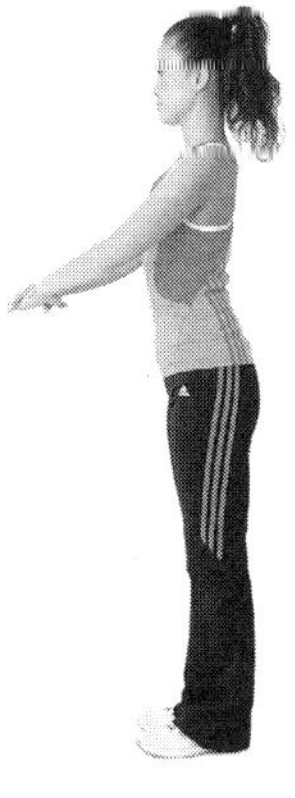

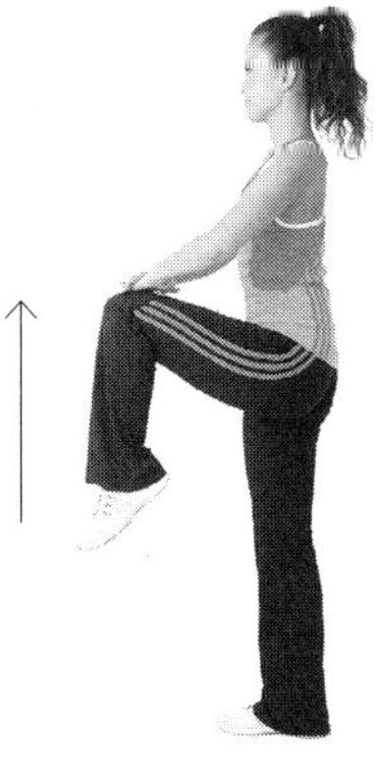

レジスタンストレーニング3：カーフレイズ

目的：ふくらはぎの強化、下半身のむくみ解消／下腿三頭筋《かたいさんとうきん》、疲労回復

解説：「脚は第二の心臓」といわれます。ポンプ役を務める筋肉を使うことで、心臓に血液を戻りやすくします。

方法：1）足を腰幅に開いて立ちます。

2）息を吐きながらつま先立ちになり、吸いながらゆっくりもとの位置に戻ります。

階段など段差があれば、動きの可動域がアップするので、さらに効果的にエクササイズできます。

回数／セット数：20～30回／2～3セット

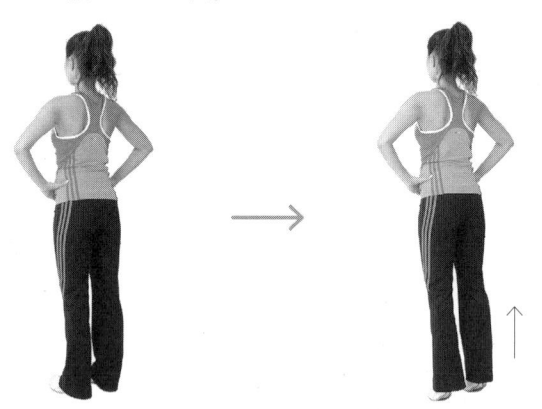

●レジスタンストレーニング4：スタンディング・ヒップアブダクション

目的：大腿外側・臀部の強化、バランス強化／中臀筋、大腿筋膜張筋

解説：バランスを取りながら脚やヒップを鍛えるエクササイズです。

方法：1）姿勢を正して立ちます。安定しない人はどこかにつかまりましょう。

2）リズミカルに脚を外側に開き、元の位置に戻します。

3）この動作を繰り返します。

軸足の臀部の筋肉のトレーニングにもなっています。

回数／セット数：左右各20回／２～３セット

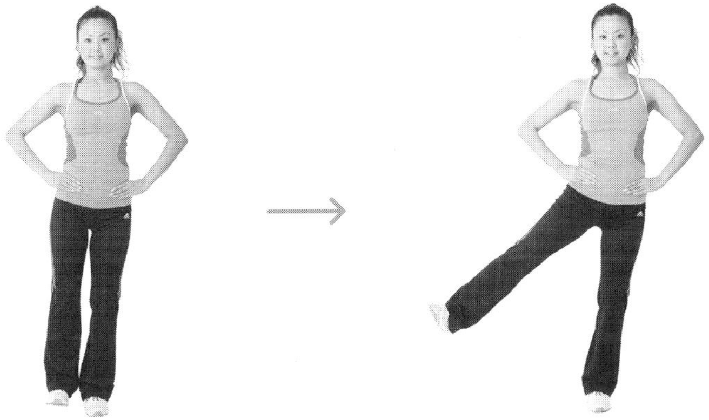

●レジスタンストレーニング５：ワイドスタンス・スクワット

目的：内腿の引き締め、強化／大臀筋、内転筋

解説：通常のスクワットに比べ、内転筋に刺激が入ります。よって、内腿を引き締めるのに効果を発揮する種目です。

方法：1) 足を肩幅よりも大きく開いて立ちます。つま先は45～60°外側に向けます。

2) ゆっくりとしゃがんでいきます。このとき、つま先と膝の方向が一致するように気を付けてください。

3) 姿勢を崩さずに立ち上がります。

回数／セット数：10～30回／２～３セット

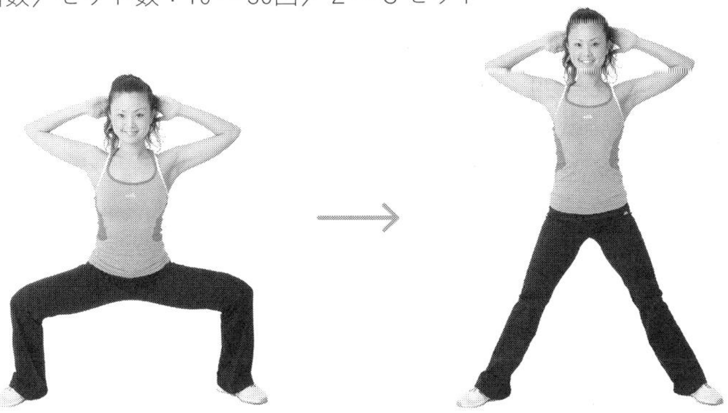

●レジスタンストレーニング6：ルーマニアンデッドリフト両脚／片脚

目的：姿勢改善、ヒップアップ、腰～大腿後面強化／ハムストリングス、大臀筋、脊柱起立筋

解説：身体の後ろ側をトータル的に使うことができる種目です。円背の人の姿勢改善エクササイズとしてお勧めです。慣れたら片脚でトライしてみましょう。バランスも強化できます。

方法：1）足を腰幅に開いて立ちます。

2）膝を少しだけ曲げながら、股関節から折り曲げて、上半身を前傾していきます。このとき背中が丸まらないようにしましょう。

3）ゆっくりと元の位置に戻ります。

腿の裏が硬い人は、膝の曲がりを大きくすると動作がしやすくなります。

回数／セット数：10～20回／2～3セット

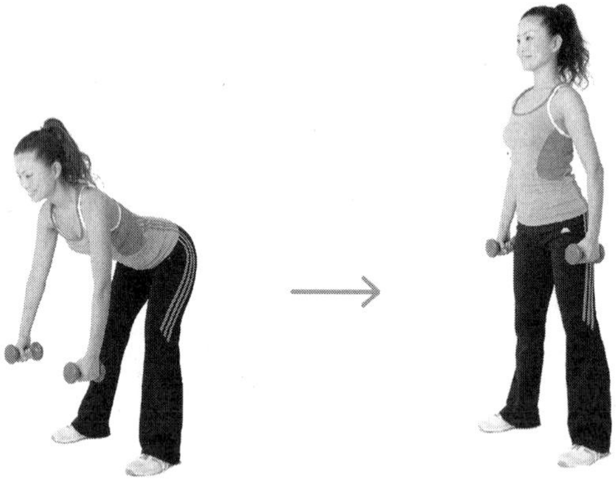

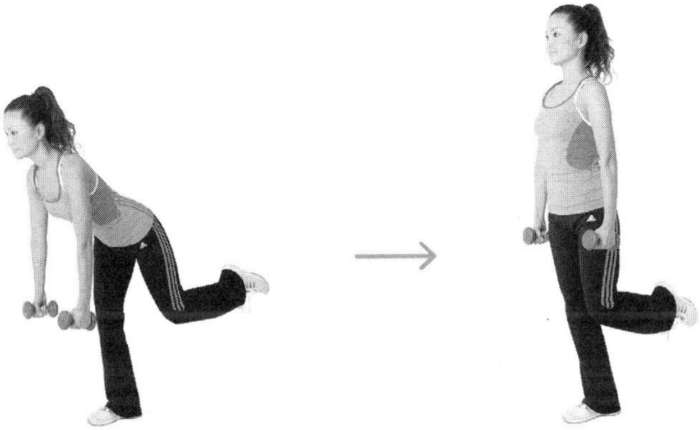

●**レジスタンストレーニング7：ストレートレッグレイズ**

目的：膝のコンディショニング、膝を動かさなくても膝が鍛えられる／大腿直筋、腸腰筋

解説：痛みなどにより膝が動かせないときでもこのエクササイズを病院で処方されることがあります。膝に負担を掛けないで鍛える方法の1つです。

方法：1) つま先を上に向け、上体を後ろに傾けて座ります。
2) ゆっくり脚を持ち上げます。このとき、膝が曲がらないようにしましょう。
3) ゆっくり元の位置に戻します。床に付けずに繰り返します。
椅子に座ってもできます。

回数／セット数：左右各10～30回／2～3セット

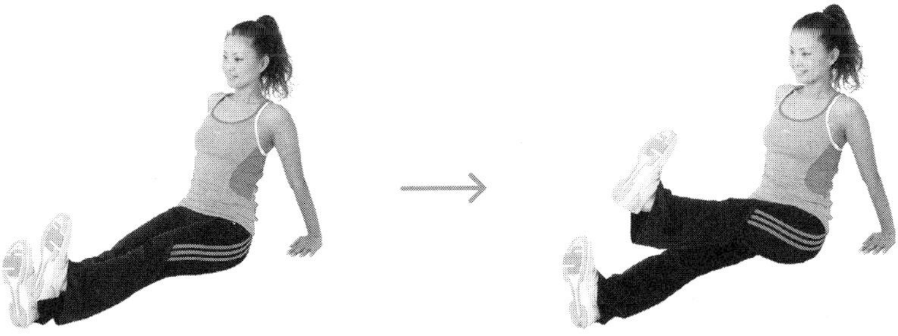

●レジスタンストレーニング８：バックキック

目的：ヒップアップ、腰～大腿後面強化／大臀筋

解説：ヒップの形を作っているのは、大臀筋とその上に乗った脂肪です。土台となる大臀筋を集中して鍛えるこの種目は、ヒップアップ効果が高いです。

方法：1) 四つんばいになります。

2) 脚を外側に開き、そこから真後ろにキックします。このとき、膝をしっかり伸ばし、大臀筋に力が入っていることを意識しましょう。

3) 元の位置に戻して繰り返します。

回数／セット数：左右各10～20回／２～３セット

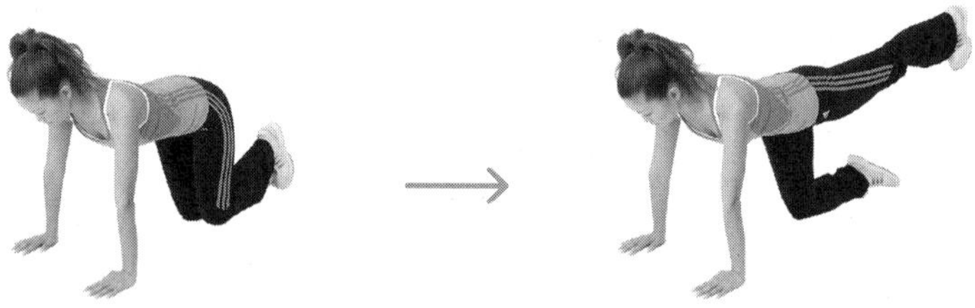

●レジスタンストレーニング9：プッシュアップ／ウォールプッシュアップ

目的：バストアップ、肩の前側の強化／大胸筋、三角筋、上腕三頭筋

解説：腕立て伏せは、肩の強化やバストの土台をつくる大胸筋を強化できます。できない人は壁を使ったエクササイズから始めて、手をつく位置をだんだん低くしていったり膝をついて行ったりすると良いでしょう。

方法：1）肩幅よりも少し広いスタンスに手を置きます。

2）息を吸いながらゆっくりと身体を下ろしていきます。

3）息を吐きながらゆっくりと身体を押し上げます。このとき、背中が丸くなったり、反ったりしないように気を付けましょう。

回数／セット数：各10～20回／2～3セット

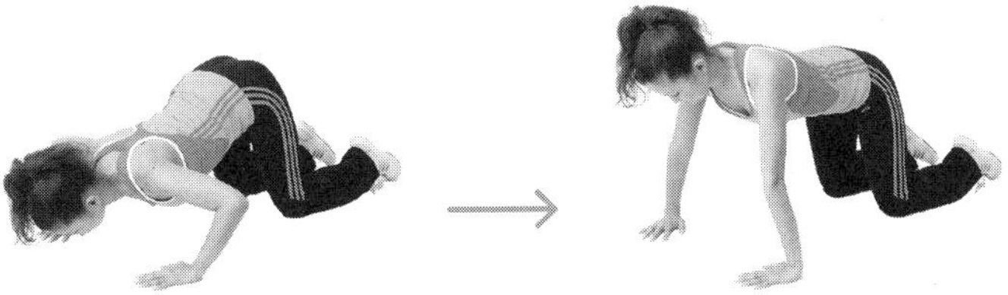

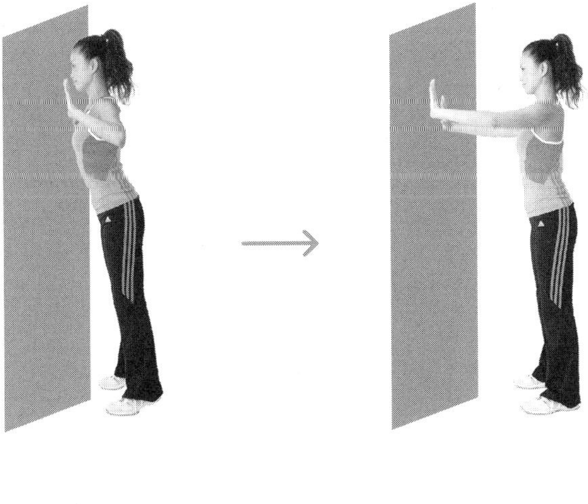

●レジスタンストレーニング10：バックプルダウン

目的：正しい姿勢作り、肩の動き作り／広背筋、脊柱起立筋

解説：背中の筋肉を鍛えることは、きれいな姿勢作りにつながります。

方法：1）床にうつ伏せになり、両手、両脚を少しだけ浮かしておきます。

2）息を吸いながら、ゆっくり、肘を下方にもっていきます（肩の内転）。このとき、首を長く伸ばす気持ちで、なるべく肩を下に引き下げることがポイントです。

3）息を吐きながら、ゆっくり、元の位置に戻します。

なお、写真の例は立ったまま行っていますが、トレーニングとしてはうつ伏せになって行う方が効果的です。

回数／セット数：左右各10～20回／2～3セット

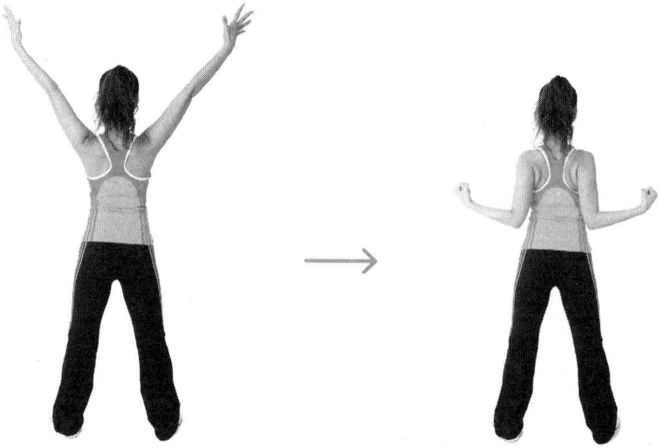

●レジスタンストレーニングII：ショルダープレス

目的：四十肩予防、肩周囲の健康づくり／三角筋、棘上筋

解説：日常生活ではあまりは腕を頭上に挙げないことから、腕を挙げにくくなります。このエクササイズによって、肩周囲を鍛えておくことは日常生活においてより良く使える状態を作ることになります。

方法：1) ダンベルかペットボトルを持ち、足を肩幅に開いて、真っ直ぐに立ちます。

2) 天井にパンチをするように、上に押し上げていきます。

3) ゆっくりと元の位置に戻します。

左右交互、また片脚立ちでやることによってエクササイズに変化をつけることができます。

回数／セット数：各10～20回／2～3セット

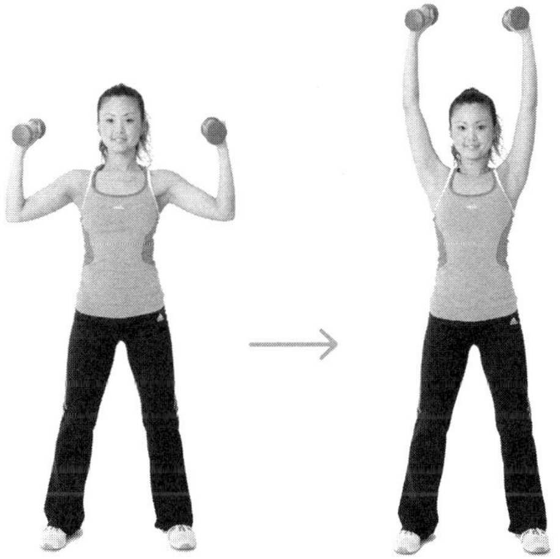

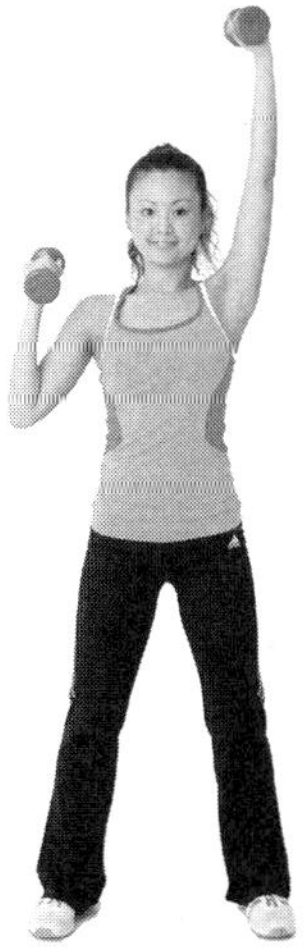

■片方ずつ

●レジスタンストレーニング12：サイドレイズ

目的：ストラップドレスが似合う肩に／三角筋

解説：肩というのは首の付け根（僧帽筋）でなく、肩の三角筋部分を指します。ここを鍛えることによって、上半身のシルエットにメリハリがつきます。

方法：1）ダンベルかペットボトルを持ち、足を肩幅に開いて、真っ直ぐに立ちます。

2）息を吸いながら横方向に前方に持ち上げていきます。このとき、肩をすくめないように。

3）息を吐きながら腕を下ろしますが、完全に下ろし切らずに動作を繰り返します。

左右交互、また片脚立ちでやることによってエクササイズに変化をつけることができます。

回数／セット数：各10～20回／２～３セット

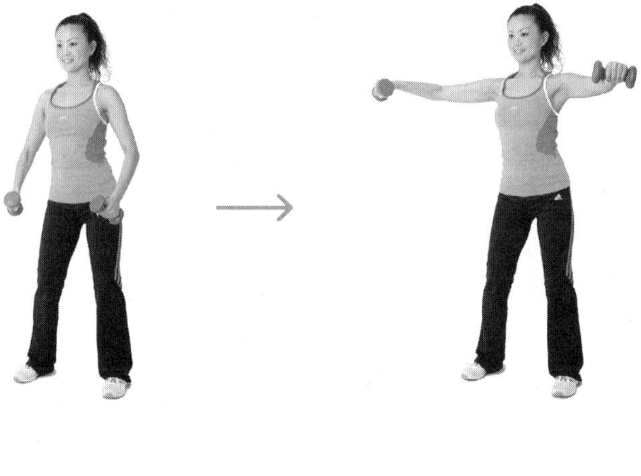

●レジスタンストレーニング13：アームカール

目的：メリハリのある腕づくり／上腕二頭筋

解説：力こぶの部分をつくる上腕二頭筋を鍛えるエクササイズです。物を持ったり、引っ張ったりするときに使われる筋肉です。

方法：1）ダンベルかペットボトルを持ち、足を肩幅に開いて、真っ直ぐに立ちます。手の平は正面に向けておきます。

2）ゆっくりと肘を曲げていきます。

3）曲げきったあと腕を下ろしますが、完全に下ろし切らずに動作を繰り返します。

左右交互、また片脚立ちでやることによってエクササイズに変化をつけることができます。

回数／セット数：各10～20回／2～3セット

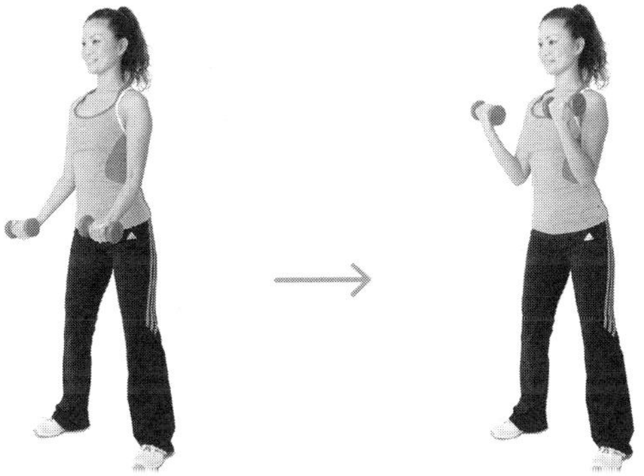

●**レジスタンストレーニング14：フレンチプレス**

目的：二の腕をスッキリさせる／上腕三頭筋

解説：二の腕の上腕三頭筋を鍛えるエクササイズです。腕のたるみがキュッと引き締まります。

方法：1) ダンベルかペットボトルを頭上に持ち、反対側の手で、挙げた腕を支えておきます。

2) ゆっくりと肘を曲げていきます。

3) 曲げきったあと腕を下ろしますが、完全に下ろし切らずに動作を繰り返します。

左右交互、また片脚立ちでやることによってエクササイズに変化をつけることができます。

回数／セット数：左右各10～20回／2～3セット

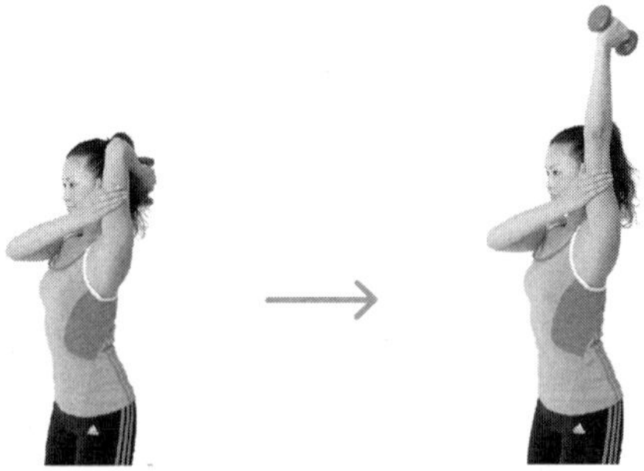

●レジスタンストレーニング15：トライセプスキックバック

目的：二の腕をスッキリさせる／上腕三頭筋

解説：フレンチプレス同様、二の腕の引き締めエクササイズです。
腕を伸ばし切ったときに負荷が掛かるのが特徴です。

方法：1) 片手にダンベルかペットボトルを持ち、足を前後に開いて、前傾姿勢を取ります。

2) 肘の位置を固定し、グッと伸ばします。

3) 伸ばしたところで少し保持し、筋肉を意識したらゆっくりと戻します。
肘の位置が動かないように動作するのが筋肉に効かせるポイントです。

回数／セット数：左右各10～20回／2～3セット

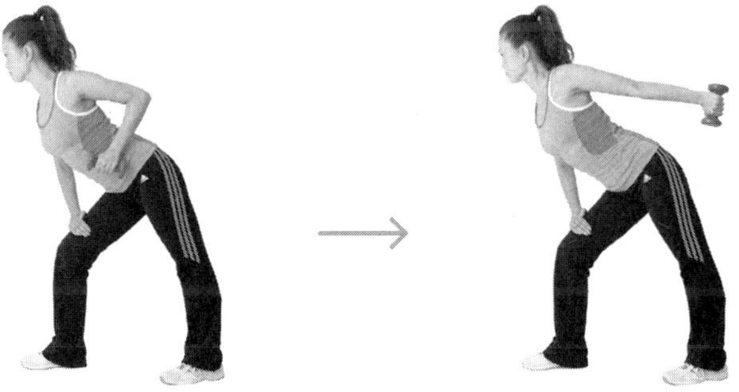

●レジスタンストレーニング16：クランチ／チェアクランチ／チューブクランチ

目的：お腹の引き締め、腰痛予防／腹直筋

解説：腹筋が緩んでくると、お腹が出るばかりでなく、腰痛を引き起こす可能性がアップします。テレビを見ながらでもできますので、日常的にエクササイズする習慣をつけましょう。

方法：1）仰向けになり、膝を90度に曲げて両足裏を床につけましょう。このときお尻の穴をキュッと締めておきます。

2）息を吐きながらゆっくりと上体を持ち上げます（できる人は30°くらい起こします）。

3）息を吸いながらゆっくりと元の位置に戻します。お腹とお尻の力を抜かずに動作を繰り返します。

床でのポジションがきつい方は、椅子でも実施できます。

回数／セット数：各10～30回／2～3セット

■クランチ

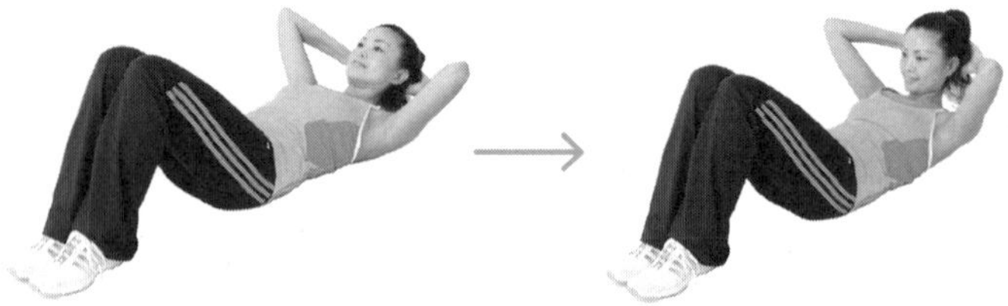

■チェアクランチ

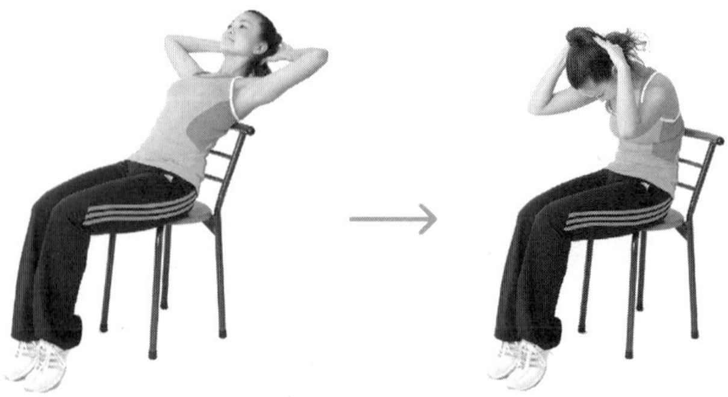

■チューブクランチ

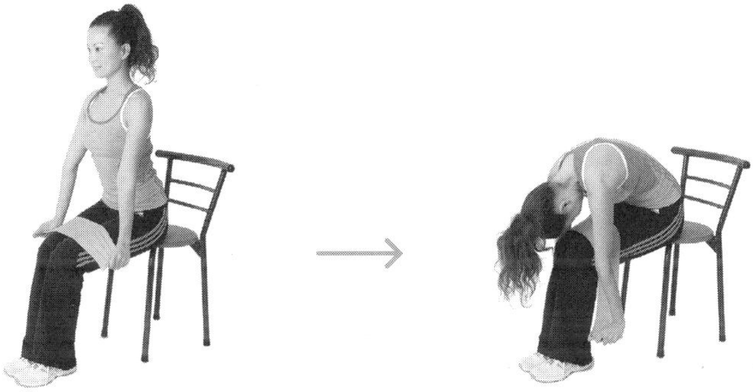

●レジスタンストレーニング17：クロスバックアーチ

目的：身体の後面の強化、姿勢づくり／三角筋、脊柱起立筋、大臀筋

解説：上半身と下半身を同時に使い、全身を丸めたり弓なりにするエクササイズです。ヒップアップ効果も得られます。

方法：1) 四つんばいになり、対角の肘と膝を近づけて背中を丸めます。

2) 対角の手足をグーッと伸ばし、背中を少し反らします。

3) この動作をゆっくりと繰り返します。

指先の方向を見るようにすると、脊柱の動きを大きくすることができます。

回数／セット数：左右各10回／2～3セット

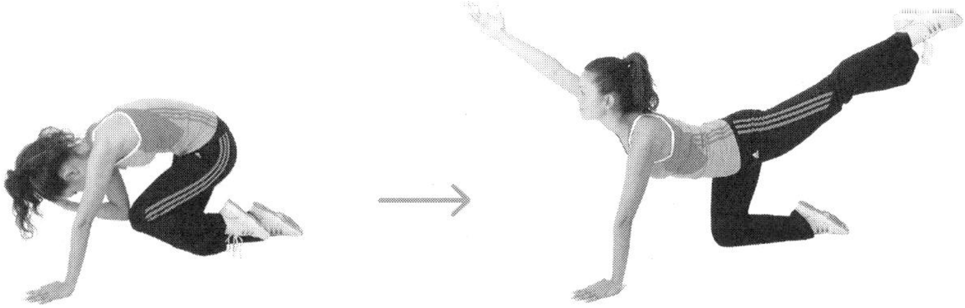

●レジスタンストレーニング18：リバーストランクツイスト

目的：くびれをつくるエクササイズ、腰痛予防／腹斜筋群

解説：体幹部分を捻る腹筋運動で、ウエストのくびれをつくるエクササイズです。腰痛体操としても活用できます。

方法：1）仰向けになり、脚を挙げます。

2）脚をワイパーのように左右に倒します。

3）腰を反らさないように、ゆっくりと動作を繰り返します。

強度を高める時は膝を伸ばし、低くするときは膝を曲げて行いましょう。

回数／セット数：10往復／2～3セット

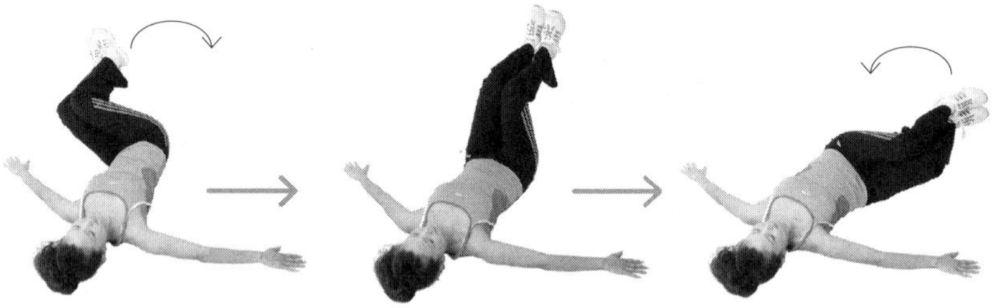

●レジスタンストレーニング19：ヒップリフト

目的：腰痛の予防、ヒップアップ／脊柱起立筋、大臀筋

解説：手軽にできる腰のエクササイズです。腹筋（クランチ）と交互に行うことで、バランスよく腹筋・背筋が鍛えられます。

方法：1）膝を90°に曲げて仰向けになります。

2）息を吐きながらゆっくりとお尻を上げ、少し反ったあたりで止めます。

3）息を吸いながらゆっくりとお尻を下げ、床に付けずに動作を繰り返します。

手をクロスして行うと強度を高めることができます。

回数／セット数：10～20／2～3セット

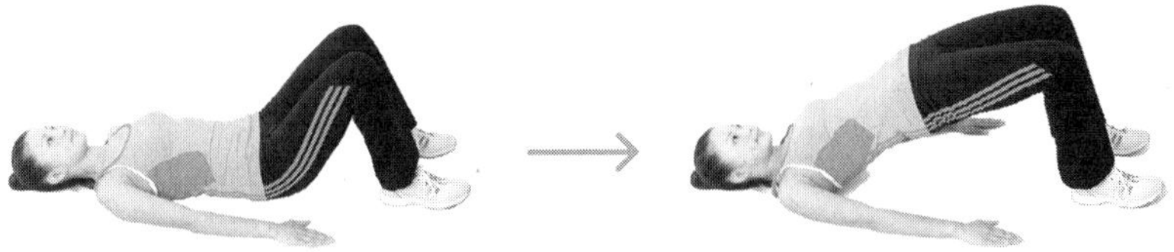

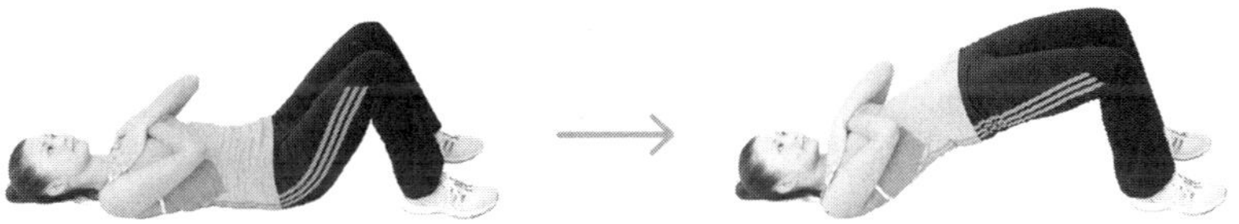

●レジスタンストレーニング20：プランク

目的：身体の軸づくり、深層の腹筋・背筋強化／腹横筋、骨盤底筋群、多裂筋、横隔膜

解説：動きの見えないエクササイズですが、真っ直ぐに作った姿勢を維持しようと、さまざまな身体の深層筋が使われます。プランク＝板のように真っ直ぐな姿勢を保持しましょう。

お尻とお腹に力を入れて、胸を張った姿勢を心がけると、良いプランク姿勢が取れます。

秒数／セット数：各ポーズ30秒／2セット

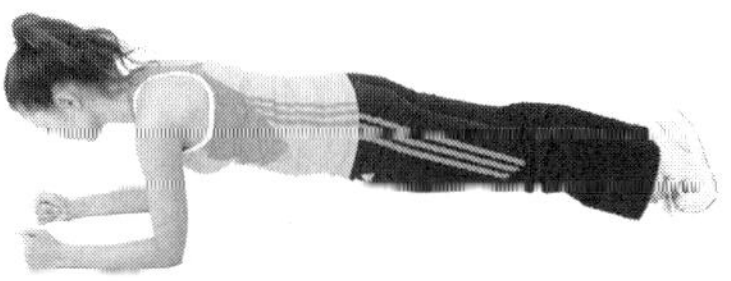

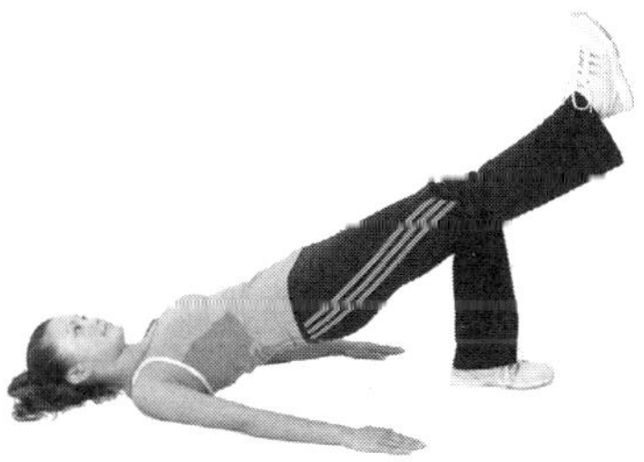

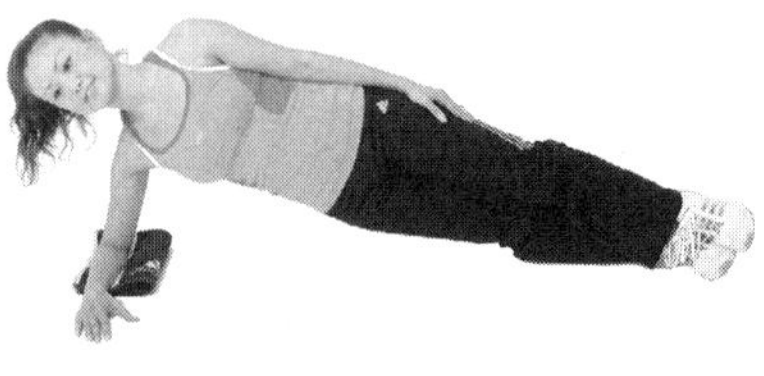

Column　スーパーサーキットトレーニング

最近女性専用の手軽なフィットネスクラブが流行っています。円形にレジスタンストレーニングマシンを配置し、30秒ごとにマシントレーニングとその場でできるウォーキングなどの有酸素運動を交互に、所定の時間行うというものです。

これは、レジスタンストレーニングなのでしょうか、それとも有酸素運動なのでしょうか。答えは「両方」です。

レジスタンストレーニングの間に有酸素運動を挟んで行うスタイルをスーパーサーキットトレーニングといいます。通常のレジスタンストレーニングでは1分程度の休憩を取るため、心拍数がそのたびに低下してしまいます。ところが、レジスタンストレーニングの間に有酸素運動を入れると心拍数が下がらず、有酸素運動としての意味合いが高くなるという訳です。

もしも筋肉作りだけに専念したいのであれば、レジスタンストレーニングだけを集中的に行った方が効果はありますが、短時間でトータル的な健康を手に入れるためにはスーパーサーキットトレーニングは有効な方法だといえるでしょう。

参考までに、スーパーサーキットトレーニングの例を挙げておきます。この①～⑧を２～３周連続で繰り返します。

①その場でジョギング30秒間（有酸素運動）
②スクワット30秒間（無酸素運動）
③その場でジョギング30秒間（有酸素運動）
④クランチ30秒間（無酸素運動）
⑤その場でジョギング30秒間（有酸素運動）
⑥サイドレイズ30秒間（無酸素運動）
⑦その場でジョギング30秒間（有酸素運動）
⑧アームカール30秒間（無酸素運動）

Chapter 3

練習問題

問1　ストレッチの種類と説明で、最も適切なのはどれか。

①スタティックストレッチはぐいぐいと反動を使ったストレッチ法である。
②ダイナミックストレッチは体温を上げる目的で行われる。
③ラジオ体操やリズム体操はスタティックストレッチに分類される。
④バリスティックストレッチは運動後に推奨されるストレッチ法である。

問2　スタティックストレッチの注意点のうち、最も不適切なものはどれか。

①はずみをつけずに行う。
②呼吸を止めずに行う。
③痛みを感じるポーズはやらない。
④1つのポーズは5～10秒キープする。

問3　有酸素運動の効果のうち、最も不適切なものはどれか。

①心肺機能の向上
②筋力の向上
③一回拍出量の増加
④糖質の燃焼

問4　年齢20歳、安静時心拍数60拍／分の人に、予備心拍数の50%の有酸素運動のプログラムを組むとすると、目標心拍数はいくつになるか。

①70拍／分
②100拍／分
③130拍／分
④150拍／分

問5　レジスタンストレーニングの効果のうち、最も不適切なものはどれか。

①身体づくり（筋肥大）
②基礎代謝の向上
③脂肪燃焼
④神経と筋の協調

問6　レジスタンストレーニングの種目でないものはどれか。

①アームカール
②スクワット
③フレンチプレス
④トレッドミル

解答

問1：②　②のダイナミックストレッチは体温を上げるのに適しており、ウォームアップとして使われます。バリスティックストレッチとは、筋の興奮作用を高めるストレッチで、競技前のアスリートが好んで行う方法です。
問2：④　1つのポーズは20〜30秒はキープすると筋がより伸張していきます。
問3：②　有酸素運動は筋力の向上ではなく、心肺機能の向上と脂肪や糖の燃焼を目的として行われます。
問4：③　カルボーネン法という計算式に数字を代入して計算して、目標心拍数を求めます。計算式は次のとおりです。
目標心拍数＝(220−年齢−安静時心拍数)×運動強度(%)＋安静時心拍数
問5：③　脂肪燃焼は有酸素運動の効果です。
問6：④　トレッドミルはランニングマシンのことで、有酸素運動種目です。

Chapter 4

食事と健康

Healthy & Beauty Food Adviser Chapter 4

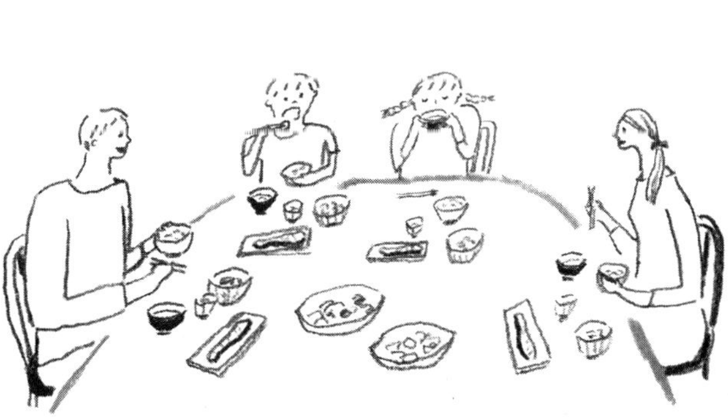

Lesson 1. 日本型の食事

1　理想的な日本人の食事

四方を海で囲まれ、四季折々の食材に恵まれた日本人の理想的な食卓は、ごはんと野菜のおかずに、旬の魚介類を取り入れたものです。

献立の中心となる主菜は、新鮮な旬の魚を刺身や焼き魚にするとよいでしょう。魚介類は酸化が早いので、おろし大根やすだちなどを添えるのも先人の知恵。おろし大根に含まれるジアスターゼが消化を促進し、すだちに含まれるビタミンCは抗酸化作用を発揮し、カルシウムの吸収を助けます。

副菜は、旬の野菜をふんだんに使い、煮物、和え物、炒め物、サラダなど、調理法を工夫すれば飽きがきません。

ごはんには、すでに定着しつつある雑穀を加えると、ビタミン、ミネラルの補給になります。仕上げにみそ汁があれば、日本人の理想的な食卓の完成です。

2　献立の基本

人間は、唯一、火を使って調理をする動物で、それが人間の進化に大きく影響したとも考えられています。また、調理は、手順を考えたり、手先を動かしたりすることで、脳を活性化することもわかっています。

ここでは、調理をするときに基本となる**一汁三菜**について説明します。食事の基本は一汁三菜で、このルールを覚えると毎日の献立づくりに頭を悩ませることはありません。基本を正しく理解することで応用力も広がります。

①意外と知らない一汁三菜

一汁三菜は、日本料理の正式な膳立てである「本膳料理」を簡略化したしたもので、現代は和食献立の基本スタイルとなっています。**ごはん**、**汁物**、**主菜**（1品）、**副菜**（1品）、**小鉢**（1品）の５つの器で構成されており、1人分ずつ盛り付ける配膳がベースになっています。

器の配置にも決まりごとがあり、ごはんは左手前、汁物は、右手前、主菜は右奥、副菜は左奥、小鉢は中央となります。これは、器を持ち上げる日本の食文化を十分に考慮し、美しい所作を意識したものでもあります。正しい食事マナーや食べる姿勢を身に付けるために、５つの器を正しく配置することが大切です。

②一汁三菜の利点

1）栄養バランスが整う

器に盛り付ける食材や料理には、だいたいのルールがあります。主菜は、魚介類、肉類、大豆製品、卵など、たんぱく質と脂質を多く含んだ食材を使用したメインのおかず、副菜は、主に野菜を使用してビタミン、ミネラル、食物繊維を補えるサブ的なおかずです。小鉢には、野菜や海藻、きのこ類を使用し、ミネラルや食物繊維が豊富な小さいおかずを乗せ、あとは、ごはんと汁物になります。このルールで５つの器をそろえると、まんべんなく５大栄養素が摂れることがわかります。

2）食べる量がわかり、食べ過ぎを防ぐ

大皿料理ばかりの食卓の場合、好きなものを好きなだけ食べることになり、食べ過ぎ、栄養の偏りという問題が起こります。一汁三菜のメリットは一人分の適量を盛り付けられることです。特

に子どもの食事は、食べた量も残した食材も大人が把握でき、子どもの健やかな成長に役立ちます。

3）食事マナーが身につく

日本には、器を持ち上げる食文化があります。最も持ち上げる頻度が多いごはん茶碗は、取りやすい手前の左に置きます。次に多い汁椀は手前右に配置します。主菜の大きな器は持ち上げないので奥に置きます。器や箸の大きさは、使う人の手に合ったものを選びましょう。手の大きさに合わない器で食事をすると、姿勢が崩れ、結果、消化器官に影響を及ぼすことも。特に子どもの食器は大き過ぎず、重過ぎないものを成長に合わせて変えていくことで、美しい食事スタイルが身に付きます。

③旬と彩りで仕上げる

食事は、目で楽しむものでもあります。栄養素の高い食材を選び、調理したとしても、最後の盛り付けがいい加減だったり、彩りを感じさせない献立では視覚からおいしさを訴えることはできません。５つの器に合った食材を選び、調理することで、ある程度のバランスが整えられますが、さらにステップアップするには、**５色（赤・青・黄・白・黒）**の色を意識しましょう。いろいろな色を集めるということは、いろいろな栄養素が集まるということです。栄養学がわからなくても、彩りある一汁三菜を考えることで、理想的な食事が完成します。

3　一汁三菜の実際

和食の基本は一汁三菜です。この基本をおさえて献立作りをしましょう。

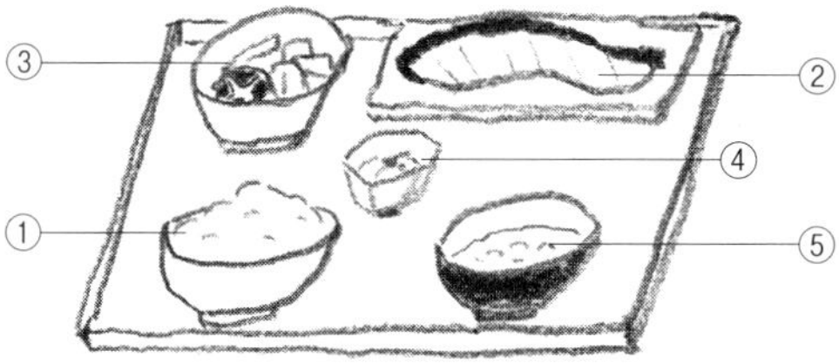

①主食（ごはん）：毎日食べるものだから、最も力を注ぎたい

ごはん、パン、麺類など、炭水化物が主成分となります。日本人の基本はごはん。パンや麺類は楽しむ程度と考えます。

食事改善をしようとするなら、まずごはんを主食に選ぶようにしましょう。パンが悪いわけではありませんが、ごはん以上にパンを食べるのは日本人の体質には不向きです。

②主菜（大きいおかず）：献立の中心的存在。献立の華

食材の中心は、魚介類、肉類、大豆製品、卵などです。たんぱく質と脂質を補う役割を果たします。ただし、この器にも野菜を添えることをお忘れなく。トンカツには千切りキャベツ、サンマの塩焼きには大根おろし、刺身にはツマ等がそれにあたります。これらの食べ合わせが生活習慣病を予防し、消化吸収力を高めます。栄養学なんて知らなかった先人たちの知恵には、現代栄養学に通ずるものがあるから不思議です。

③副菜（中くらいのおかず）：旬を表現した、野菜中心のお皿をめざす

主菜の次にボリュームのあるおかずです。ビタミン、ミネラル、食物繊維を多く含むお皿と捉え、野菜、いも類、豆類、きのこ類などの食材を選びます。煮物、煮びたし、炒め物、サラダ等のおかずがその例です。

主菜が油脂類を多く使った料理の場合、副菜は油脂類を使わないおかずにするなど、全体のバランスを副菜で調整できれば完璧です。

④小鉢（小さなおかず）：老化を早めるか、遅らせるかの鍵を握る小さな器。隠れた名脇役

これからの時代の健康維持に欠かせないのは小鉢料理と言われています。小鉢料理は、体の調子を整えるミネラルと食物繊維を補う役割があり、野菜、海藻などの食材を選びます。おひたし、和え物、酢の物、漬け物が盛り付けられる料理例です。

特に現代人はビタミン、ミネラルが不足しています。微量栄養素なので毎日摂れるとよいのですが、小鉢料理は忘れられがち。毎日毎食少しずつ、意識して摂ることが理想的です。

⑤汁物：工夫次第で完全栄養食になる優れもの

日本人のおいしさのもとは、だしの味です。カツオ節や昆布などの旨《うま》味《み》は味覚を形成する上で欠かせない存在なので、子どものうちから積極的に味に触れておくとよいでしょう。粉末だしは便利ですが、塩分の摂り過ぎを気にされる方は天然のだしが安心です。

また、主菜、副菜、小鉢の中に入りきらなかった食材は汁物に入れてしまいましょう。これで全てのバランスが整えられます。

Column　毎日食べる主食は「ごはん」

健康維持の第一歩として、主食は「ごはん」を選びましょう。現代人の食卓はパンや麺類、お好み焼き等、粉食が多くなっています。同じ穀類ですが、ごはんとパンの栄養価は異なります。ごはんは、米に水を加えて炊くだけですが、日本のパンは作るときにバターや砂糖を加えるため、脂質や糖分が多くなってしまいます。穀類の常食という点から考えると、やはり日本人にはパンよりもごはんの方が体質にも適しています。

さらにこだわるのであれば、真っ白なごはんだけでなく、胚芽米にしたり、雑穀を加えたりしましょう。雑穀には、各種ビタミン、ミネラルや食物繊維、たんぱく質など栄養素が豊富です。さらに、「丸ごと食」なので食品としての生命力も高く、心身ともに弱っている方に積極的に食べてほしいもの。毎日野菜を食べることは辛くても、いつものごはんに少しの工夫をすることで天然のサプリメントを補給できます。

4　箸と食文化

食べ物を口に運ぶ方法は地域によって異なります。現在世界中で用いられている方法を大きく分けると、**手食文化圏**、**箸食文化圏**、**ナイフ・フォーク食文化圏**の３つに分類できます。人口比率でいえば、手食文化圏が40％で最も多く、箸食文化圏とナイフ・フォーク食文化圏は、それぞれ30％程度です。手食文化圏には、東南アジア、中近東、アフリカ、オセアニア等、箸食文化圏には、日本、中国、朝鮮半島、台湾、ベトナム等、ナイフ・フォーク食文化圏には、ヨーロッパ、ロシア、北アメリカ、南アメリカ等が含まれます。

同じ箸文化圏と言っても、国によって違いがあります。次に国ごとの特徴を紹介します。

①日本の箸と食文化

中国で生まれた箸は、約1300年前に日本に伝わってきたと言われています。当時は、箸と匙《さじ》を使っていたことが確認されていますが、徐々に匙は使われなくなりました。その理由に、日本では木製のお椀が発達したことが挙げられます。木のお椀は、器を持ち上げても熱くなく、直接お椀に口をつけて飲むことができます。そのような理由から、匙が不要になりました。

日本では「箸で始まり、箸で終わる」と言われるように、箸のみで料理を食べますが、これは世界的には稀なことです。この食法は日本料理の美にも関係しています。日本料理は箸でつまむことを前提としているため、適度な硬さと形状を残した料理となり、結果、形状を活かし、立体的に盛り付けられ、目で楽しむ料理の演出が可能となりました。これが匙で食べることが前提だった場合、すくって食べることができるので、形が崩れても、形状を気にする必要がありません。中国料理にドロッとした形状のものが多いのは、匙で食べることが念頭にあるためだと考えられます。

②中国の箸と食文化

中国の箸の材質は、木や竹、象牙等が主流で、頭から先まで同じような太さになっています。おかずやごはんは箸で食べますが、粥や汁物は匙を使って食べます。

中国料理は大皿料理を皆で取り分けて食べるスタイルですが、取り箸はありません。直箸《じかばし》で取るのが親しさを表現しており、それが中国の食事マナーです。

③韓国の箸と食文化

韓国料理で箸でつまむのは、汁気のないおかずだけです。ナムル、干物類を取る場合は箸を使いますが、ごはんや汁物は、匙で食べます。

韓国は箸に限らず、食器類に銀やステンレス等の金属製が多いことが特徴です。熱い汁物は、手で持つことも、口をつけて飲むこともできないため、匙を利用します。そのため、韓国では日本のように、器を持ち上げたり、器に口をつけたりすることは、マナー違反となります。また、持ち上げる必要がないので、大型の器の方が使い勝手がよく、高級感も演出できます。

④ベトナムの箸と食文化

ベトナムは、東南アジアで唯一、昔から箸を使ってきた国です。汁を飲むときには匙を使います。箸の材質は、木や竹が主流で、日本の箸よりも長いことが特徴です。

日本と同様に迷い箸や指し箸等、箸使いのタブーがあります。

5　箸の使い方

①箸の選び方

箸は、手の大きさに合ったものを選びます。大き過ぎたり、小さ過ぎると使いづらく、食べる姿勢が崩れるなどの悪影響を及ぼします。特に子どもの場合は、成長に合わせて器や箸を変えていきましょう。

親指と人差し指を直角に広げ、それぞれの先端を結ぶ長さの1.5倍がちょうど良い箸の長さの目安です。素材は木製や竹製などの自然素材がよいでしょう。

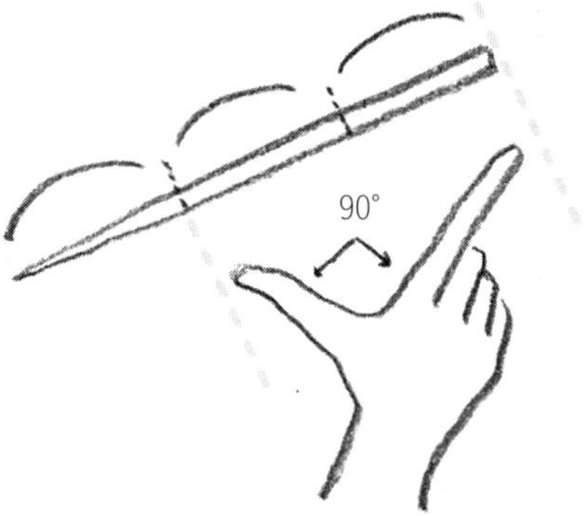

③箸の正しい持ち方

箸を正しく持つと、箸先がよく動き、無駄な力を入れずに食べることができます。見た目も美しく、疲れず、楽しく食事をすることが出来るようになりますので、子どもへの指導はもちろん、自身の持ち方も振り返ってみましょう。

箸づかいの練習法を紹介します。①鉛筆を持つときのように、親指と人差し指の先端ではさみ、中指の指先の脇で支えるように箸1本を持ちます。②この3本の指だけで箸を上下に動かす練習をしましょう。③上手に動かせるようになったら、薬指と小指を軽く曲げ、２本目の箸を親指と人差し指の間から差し込みます。下の箸はそのままで、上の箸だけ動かす練習をします。

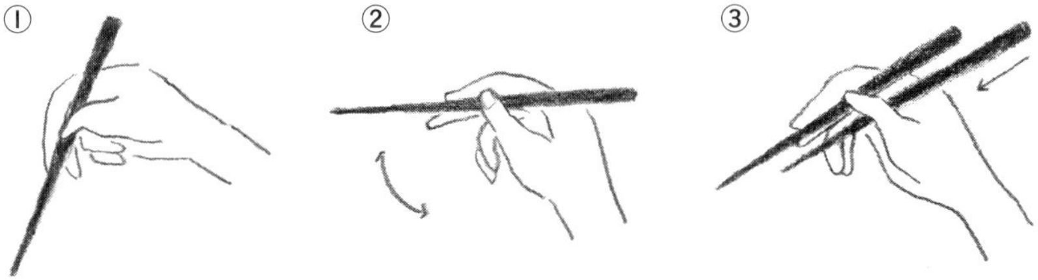

③箸使いのタブー

　日本の歴史の中には、伝統から生み出された箸にまつわるマナーが多々あります。食事中に何気なく犯しがちな箸使いのタブーなどに気をつけ、周囲に不快な思いをさせないようにしなければなりません。

・**移り箸**…取りかけてほかのお皿の料理に替える
・**かき箸**…食器の縁に口をあてがい、料理を箸で口にかき込む
・**込み箸**…箸で口に押し込む
・**探り箸**…汁椀などをかき混ぜて中身を探る
・**涙箸**……箸先から、汁をポタポタ垂らしながら口まで運ぶ
・**握り箸**…箸を２本まとめて手で握って持つ
・**ねぶり箸**…箸をなめる
・**迷い箸**…どれにしようか迷い、箸をあちこち向ける
・**寄せ箸**…箸で器を引き寄せる

Column　テーブルコーディネート

テーブルコーディネートとは、食事の目的に合わせて、どんなテーブルセッティングをしたらその食事がより豊かなものに感じられるかを、自由な発想で表現することです。

さらに、その食卓という場から食空間のすべてに広がっていく「おもてなし」の心と美の芸術です。

テーブルコーディネートというと、レストランのように、食器やグラスなどが、フォーマルにきちんと並べられてあるシーンを思い浮かべるのではないでしょうか。しかし、それは単なるセッティングであり、テーブルコーディネートではありません。コーディネートというと、なんとなく堅苦しく思いがちですが、「自分らしく、家族やゲストを迎えるために心をこめて食卓を整えること」、それがテーブルコーディネートの本質であり、おもてなしの心です。そのコーディネートが素敵かどうかは、なぜ、このような演出をしたのかという理由、そこにコンセプトやストーリーがあるかどうかによって決まります。

言い換えればプロデュースした人の、感性や主張、その食事に合わせて、どんなコーディネートをしたらその食事がよりおいしく、豊かに感じられるかを思い描いたものなのです。

では、コーディネートをする意味を考えてみましょう。

料理をおいしく見せるためにもかかせないテーブルコーディネートは、よりおいしく楽しんでいただくための五感に響く演出です。食器、グラス、クロスから、花、音楽、照明に至るまで、さまざまな要素を組み合わせ、調和させ、居心地の良い空間を作ることです。しかし、ただ単に美しく飾るということではありません、そこに座って食事をする人がその食卓の主役であるということを忘れてはいけません。ですから、必要以上に華美になることはなく、清潔感あふれる食卓が望ましいと言えます。

また、メニューにあった、食べやすさを考慮した食器の選定や配置も考慮しましょう。家族が集い、微笑み、心が豊かになるコミュニケーションの「場」を作ることがコーディネートの大事なポイントです。

では、おいしい料理とともに目で見て楽しく、喜びを感じられるように食卓を整えるためには一体どうしたらよいでしょう。

「おいしい」という表現がありますが、おいしいとはどこで感じていると思いますか。おいしさとは、味覚のみならず、視覚、聴覚、嗅覚、触覚の五感で感じています。人間が「おいしい」と感じるとき、味覚のはたす役割はたった1～5%にすぎません。それに引き換え視覚はなんと80パーセント以上の割合を占めています。ただ食べるという行為だけではなく、食空間におけるすべての要素、そしてその食卓におけるコミュニケーションが私たちを満足させ、幸福感をもたらせ、「おいしい」と感じているのです。

四季折々、旬の食材や郷土料理をいただくこともちろんですが、祭事や行事を家族で祝う、その祝いの献立やしつらいを子供たちに伝えていくことは人間形成を豊かにし、記憶に残る食のシーンとなるはずです。

Lesson 2. わが国の栄養政策

1　健康日本21

日本の平均寿命は世界一の水準にあるにもかかわらず、生活習慣病の割合は増加し、これに伴って医療費の増大や介護者増加などが深刻な問題となっています。それを受けて2000年以降、厚生労働省は一次予防を重点においた対策を強化し、健康寿命延伸を図る取り組み**「21世紀における国民健康づくり運動**（通称：**健康日本21**）」を始めました。

①概要

この計画の目的は、①**壮年期死亡の減少**、②**健康寿命の延伸**、③**生活の質（QOL）**の向上です。期間は2000（平成12）～2010（平成22）年度までとし、計画最終年度までに到達すべき目標値の設定がされました。当初、2005年度には中間評価報告が発表され、2010年度に最終評価が行われる予定でしたが、中間評価の際、期間が２年延長され、2012年までとなりました。

高齢化に伴い、疾病の治療や介護に係る社会的負担が増大することが予想されています。そのため健康日本21では、早期発見・早期治療にとどまることなく、疾病の発病を予防し、健康増進に努める**一次予防**に重点をおく取り組みを推進しています。

また、健康日本21を効果的に推進するために、健康増進に関わる多くの関係者が情報を共有し、共通の認識をもった上で、保健医療上の課題を科学的根拠に基づいて、**具体的な目標値**を設定するように努めています。また、目標に到達するための具体的な諸活動を評価し、その後の健康増進運動に反映できるような取り組みが行われています。

②健康日本21の目標値

生活習慣病の原因となる生活習慣等の具体的な課題を９分野（①栄養・食生活、②身体活動・運動、③休養・こころの健康づくり、④たばこ、⑤アルコール、⑥歯の健康、⑦糖尿病、⑧循環器病、⑨がん）に分け取り組んでいます。

■健康日本21　9つの課題（抜粋）

分野	目標項目	対象	参考値(※1)	中間実績値(※2)	目標値
栄養・食生活	適正体重を維持している人の増加（肥満者等の割合）	20歳代女性のやせの者	23.3%	21.4%	15%以下
		20～60歳代男性の肥満者	24.3%	29.0%	15%以下
		40～60歳代女性の肥満者	25.2%	24.6%	20%以下
	脂肪エネルギー比率の減少	20～40歳代	27.1%／日	26.7%／日	25%以下／日
	食塩摂取量の減少	成人	13.5ｇ／日	11.2ｇ／日	10ｇ未満
	野菜の摂取量の増加	成人	292ｇ／日	267ｇ／日	350ｇ以上
	朝食を欠食する人の減少	中学・高校生	6.0%	6.2%	0%
		20代（男性）	32.9%	34.3%	15%以下
		30代（男性）	20.5%	25.9%	15%以下
身体活動・運動	日常生活における歩数の増加	男性（20歳以上）	8202歩	7532歩	9200歩以上
		女性（20歳以上）	7282歩	6446歩	8300歩以上
	運動習慣者の増加	男性（20歳以上）	28.6%	30.9%	39%以上
		女性（20歳以上）	24.6%	25.8%	35%以上
休養・こころの健康づくり	熟睡によって休養を十分にとれていない人の減少	全国平均	23.1%	21.2%	21%以下
	自殺者の減少	全国数	31755人	30539人	22000人以下
たばこ	禁煙支援プログラムの普及	全国	32.9%	39.7%	100%

アルコール	多量に飲酒する人の減少	男性	4.1%	5.4%	3.2%以下
		女性	0.3%	0.7%	0.2%以下
歯の健康	**歯の喪失防止** 80歳で20歯以上、60歳で24歯以上の自分の歯を有する人の増加	80歳（75〜84歳） 20歯以上	11.5%	25.0%	20%以上
		60歳（55〜64歳） 24歯以上	44.1%	60.2%	50%以上
糖尿病	メタボリックシンドロームの該当者・予備軍の減少	メタボリックシンドローム該当者・予備軍の人数（40〜74歳・男性）	1400万人 （平成16年）	–	25%以上の減少
		メタボリックシンドローム該当者・予備軍の人数（40〜74歳・女性）	560万人 （平成16年）	–	25%以上の減少
循環器病	高脂血症の減少 （高血圧症の人の割合）	男性	10.5%	12.1%	5.2%以下
		女性	17.4%	17.8%	8.7%以下
がん	1日の食事において、果物類を摂取している者の増加	成人	29.3%	63.5%	60%以上
	がん検診の受診者の増加 （検診受信者数）	胃がん	1401万人	1777万人	2100万人
		子宮がん	1241万人	1056万人	1860万人
		乳がん	1064万人	842万人	1600万人
		肺がん	1023万人	1100万人	1540万人
		大腸がん	1231万人	1432万人	1850万人

※1　「参考値」は「ベースライン値」ともいい、「健康日本21」策定時の調査結果を指す。
※2　「健康日本21」中間評価報告書（平成19年）より

2　食生活指針

高度経済成長以降の急激な食生活の変化により**生活習慣病**が増加し、1980年代以降、がん、心臓病、脳卒中、糖尿病は国民の大きな健康問題となりました。そのため生活習慣を見直し、疾病の発病そのものを予防する一次予防の考え方が広く推奨されるようになり、食事、運動、休養を関連づけた指導が行われました。

1990年に厚生省（現厚生労働省）によって「対象特性別健康づくりのための食生活指針」が策定されました。さらに2000年には厚生省、農林水産省、文部省の3省が連携し、10項目からなる**新しい食生活指針**を策定しました。

■食生活指針の沿革

1985年（昭和60）	「健康づくりのための食生活指針」策定
1990年（平成2）	「対象特性別 健康づくりのための食生活指針」を策定 ※「健康づくりのための食生活指針」に対象特性別の指針を加えた
2000年（平成12）	「新しい食生活指針」策定 ※農林水産省、文部省、厚生省の3省連携による
2005年（平成17）	「食事バランスガイド」の策定 ※農林水産省、厚生労働省の2省連携による

①食生活指針

2000年に策定された食生活指針は下記の通りです。

1　食事を楽しみましょう。
2　1日の食事のリズムから、健やかな生活リズムを。
3　主食、主菜、副菜を基本に、食事のバランスを。
4　ごはんなどの穀類をしっかりと。
5　野菜・果物、牛乳・乳製品、豆類、魚なども組み合わせて。
6　食塩や脂肪は控えめに。
7　適正体重をしり、日々の活動に見合った食事量を。
8　食文化や地域の産物を活かし、ときには新しい料理も。
9　料理や保存を上手にして、無駄や廃棄を少なく。
10　自分の食生活を見直してみましょう。

②食事バランスガイド

食事バランスガイドは、「食生活指針」を具体的な行動に結びつけるものとして、2005年に厚生労働省、農林水産省が作成、公表したものです。その後、日本人の食事摂取基準（2010年版）の改定を踏まえて、食事バランスガイドの一部変更がありました。

食事の望ましい組み合わせや、およその量をイラストで示したもので、1日に「何を」「どれだけ」食べたらよいかがわかる、食事の目安です。コマのイラストは、1日分の食事を表し、食事のバランスが悪いとコマが倒れてしまうことを表現しています。

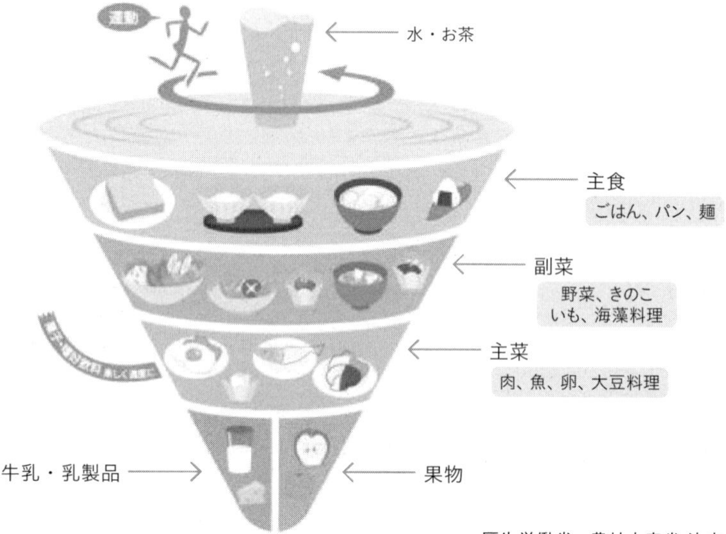

厚生労働省・農林水産省 決定

食事バランスガイドのイラストをよく見てみると、たくさんのメッセージが隠されていることに気がつきます。

まず、コマの軸が「水・お茶」であり、水とお茶が食事の中で軸となり欠かせないものであることがわかります。次に、軸の周りを人が運動しています。これは食生活とともに、運動も必要であり、運動することでコマが回転するということです。コマは、「主食」「副菜」「主菜」「果物」「牛乳・乳製品」の５グループにわかれており、バランスよく摂取することでコマを倒さないようにします。

コマの中に書かれたイラストは、食材でなく「料理」です。これは、中食や外食が多くなった現代人にもわかりやすく判断できるようになっています。

食べた物は、料理ごとに「つ（SV）」で数えます。おむすび１個が「１つ」、みかん１個が「１つ」など、ある程度決まっているのですが、参考とするものがない場合は「1つ」の目安として、「手のひらにのる位の量＝1つ」と覚えておきましょう。

自分が1日に必要なエネルギー量を下の表からチェックして、1日の必要な摂取目安を知りましょう。

男性	エネルギー(kcal)	主食	副菜	主菜	牛乳乳製品	果物	女性
6～9才 70才以上 ※1低い	1400～2000	4～5	5～6	3～4	2 ※2 2～3	2	6～11才 70才以上 12～17才 18～69才 ※1低い
70才以上 ※1ふつう以上 10～11才 12～17才 18～69才 ※1低い	基本形 2200 ±200	5～7	5～6	3～5	2 ※2 2～3	2	12～17才 18～69才 ※1ふつう以上
12～17才 18～69才 ※1ふつう以上	2400～3000	6～8	6～7	4～6	2～3 ※2 2～4	2～3	

単位：つ（SV）
SVとはサービング（食事の提供量）の略

※1　活動量の見方
「低い」：1日中座っていることがほとんどの人
「ふつう以上」：「低い」に該当しない人
※2　学校給食を含めた子ども向け摂取目安について
成長期に特に必要なカルシウムを十分にとるためにも、牛乳・乳製品の適量は少し幅を持たせて1日2～3つ（SV）、「基本形」よりもエネルギー量が多い場合では、4つ（SV）程度までを目安にするのが適当です。

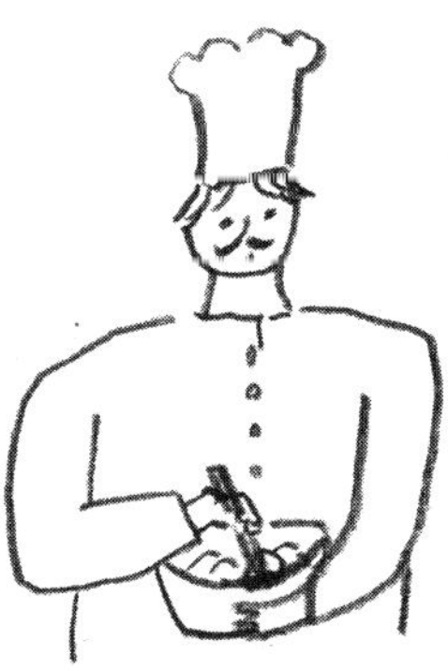

Lesson 3. 生活習慣病予防の食事Ⅰ：肥満症

1　肥満症

肥満とは、身体における脂肪組織が過剰に蓄積した状態のことを言います。一般的には、体重が増加します。

肥満には、**単純性肥満（原発性肥満）**と、**症候性肥満（二次性肥満）**があります。単純性肥満は、食生活や運動不足などの生活習慣が原因で起こることが多く、症候性肥満は、内分泌疾患、遺伝性疾患、薬物が原因で起こります。また、脂肪の分布から、**内臓脂肪型肥満**と**皮下脂肪型肥満**に分類されます。特に、内臓脂肪型肥満は、肥満に伴う合併症が発症しやすいといわれているため、予防と改善が重要です。

肥満は、体格を表す言葉ですが、**肥満症**は医学的に減量を必要とする病態をいいます。肥満症は肥満に起因し、健康障害を合併している、あるいは健康障害を起こしやすい状態にあるものを指します。肥満症が悪化すると、生活習慣病のリスクが高まります。加えて、さまざまな合併症にも関係します。まずは理想体重を知り、健康的に生活できるようにしましょう。

2　肥満症の判定基準

①BMIによる判定基準

BMI（Body Mass Index）は国際的に使用されている**体格指数**です。成人を対象とし、学童期や乳幼児には使用されません。次の計算式で求められます。

BMI ＝ 体重$_{(kg)}$ ÷（身長$_{(m)}$）^{2}

例えば、身長158cm、体重55kgの人の場合、

BMI ＝ 55 ÷（1.58 × 1.58）＝ 22.8928… ≒ 22

となります。

算出したBMIは、下の表に照らし合わせて判定しましょう。

■BMIの判定基準（日本肥満学会）

BMI	判定
18.5未満	低体重
18.5～25未満	普通体重
25～30未満	肥満（1度）
30～35未満	肥満（2度）
35～40未満	肥満（3度）
40以上	肥満（4度）

また、日本人の疾病異常の合併率が最も少ないのがBMI22ということから、標準体重の算出には、BMI22が基準とされます。

標準体重＝身長（m）× 身長（m）× 22

②体脂肪率による判定基準

体脂肪率も肥満症の判定基準になります。体脂肪率の最も簡便で一般的な方法が、**インピーダンス法**で、生体に微弱な電気を流し、その電気抵抗の差から体脂肪率を測定します。家庭の体脂肪計の大半がこれにあたります。

■体脂肪率による判定基準（日本肥満学会）

性別		軽度肥満	中等度肥満	重度肥満
男性（全年齢）		20%以上	25%以上	30%以上
女性	6～14歳	25%以上	30%以上	35%以上
	15歳以上	30%以上	35%以上	40%以上

3　食事ケア

肥満症の原因は、消費エネルギーよりも、摂取エネルギーが多過ぎることですから、減量するにはエネルギー出納《すいとう》を負に保ち、筋肉を減らさず、体脂肪の燃焼を促進することが理想的です。

体脂肪1kgは、約7000kcalのエネルギーを有しています。つまり**1kgを減らすには、約7000kcalのエネルギーを消費**する必要があります。例えば、1カ月で1kg減らすには、

7000kcal ÷ 30日 ≒ 233kcal

で、毎日250kcal程度消費すればいいことになります。

減量が必要な場合、どのくらいの期間で、何kgの減量を目標とするのかを始めに設定します。極端な減量は危険なので、現在の体重の5％を減らす位から始めます。担当の主治医がいる場合は、相談して決めましょう。

次に、肥満症予防のポイントを挙げます。

①生活習慣を整える

単に食べない減量方法は、食生活の根本的な改善になっていないため、リバウンドの恐れがあります。減量は生活習慣を見直すチャンスと気持ちを切り替え、チャレンジする方が効果も出やすいようです。食事は規則的に摂取し、間食や就寝前の食事は控えます。早食いは食べ過ぎになりがちなので、ゆっくり時間をかけて食事を摂ることも意識しましょう。

②夜遅い時間に食べない

減量時の最も重要なポイントは、夜の食事です。人間の体は、夜に成長ホルモンが分泌されます。加えて、睡眠を控えた身体は活動量も低く、エネルギーを消費量も低減します。よって、夜に食事、特に脂肪分、糖分等を摂り過ぎることは体重増のリスクが

上がります。反対に、夜の食事を調整できれば自ずと結果はあらわれると考えられます。夜の食事のポイントとしては、野菜中心で油脂類を控えたものにすることです。野菜、海藻、コンニャク、大豆製品をバランスよく、多品種選ぶとよいでしょう。

料理は、サラダ（温・冷）、煮物、おひたし、みそ汁、鍋料理などがよいでしょう。和食にすることで、野菜の量が増えますし、油脂量が控えられます。さらに、調味料にも注意が必要です。サラダに大量のマヨネーズやドレッシングをかけてしまっては逆効果なので、減量中は、ポン酢やノンオイルのものがお勧めです。また、炒め料理のときは、フライパンに油を注いだ後、キッチンペーパーで拭き取る癖をつけましょう。植物油大さじ1杯は、ごはん約1/2膳に相当します。小さなひと手間の積み重ねがとても重要です。

③おやつの食べ方に注意する

体重1kg減には7000kcalのエネルギー消費が必要なことは前述の通りです。では、食事のどの部分を見直せるのかと食生活を振り返ると、嗜好品摂取が習慣化していることが多くあります。

大人は子どもと違い、3食の食事で必要な栄養分を摂ることができるので、本来、おやつ（補食）は必要ありません。しかし、大人は脳を満たすためにおやつを欲します。多少のおやつは心の栄養となり、ストレス解消にも効果があります。しかし、減量中はおやつの習慣を改善しましょう。

大人のおやつは、脳が満たされるものを選ぶことが大切です。やみくもに食べるのでなく、**質を上げて量を減らす**ことを重視し、自分の好きなものや、ワンランク上のおやつを楽しみながら食べることで満足感を得るようにしましょう。

また、いわゆるお菓子と呼ばれるものよりも、果物がお勧めです。市販のお菓子に比べ、天然のビタミン、ミネラルが豊富ですから量にさえ注意すれば、体にとても良いものなのです。

果物に多く含まれる果糖は、体内ですばやくエネルギーに変わります。1日の活動をスタートさせる朝の方がエネルギーの消費効率もよいため、メダルに例え、「朝の果物は金」と言われています。

④有酸素運動を習慣化する

食事療法と運動療法を併用することが肥満解消の基本です。特に、ウォーキング、ジョギング、水泳、サイクリングなどの有酸素運動が効果的です。

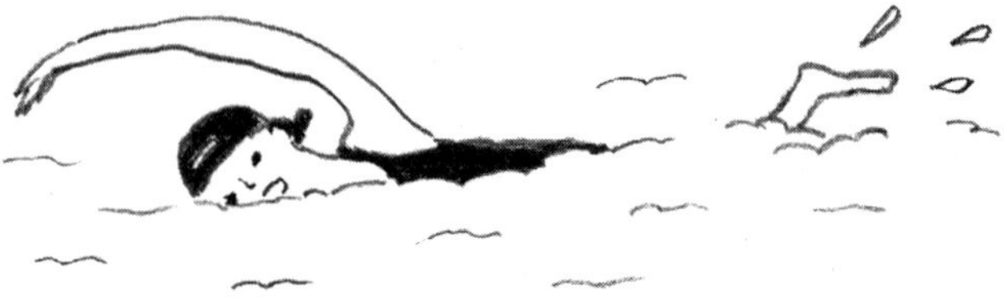

Column　主なおやつとお酒のカロリー

おやつ

チョコレート（1/4枚）	15g	80kcal
まんじゅう（1個）	35g	90kcal
カステラ（1切）	50g	160kcal
ポテトチップス（小1袋）	30g	160kcal
プリン（1個）	110g	170kcal
どら焼き（1個）	85g	240kcal
せんべい（2枚）	65g	245kcal
ショートケーキ（1個）	150g	390kcal
アイスクリーム（1個）	155g	400kcal
メロンパン（1個）	120g	460kcal

お酒

ビール（普通サイズ缶）	350ml	140kcal
ビール（中ビン）	500ml	200kcal
ビール（大ビン）	633ml	253kcal
日本酒（一合）	180ml	193kcal
焼酎（半合）	90ml	131kcal
ウーロンハイ（ジョッキ）	500ml	219kcal
ワイン（グラス1杯）	100ml	73kcal
ウイスキー（シングル1杯）	30ml	71kcal
梅酒（グラス1杯）	90ml	140kcal

Lesson 4. 生活習慣病予防の食事2：糖尿病

1　糖尿病

糖尿病とは、すい臓から分泌される**インスリン**の作用不足に基づく高血糖状態を主な特徴とする代謝性疾患です。

インスリンの作用不足が慢性化すると、血液中にブドウ糖が多く残ります。これが**高血糖状態**です。これが長く続くと毛細血管が傷ついたり、全身の細胞の働きが低下したり、尿中に糖が排泄されたりします。インスリンの作用不足については詳しい原因がよくわかっていません。糖尿病になりやすい遺伝体質に加え、過食、運動不足、肥満、ストレスなどの生活習慣が引き金となって発症すると考えられています。

糖尿病には、Ⅰ型糖尿病（インスリン依存型）と2型糖尿病（インスリン非依存型）があります。

①Ⅰ型糖尿病（インスリン依存型）

インスリンの分泌が著しく欠乏し、絶対的不足状態の場合、Ⅰ型糖尿病が疑われます。その際、長期にわたり良好な血糖コントロールを続けるには、強化インスリン療法が必要となります。食事療法と運動療法を併用して治療を行います。幼少児期に多いのがこのタイプです。

②2型糖尿病（インスリン非依存型）

インスリンの作用不足が原因で、血糖値が安定しません。生活習慣の改善が必要となり、食事療法と運動療法を併せて行います。

わが国では95%以上がこのタイプです。

2　食事ケア

糖尿病の治療の中心は食事療法です。それに適度な運動療法と生活習慣改善を併用します。しかし、それらで血糖値が安定しない場合は、薬物療法を併用していきます。

①適正なエネルギー摂取量を守る

日常生活に最低限のエネルギーは確保する必要がありますが、エネルギー過剰にならないように注意しましょう。適正なエネルギー摂取量は、次のように算出します。

エネルギー摂取量＝標準体重（kg）×身体活動量

標準体重は、次の式で求めます。

標準体重（kg）＝身長（m）×身長（m）× 22

標準体重の人の身体活動量の目安は次の通りです。

・軽労作（事務仕事など）…25 〜 30kcal/kg
・普通の労作（立ち仕事など）…30 〜 35kcal/kg
・重労作（力仕事など）…35kcal/kg

たとえば、身長160cm、身体活動量が軽労作の方の場合を計算してみましょう。

標準体重（kg）＝ 身長（m）× 身長（m）× 22
　　　　　　　＝ 1.6 × 1.6 × 22 = 56.32
エネルギー摂取量 ＝ 標準体重（kg）× 身体活動量
　　　　　　　　 ＝ 56.32 × 25 〜 30＝1408 〜 1690kcal

よって、エネルギー必要量は、1408～1690kcalとなります。

②食事はバランスよく

指定されたエネルギー量の中で、できるだけ多品目のものを偏らずに食べることが大切です。食品を選ぶときに**食品交換表**を使うこともあります。

食品交換表とは、その食品に主に含まれている栄養素によって４群６表に分類し、エネルギー計算をよりわかりやすくまとめた表です。なお、この表では、食品に含まれるエネルギー量を80kcalで１単位と決めています。

食品の分類	表	食品の種類
主に炭水化物を含む食品	表1	穀類、いも、炭水化物の多い野菜と種実、豆（大豆を除く）
	表2	果物
主にたんぱく質を含む食品	表3	魚介、肉、卵、チーズ、大豆と大豆製品
	表4	牛乳と乳製品（チーズを除く）
主に脂質を含む食品	表5	油脂、多脂性食品
主にビタミン、ミネラルを含む食品	表6	野菜（炭水化物の多い一部の野菜を除く）、海藻、きのこ、こんにゃく
調味料		みそ、さとう、しょうゆなど

③規則正しい食事習慣を心がける

食事が不規則になると血糖値が安定しません。適量でバランスのとれた食事を心がけましょう。三度の食事は、ほぼ等しいエネルギーを同じ時間に摂ることが理想的です。

④食物繊維を活用する

食物繊維には、水に溶けると粘性が増し、腸内細菌によって分解される水溶性食物繊維と、便を軟らかくし、排便を促進する不溶性食物繊維があります。なかでも水に溶ける**水溶性食物繊維**は糖尿病の予防と改善に役立ちます。

水溶性食物繊維には、果物や野菜に含まれるペクチン、こんにゃくやワカメに含まれるアルギン酸、コンニャクやヤマイモに含まれるグルコマンナンなどがあります。ヌルヌルとした性質があるため、ゆっくりと吸収され血糖値の急な上昇を防ぎます。

食物繊維を多く含む食品には、コンニャク、ワカメ、コンブ、ナメコ、キクラゲ、切干大根などがあります。

3 合併症

糖尿病が怖いのはさまざまな合併症を起こしやすいことです。やっかいなことに、糖尿病は自覚症状がないままにどんどん悪化してしまうため、気が付かないことが多いのです。

糖尿病の合併症には、高血糖の慢性化によって起こる**慢性合併症**と、インスリンの作用不足が悪化して起こる**急性合併症**があります。

①糖尿病神経障害（慢性合併症）

糖尿病神経障害は、合併症の中でも最も頻度が高く発症されると言われています。その症状は、両下肢のしびれ、感覚低下、アキレス腱反射の異常、便秘、下痢などさまざまあります。

②糖尿病腎症（慢性合併症）

糖尿病腎症は、２型糖尿病で合併しやすい高血圧や、長期間持続する高血糖により、糸球体構造に障害が生じる病態です。糖尿病歴が長く、なおかつ血糖コントロールが悪い患者に発症しやすいことが特徴です。臨床的には、たんぱく尿、高血圧、浮腫が起こり、徐々に腎機能が低下し、腎不全へと進行し、透析治療が必要となります。糖尿病腎症のため人工透析に移行する人は年々増加しています。治療法として、病期・病状に応じて血糖コントロール、低たんぱく食、降圧治療などが行われます。

③糖尿病網膜症（慢性合併症）

糖尿病網膜症は糖尿病の期間が長いほど発症率が増加し、はっきりとした自覚症状もないため、気が付かないうちに症状が進行します。わが国の中途失明の最大原因となっています。自覚症状がなくても、糖尿病と診断されたら眼科検査が必要です。

④ケトアシドーシス昏睡（急性合併症）

ケトアシドーシス昏睡はインスリンの絶対的欠乏によって起こり、Ⅰ型糖尿病患者に多く見られます。症状は、高血糖、激しい口渇、多飲、多尿、全身倦怠感などです。

4　合併症予防の食事ケア

肥満症、高血圧症、脂質異常症、高尿酸血症を合併している場合、禁酒しましょう。

コレステロールの摂り過ぎに気をつけ、食物繊維を十分に摂取しましょう。コレステロールが高い場合、動物性たんぱく質や脂質は可能な限り、少なくします。

塩分摂取量は、高血圧症、動脈硬化疾患、肥満症でない場合、男性は9g以下、女性は7.5g以下とします（日本高血圧学会の「高血圧治療ガイドライン2009」では、食塩6g／日未満とされています）。

Column　低血糖

低血糖とは、血糖値が50～60mg／dlになる状態を指します。低血糖の主な症状は、発汗、不安、頻脈、動悸、頭痛、眼のかすみ、あくび、異常行動、けいれん、昏睡などがあります。

Lesson 5. 生活習慣病予防の食事3：脂質異常症（高脂血症）

1 脂質異常症

脂質異常症とは、血中のLDLコレステロール値や中性脂肪（トリグリセライド）が増加している状態、または、HDLコレステロール値が減少している状態を指します。**コレステロール**とは、脂質の一種で細胞膜、各種ホルモン、胆汁酸等の原料となる生命維持に重要な栄養素です。**LDL**（低密度リポたんぱく質）は、肝臓で合成されたコレステロールを末梢組織に運びます。そのため、血液中のLDLが増え過ぎると血管壁に付着し、結果的に血管が硬くなったり、細くなったりして、動脈硬化の要因になってしまいます。一方、**HDL**（高密度リポたんぱく質）は、末梢組織から余分なコレステロールを受け取り、肝臓に運ぶ働きをします。

脂質異常症になると、動脈硬化のリスクが上がります。さらに悪化すると、狭心症、心筋梗塞、脳梗塞といった病気が起こり得ます。

従来は「高脂血症」と呼ばれていましたが、日本動脈硬化学会が発表した動脈硬化症疾患予防ガイドライン2007により、「脂質異常症」という名称に改められました。ただし、高コレステロール血症、高中性脂肪血症を一括して呼ぶ「高脂血症」という呼称は継続して使われています。

2 食事ケア

①動物性脂肪の多い食品を摂り過ぎない

LDLコレステロール値の高い人は、動物性脂肪の摂り過ぎを避けましょう。動物性脂肪というと肉類をイメージしがちですがケーキやクッキー、菓子パンに含まれるバター、乳製品等も含まれます。また、インスタント麺や加工食品に含まれる牛脂にも注意が必要です。

②砂糖、アルコールを摂り過ぎない

中性脂肪（トリグリセライド）の高い人は、砂糖、穀類、アルコール類の摂り過ぎを避けます。清涼飲料水や缶コーヒーなどを常飲している方は要注意です。これらの摂り過ぎはエネルギー摂取の過剰を招き、肥満症も引き起こします。

③コレステロールの多い食品は摂り過ぎない

コレステロールの多い食品は控えます。コレステロールの高い食品には、卵黄、うに、スルメ、ピータン、たらこ、ホタルイカ、アンコウの肝、明太子、レバー、イカ、キャビア、イクラ、白子、ウナギなどがあります。

④食物繊維を摂りましょう

食物繊維をたっぷり摂るように心がけましょう。特に、血中コレステロールを下げる効果がある水溶性食物繊維の多い野菜や、豆類、きのこ、海藻を多く摂ります。

Lesson 6. 生活習慣病予防の食事4：高血圧

1　高血圧

血圧とは、左心室の収縮・拡張に応じた動脈血の圧変化を指します。左心室が収縮しきったときの血圧を**収縮期血圧（最高血圧）**、拡張しきったときの血圧を**拡張期血圧（最低血圧）**といいます。

高血圧とは、収縮期血圧が140mmHg以上、拡張期血圧が90mmHg以上のどちらか、または双方を満たす場合を言います。自覚症状がほとんど見られないため放置してしまう場合が多いのですが、長期にわたると重大な合併症の危険もあります。高血圧症の多い家系、肥満症の方、飲酒や喫煙には注意が必要です。

高血圧には、**本態性高血圧**と**二次性高血圧**があります。

①本態性高血圧

本態性高血圧は、高血圧患者の80～90％を占めます。原因は明らかではありませんが、血圧上昇要因として下記が挙げられます。

・肥満症
・運動不足
・塩分の過剰摂取
・アルコールの飲み過ぎ
・ストレス
・寒冷刺激
・遺伝
・喫煙

②二次性高血圧

二次性高血圧は高血圧患者の10～20%が当てはまります。明らかな原因疾患があり、原因となった病気の治療が第一優先となります。二次性高血圧の原因で最も多い割合を占めるのは、**腎性高血圧**です。

2　食事ケア

本態性高血圧では、食事、運動、生活習慣の改善が治療の中心となります。食事以外にもストレス解消や軽い運動を併用し、喫煙を控えることが基本です。日本高血圧学会の「高血圧治療ガイドライン2009年版」によると下記の点に注意する必要があります。

- **減塩**：食塩は1日に6g未満
- **栄養素の摂取**：野菜、果物を積極的に摂取し、コレステロールや飽和脂肪酸の摂取を控える。魚（魚油）の積極的摂取も推奨。腎障害を伴う患者では、高カリウム血症をきたすリスクがあるので、野菜・果物の積極的摂取は推奨しない。糖分の多い果物の過剰摂取は、肥満者や糖尿病などのエネルギー制限が必要な患者では推奨しない。
- **減量**：BMI25を超えない適正体重の維持。腹囲も考慮すること。
- **節酒**：エタノール換算で男性20～30ml／日以下、女性10～20ml／日以下（日本酒1合、ビール中ビン1本程度）。
- **禁煙**：喫煙は強力なリスクであり、受動喫煙も含め防止に努める。
- **その他**：防寒管理やストレスの軽減に努める　等

3　日常にできる高血圧の改善点

横になって眠ることで血圧は下がります。夜はしっかり眠ること。少しの昼寝もお勧めです。

お風呂は40度前後のぬるま湯にゆっくりつかりましょう。熱過ぎるお風呂は血圧を上昇させます。

適度の運動を毎日少しずつ行いましょう。早歩き、散歩、ストレッチなど、激しい運動よりも軽く汗をかく程度の運動が効果的です。

肩や首にうっ血があると血圧が上昇します。緊張感が続いたり、同じ姿勢でずっといるときは、腕を上げたり、首を回したり、その場でできるストレッチを行いましょう。

食物繊維をたくさん摂りましょう。食物繊維は便秘を改善することにもつながります。動物性脂肪の摂り過ぎには注意します。特に肉類はコレステロールの心配がありますので、肉の２倍の野菜を添えましょう。

野菜や果物に含まれるカリウムにはナトリウムを排泄する働きがあります。市販のレトルト食品等は塩分が高いことも多いので、サラダや果物を添えて食べるとよいでしょう。

見逃しがちなのは、だしの塩分。粉末だしやスープの素にも塩分は含まれますので使い過ぎには気を付けましょう。天然だしは塩分が少ないので安心です。他にも、柑橘類、酢、ハーブ、薬味野菜を上手に使い減塩を心がけましょう。

Chapter 4

練習問題

問1　一汁三菜として構成されたバランスのよい献立の組み合わせはどれか、最も適当なものを選びなさい。

①みそ汁、サンマの塩焼き、筑前煮、ほうれん草のおひたし
②スパゲティミートソース、ポテトサラダ、ポタージュスープ
③ごはん、ギョウザ、酢豚、ワカメスープ、イチゴ
④ごはん、みそ汁、サンマの塩焼き、筑前煮、ほうれん草のおひたし

問2　箸使いのタブーである「ねぶり箸」に関する記述として、最も適当なものを選びなさい。

①汁椀などをかき混ぜて、中身を探ること
②箸をなめてから、食べものに箸をつけて取ること
③箸先から、汁をポタポタたらしながら口まで運ぶこと
④料理をとりかけて、他のお皿の料理に替えること

問3　健康日本21では、1日の野菜摂取量の目標値が設定されているが、それは何グラムなのか。

①120g以上
②200g以上
③350g以上
④具体的な目標値はない

問4　**身長150cm、体重54kg、40歳の女性の標準体重を計算し、次から選びなさい。**

①47kg
②49.5kg
③54kg
④56.5kg

問5　**肥満症に関する記述として、最も適当なものを選びなさい。**

①１日の総エネルギーは少ないほうがよいので、１日２食にする。
②白米は太りやすいので、主食をパンに替えた。
③肥満症を解消するには、体重を落とすことだけが重要である。
④肥満症の原因は、食べ過ぎだけでなく、運動不足によっても引き起こされる。

問6　**高血圧に関する記述として、最も適当なものを選びなさい。**

①市販のレトルト食品は塩分が高いため、一切購入しないようにする。
②野菜や果物に含まれるナトリウムには、カリウムを排泄する働きがあるため、積極的に摂るとよい。
③動物性脂肪の多い食事では、食物繊維を一緒に摂るよう心がける。
④入浴は、血行を良くするため、熱めの湯につかることが望ましい。

解答

問１：④　一汁三菜は和食献立の基本スタイルで、「ごはん、汁物、主菜、副菜、小鉢」の５つの器で構成されます。
問２：②　①は探り箸、③は涙箸、④は移り箸の説明です。
問３：③
問４：②　標準体重は、身長がわかれば計算で求めることができます。計算式は、「身長（m）×身長（m）× 22」。設問の女性は身長150cmなので、1.5m×1.5m×22＝49.5kgとなります。
問５：④　①空腹時間が長くなるとドカ食いのリスクが上がります。②パンそのものにも脂質が含まれることが多く、さらにバターを塗ったり、おかずが洋食化したりして、脂質過剰になりがちです。③体重には、筋肉や水分も含まれるため、体重を落とすことだけで肥満症が解決されるわけではありません。
問６：③　②野菜や果物に多く含まれる栄養素はカリウムで、ナトリウムを排泄する働きがあります。④急激な温度変化は血圧の急変を招きます。

Chapter 5

ライフスタイルに合った栄養と運動

Healthy & Beauty Food Adviser Chapter 5

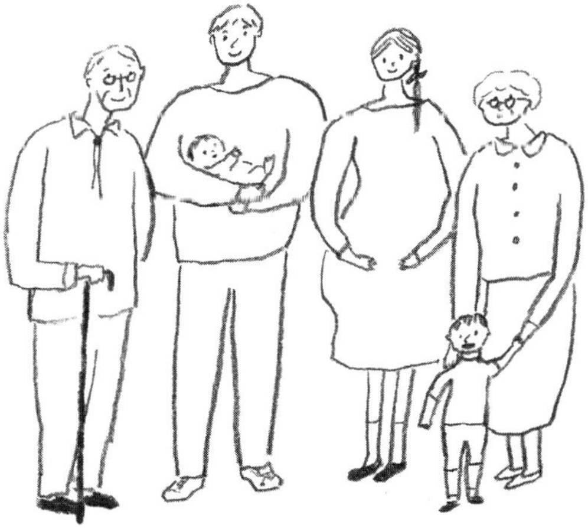

Lesson 1. 乳幼児期

ここでは、誕生から就学にいたるまでの子どもの身体的な特徴、栄養、運動などについて解説します。

1　乳児の生理的特徴

出生以後、28日未満を**新生児期**と呼び、それ以降およそ1歳未満を**乳児期**と言います。

①体重と身長

出生時の平均体重は約3000gで、平均身長は約50cmです。乳児の成長は出生後、著しく増加し、体重は生後3～4カ月で出生時体重の約2倍、生後1年で約3倍となり、身長は、生後1年で1.5倍になります。出生時の頭囲は約33cmで胸囲の32cmより大きく、生後約1年でほぼ等しくなり、その後、胸囲の発達が進み、胸囲が頭囲を上回ります。

②運動機能

出生後すぐ四肢を動かします。発達の目安としては、生後3カ月で首が据《す》わり、5カ月で寝返り、7カ月で座れるようになります。その後、9カ月頃つかまり立ちをし、1歳～1歳半で1人歩きができるようになります。

③生体機能

胃液の分泌量は新生児では少なく、成長とともに増加します。

胃の容量は小さく、出生時で20～60ml、３カ月で170ml、１歳で460mlになります。乳児が嘔吐《おうと》しやすいのは、形も円筒状で成人の胃に比べて不完全であり、胃の噴門部（入口付近）が十分に閉鎖しないためです。腸の長さは身長の6～7倍で成人に比べて相対的に長いといえます。

乳児は生後２カ月ごろまで吸啜《きゅうてつ》（口で母乳を吸うこと）と嚥下《えんげ》（飲食物を飲み込むこと）の運動を反射的に行っていますが、３～４カ月ごろになると自分の意思で強く吸引し、自律的に哺乳を調節する自律哺乳になります。

乳児の体温は成人よりやや高めで、体温調節機能も不完全です。

2　新生児、乳児期の病態・疾患

①低体重と過体重

出生体重2500g以上、身長45cm以上で妊娠37週以降の出生を成熟児と言い、それ以外は、出生体重によって次のように分類されます。それぞれに適切な体重管理が必要です。

・4000g以上：巨大児
・2500g未満：低出生体重児
・1500g未満：極低出生体重児
・1000g未満：超低出生体重児

②食物アレルギー

特定の食物により過敏反応を起こし、嘔吐、下痢などの消化器症状のほか、じんましん、湿疹などの皮膚症状、喘息などの呼吸器症状を起こします。離乳開始時期が早過ぎると食物アレルギーになりやすいとも言われています。

③脱水

新生児の体水分は体重の約80％で、成人の55～65％に比べるとはるかに多いのが特徴です。新生児は成人より新陳代謝が活発で発汗しやすく、また、腎機能が未熟で尿中への水分排出が多いため、水分欠乏を起こしやすいので注意が必要です。

④下痢症

乳児は下痢を起こしやすく、下痢を主症状とした疾患を**乳児下痢症**と言います。牛乳に含まれる乳糖を分解する酵素がないために起こる**乳糖不耐症**は、牛乳の飲用をやめれば症状は治まります。冬期に流行する乳児下痢症はロタウイルスの感染によるものが多く、白色水様便が特徴です。脱水症が起こりやすいため、水分補給が大切です。

⑤先天性代謝異常

先天性代謝異常には、代謝をつかさどる酵素が欠損しているため、体内の新陳代謝に障害を来していることが多く、早期発見・早期治療が重要です。先天性代謝異常には次のようなものがあり、疾患に応じた食事療法が行われます。

病名	症状	治療
フェニルケトン尿症	精神、運動発達の遅れ	フェニルアラニン除去ミルク
ホモシスチン尿症	知能障害、白内障、水晶体脱臼	メチオニン除去・シスチン添加ミルク
メープルシロップ尿症	発育障害、知能障害、痙性麻痺	分岐鎖アミノ酸除去ミルク

3　新生児、乳児期の栄養ケア

①人工栄養法

新生児、乳児期の栄養は、**母乳**から摂るのが基本ですが、母乳の分泌が不足する場合、**育児用粉乳（調製粉乳）**で補います。育児用粉乳は基本的に健康増進法などの法規に基づき製造されています。牛乳を原料に、乳糖、ビタミン、ミネラルを調整し、母乳の成分に類似しています。ただし消化の面で母乳より劣ります。ちなみに、母乳栄養児の腸内はビフィズス菌優位となり、人工栄養児の腸内は大腸菌優位となります。

②離乳時期と方法

離乳とは、乳汁栄養から幼児食に移行する過程を言います。離乳の開始は、５～６カ月頃からで、なめらかにすりつぶした状態の物から与えていきます。なお、重湯、スープ、果汁などの液体を与えることは離乳の開始とは言いません。

形のある食物をかみつぶすことができ、エネルギーや栄養素の大部分が母乳または育児用粉乳以外の食物から摂れるようになった状態を**離乳の完了**と言います。およそ12～18カ月頃です。

Column　離乳食の与え方のポイント

離乳食の開始はアレルギーの心配が少ないお米のおかゆから始めます。慣れてきたら、じゃがいも、野菜、果物、豆腐、白身魚など種類を増やします。ただし、初期に調味料は使いません。

離乳中期頃になったら卵を与えます。卵は卵黄から始めます。魚は白身魚から赤身魚、青背魚へと進めます。脂肪分の多い肉類は少し遅らせて開始します。薄味で調味し、油脂類の使用は少量から始めます。

離乳後期は鉄が不足しやすいので、赤身魚や肉類を取り入れ補給します。

なお、ハチミツは乳児ボツリヌス症予防のため、満１歳まで与えてはいけません。

■離乳食の進め方の目安

離乳の開始 ──→ 離乳の完了

		生後5，6カ月頃	7，8カ月頃	9カ月から11カ月ごろ	12カ月から18カ月頃
〈食べ方の目安〉		○子どもの様子をみながら、1日1回1さじずつ始める。 ○母乳やミルクは飲みたいだけ与える。	○1日2回食で、食事のリズムをつけていく。 ○いろいろな味や舌ざわりを楽しめるように食品の種類を増やしていく。	○食事のリズムを大切にし、1日3回食に進めていく。 ○家族一緒に楽しい食卓体験を。	○1日3回の食事のリズムを大切に、生活リズムを整える。 ○自分で食べる楽しみを手づかみ食べから始める。
〈食事の目安〉		なめらかにすりつぶした状態	舌でつぶせる固さ	歯ぐきでつぶせる固さ	歯ぐきで噛める固さ
一回当たりの目安量	I 穀類(g)	つぶしがゆから始める。 すりつぶした野菜なども試してみる。 慣れてきたら、つぶした豆腐・白身魚などを試してみる。	全がゆ50～80	全がゆ90～軟飯80	全がゆ90～軟飯80
	II 野菜・果物(g)		20～30	30～40	40～50
	III 魚(g)		10～15	15	15～20
	又は肉(g)		10～15	15	15～20
	又は豆腐(g)		30～50	45	50～55
	又は卵(個)		卵黄1～全卵⅓	全卵½～⅔	全卵½～⅔
	又は乳製品(g)		50～70	80	100

上記の量は、あくまでも目安であり、子どもの食欲や成長・発達の状況に応じて、食事の量を調整する。

〈成長の目安〉　成長曲線のグラフに、体重や身長を記入して、成長曲線のカーブに沿っているかどうか確認する。

出典：「授乳・離乳の支援ガイド」厚生労働省

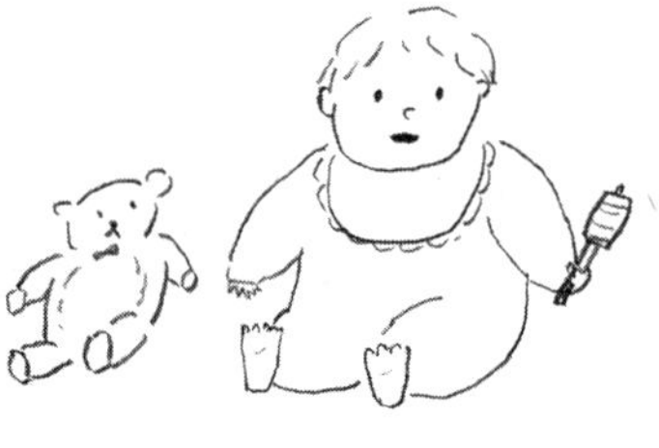

4　幼児期の生理的特徴

幼児期とは満1歳から5歳までの期間を言い、**幼児期前期**（1〜2歳）と**幼児期後期**（3〜4歳）に分けることができます。

①体重と身長

幼児期も成長速度は盛んな時期ですが、乳児期に比べるとその速度は緩やかです。身長は1歳で約75cm、4歳で約100cmと出生の2倍になります。体重は1歳で約9kg、4歳で約15kgと出生時の5倍まで成長します。

②咀嚼機能

1〜3歳にかけて咀嚼《そしゃく》（噛み砕くこと）に重要な**乳歯**が生えることにより、咀嚼機能が著しく発達します。乳歯は1歳で6本前後、2〜3歳で20本すべて生えそろいます。

③味覚

舌の味蕾《みらい》は乳児期から幼児期にかけて発達し、甘味、酸味、塩味、辛味、苦味などの味覚を識別できるようになります。食物の舌ざわりやにおいの感覚も発達するため、食の好き嫌い、偏食が表れる時期でもあります。

5　幼児期の病態・疾患

①肥満

幼児期の肥満の多くは単純性肥満で、成人期肥満に移行する可能性が高いため、摂取エネルギーと消費エネルギーのバランスを考慮し、適切な食習慣と生活指導が必要です。この時期の肥満は体重減少を目指すのではなく、体重の増加を微量に抑え、身長の伸びを待つことで肥満を解消することが大切と言えます。

②偏食

偏食は自我意識の発達により、２歳前後から始まります。好き嫌いにより健康上の障害を生じる場合は正しい食習慣を指導することが大切となりますが、多くの場合は一過性です。ただし、社会的適応の視点から考えると多くの食材に適応させる努力は必要でしょう。調理法や盛りつけを工夫したり、子どもを調理に関わらせるなど、興味を抱かせることが大事です。

③う歯（虫歯）

歯が生え始めた後１～２年はエナメル質の形成が十分でないため、むし歯になりやすい傾向にあります。むし歯になると痛みから咀嚼力が低下し、食欲不振へとつながる場合があります。予防のために歯磨きを習慣化しましょう。

④脱水

幼児期は乳児期に引き続き、不《ふ》感《かん》蒸《じょう》泄《せつ》（皮膚や呼吸でなくなる水分）が多く、腎機能が不完全のため尿量も多いため、また下痢や嘔吐によっても水分が失われやすいため、水分必要量は100～120ml/kg（成人の２倍量）です。

6　幼児期の栄養ケア

乳幼児の食生活で気を付ける点と、食によって引き起こされるアレルギー疾患について見ていきます。

①食行動

幼児期は将来の食生活の基礎が形成される時期のため、規則的な摂食リズムを身に付けることが重要です。また、近年は子どもたちの**孤食**（p.77）が増加しています。これらは栄養バランスが偏るだけでなく、食欲がなくなり、精神的な不安感を与えるため子どもの将来に悪影響を及ぼす可能性があります。食事は楽しいという意識をもたせることが大切です。

②間食

幼児期の体重1kgあたりの推定エネルギー必要量は、18～29歳の2倍と言われています。これを3度の食事だけで摂ることは難しいため、食事と食事の間に与える**間食**によって不足分を補うようにします。

3食のエネルギー配分は、それぞれ25～30%ずつ、間食は1日全体の10～20%程度の量を目安とします。与える時間は午前10時と午後3時など、次の食事に影響しないよう考慮しましょう。

③アトピー性皮膚炎

アトピー性皮膚炎は遺伝性が強く、食べ物以外にも、花粉、ダニ、ホコリ、カビにも反応して起こります。一般的には、生後1～2カ月ごろから発症し、思春期までに改善されることが多いのですが、最近は成人まで長引く症例も増えています。また、大人になってから何らかの原因で発症する場合もあります。主な症状は、強いかゆみ、湿疹、鮫肌などです。

④じんましん

じんましんは、アレルギー性と非アレルギー性のものに大別されます。アレルギー性じんましんの原因には、食物、薬剤、昆虫毒素、感染、輸血等があり、非アレルギー性じんましんには、寒冷、温熱、日光等があります。

また、局所的なかゆみと膨疹《ぼうしん》が突然出現する急性型と、その症状が1カ月以上続く慢性型があります。大半は急性型で、出現してから数分から数時間で症状がおさまります。

⑤食物アレルギー

食物アレルギーは**アレルゲン**（アレルギーを引き起こす原因となるもの）となる食物を摂ることによって、下痢、嘔吐、じんましん、アトピー性皮膚炎、ぜんそく、気管支炎といったさまざまな症状を生じます。

一般的にアレルギーを引き起こしやすい食物は、卵、牛乳、小麦で、**３大アレルゲン**と呼ばれています。このほかにも、大豆、魚介類、果実類、種実類、そばによる発症もあります。

アレルギーの原因はさまざまですから、食べた物や生活環境の変化を細かく記入する**食事日記**をつけるとよいでしょう。きちんと書き留めておくと発症したときに原因を考えることができますし、予防することも可能です。食事以外では、普段と異なった環境へ行った、動物を触った、砂遊びをした、子どもの体調等を記入しておきましょう。

また、育ち盛りの子どもに素人判断で**除去食**をしてしまうのは危険です。調理方法の工夫によっては食べられる場合もありますから、全てを禁止する前に主治医に相談しましょう。

■子どもの食物アレルギーの食品対策

米	米で一日のエネルギー65％以上摂ることが理想的です。ただし玄米には注意が必要です。アレルギー体質の子どもは胃腸が弱い子が多いので、栄養価が高いからといって急に玄米を食べさせると消化吸収が難しく、下痢を起こしたり体重減少の原因になります。 できれば無農薬米を選ぶと安心です
雑穀	近年は雑穀も当たり前のようにスーパーで購入できる時代になりました。雑穀類は一物全体で生命力の強い食品です。ビタミン、ミネラル、食物繊維が豊富ですから健康維持にもお勧めです。お米に混ぜて食べれば調理も簡単で続けやすいでしょう
小麦	わが国の小麦粉は輸入品が多く、それらには農薬やくん蒸剤が使用されており、アレルゲンとなることが多いようです。国産小麦を使った地粉を選びましょう
でんぷん	でんぷんの種類はさまざまですが、じゃがいもからとれる片栗粉が一般的です。他にもトウモロコシからとったコーンスターチがありますが、アレルゲンが少ないのは葛の根からとれる本葛粉です。混ぜ物がないものを選びましょう

大豆	大豆も輸入品が多い現状です。また、大豆はショートニングとして加工品に含まれていることが多く、アレルギーの原因と言われています。たんぱく質が多い大豆が食べられない場合、炭水化物の多い金時豆やうずら豆なら食べられる人がいます。代替食品として考えてみましょう
白砂糖	酸性食品の白砂糖はアレルギー症状を悪化させ、長引かせるといわれています。代謝の際に大量のビタミン、ミネラルを必要とするために、ビタミン、ミネラル不足を引き起こすので注意が必要です。特に、市販のお菓子、清涼飲料水など安易に与えないように心がけましょう
米あめ	もち米から作られた米あめは、白砂糖に比べアレルギー物質が少ない甘味料です。調理にもお菓子作りにも加減して使用すると良いでしょう
魚介類	アレルギー症状が出やすい敏感な時期は魚介類は避けましょう。特に養殖魚や青背の魚、大型魚は控えます。頭から食べられる小魚やキビナゴ、貝類も上手にメニューに取り入れていきます
海藻類	ミネラル、食物繊維が豊富な海藻類は毎日でも摂りたい食品です。牛乳アレルギーの子どもにはカルシウムの摂取として最適です
油	特に注意したいのが大豆油です。市販の油の原料は大半が大豆ですから症状がひどい時は油抜きしたほうが安心です。いずれにせよ、動物性油脂、植物性油脂、ともに控えましょう。どうしても使用する場合は純正ゴマ油、菜種油などが良いでしょう。摂り過ぎには注意します
みそ・しょうゆ	天然醸造のものを選びましょう。自然食品店で購入できます

■アレルゲンを含む市販品

種類	含まれる主な食品
穀類	米調理品、菓子パン、ソバ、ラーメン、クッキー、ケーキ、ビスケット、ビール、米菓子等
牛乳	粉ミルク、バター、チーズ、マーガリン、ヨーグルト、キャラメル、チョコレート、カステラ、プリン、アイスクリーム、ホワイトソース、インスタントカレー等
卵	マヨネーズ、ケーキ、ホットケーキ、ビスケット、プリン、アイスクリーム、ラーメン等
大豆	納豆、豆腐、油あげ、がんもどき、おから、みそ、しょうゆ、きな粉、豆乳、大豆油、油で揚げたお菓子・ポテトチップス等
鶏	鶏卵でできたもの（マヨネーズ、ケーキ）、フライドチキン等
豚	ハム、ソーセージ、ラード、ベーコン、ウインナー等
牛	牛乳でできたもの、ヘット等
食品添加物	着色料、保存料、増粘多糖類、漂白剤等（練り製品、漬物、清涼飲料水、ラーメン、マーガリン、ドライフルーツ等）

7　乳幼児期に良いレシピ

①1～2歳児向けのメニュー

このころは消化機能や咀嚼力はまだ未熟で、胃腸に負担がかかるため、1～2回のおやつ（食事）が必要です。色々な味の体験をするには主食+主菜+副菜を揃えるのがポイントです。

本章のレシピの分量は、それぞれの「期」の分量を基準に記載してあります。また、全体のメニュー写真をp.289から掲載しています。なお、これら写真の並べ方は、一汁三菜を基本とする器の置き方に則ったものではありません。

Menu

- 白身魚の煮付け
- かぼちゃの煮物
- キャベツのおひたし
- 大根のみそ汁
- さつまいもごはん

（写真は p.289）

白身魚の煮付け

◎材料（4人分）

たい、ひらめ、たらなどの白身魚……2切れ
水……200ml
酒……50ml
しょうゆ……大さじ2
みりん……大さじ2

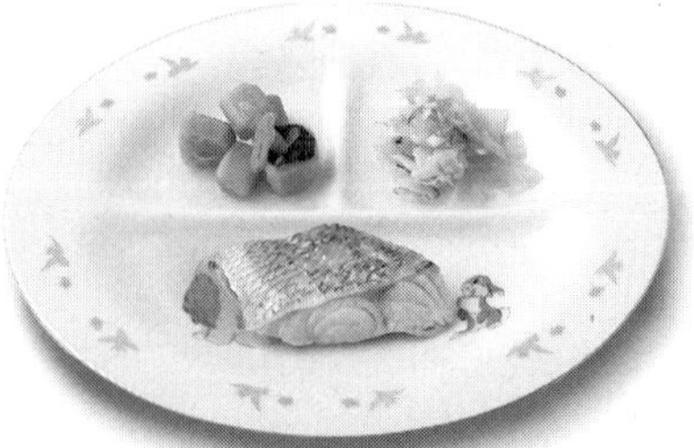

◎作り方

1　魚は半分に切る。
2　鍋に調味料を入れて煮立たせ、魚を加えて煮る。

かぼちゃの煮物

◎材料（４人分）
かぼちゃ……1/8個
にんじん……1/2本
A（だし汁200ml　しょうゆ小さじ1　みりん小さじ1）
さやいんげん……２～３本
塩……適量

◎作り方
1　かぼちゃは種とワタをとって一口大に切り面取りをする。にんじんは1cm厚さの輪切りにする。
2　鍋に**A**、にんじんを入れ、沸騰したら落しぶたをして弱火で煮る。５分ほどしたらかぼちゃを加え、軟らかくなるまで煮る。
3　器に盛り、色よく塩ゆでしたさやいんげんを散らす。

キャベツのおひたし

◎材料（４人分）
キャベツ……1枚
塩……少々
しょうゆ……少々
かつお節……適量

◎作り方
1　キャベツは食べやすい大きさに切って、塩ゆでする。
2　水気を絞り、食べる直前にしょうゆとかつお節で和える。

大根のみそ汁

◎材料（４人分）
大根……40g
万能ねぎ……1本
だし汁……500ml
みそ……大さじ1.5

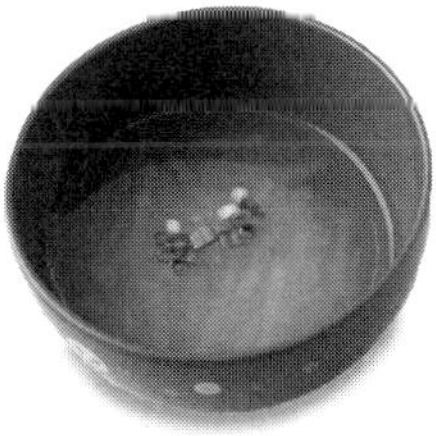

◎作り方

1 大根は食べやすい大きさに切る。万能ねぎは小口切りにする。

2 鍋にだし汁、大根を入れて火にかけ、やわらかくなったら弱火にし、みそを溶き入れる。万能ねぎを入れてさっと火を通す。

さつまいもごはん

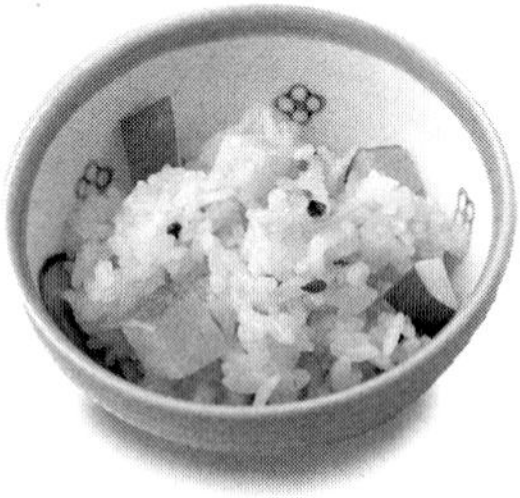

◎材料（作りやすい分量）

白米……３合

好みの雑穀……大さじ３～5

さつまいも……１本

塩……小さじ1.5

酒……大さじ1.5

◎作り方

1 白米は研ぎ、ざるに上げておく。雑穀は、必要に応じて、ボウルや茶漉しなどに入れてさっと洗い、ごみや汚れを取り除く。

2 白米に雑穀を加え、水加減をする。水の量は好みによるが、雑穀を入れた分だけ多めにするとよい。そのまま１時間ほど水に浸す。

3 さつまいもは食べやすい大きさに切り、水にさらす。

4 **2**に塩、酒を加えて混ぜ、さつまいもを乗せて炊く。

＊この**1**、**2**の手順は「雑穀入りごはん」の基本の炊き方です。

②1～2歳児向けのおやつ

Menu

・一口おむすび

・かぼちゃのおやき

（写真は p.303）

一口おむすび

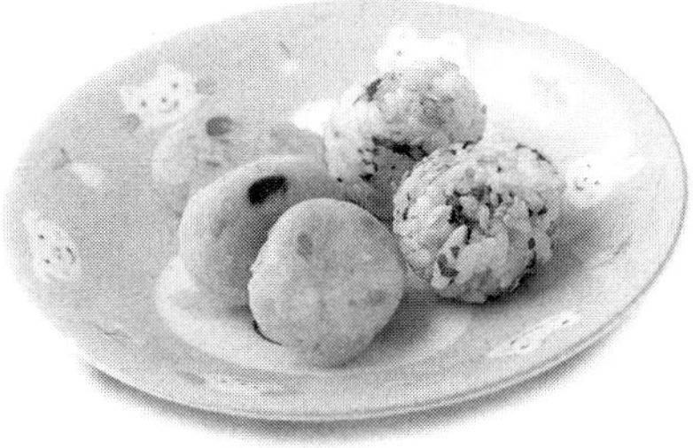

◎材料（4人分）
雑穀ごはん……180g
鮭……1/2切れ
白ごま……大さじ2
大根の葉……少々

◎作り方

1　鮭は焼いて身をほぐす。大根の葉はさっとゆでて水気を絞り、小口切りにする。
2　雑穀ごはんを3等分にし、塩少々で味付けする。
3　それぞれ鮭、白ごま、大根の葉を混ぜて一口大のおむすびにする。

かぼちゃのおやき

◎材料（4人分）
かぼちゃ……1/4個
片栗粉……大さじ1.5
塩……少々
サラダ油……少々

◎作り方

1　かぼちゃは種とワタをとって一口大に切り、柔らかくなるまで蒸す。皮を少し残してマッシャーでつぶす。
2　片栗粉と塩を加えて混ぜ合わせ、直径3～4cmの棒状にまとめる。
3　1cmほどの厚さに切ってサラダ油をしいたフライパンで焼く。

③3～4歳児向けのメニュー

油を使わない和風の料理がお勧め。色々な食べ物をできるだけ幅広く取り入れ、苦手な味にも少しずつ慣れていける工夫が必要です。

Menu

・肉じゃが

・ほうれん草のごま和え

・野菜スープ

・菜っ葉ごはん

（写真は p.290）

肉じゃが

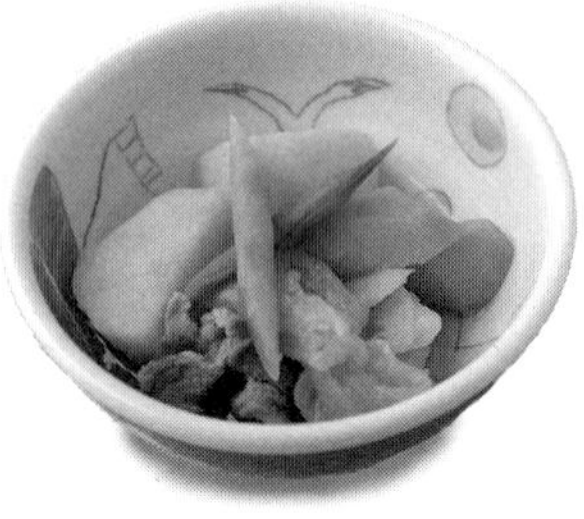

◎材料（４人分）

じゃがいも……２個
豚肉……100g
にんじん……1/2本
玉ねぎ……1/2個
サラダ油……少々
A（酒大さじ１弱　しょうゆ大さじ２　砂糖大さじ1.5）
さやいんげん……２本
塩……適量
万能ねぎ……１本

◎作り方

1　豚肉は一口大に、玉ねぎはくし型に、じゃがいもとにんじんは乱切りに切る。

2　鍋にサラダ油を熱して豚肉を炒め、**A**を入れる。玉ねぎ、じゃがいも、にんじんを加え、中火でフタをしてときどき底からかき混ぜながら約20分煮る。

3　器に盛り、色よく塩ゆでして斜め切りにしたさやいんげんを添え、小口切りにした万能ねぎを散らす。

ほうれん草のごま和え

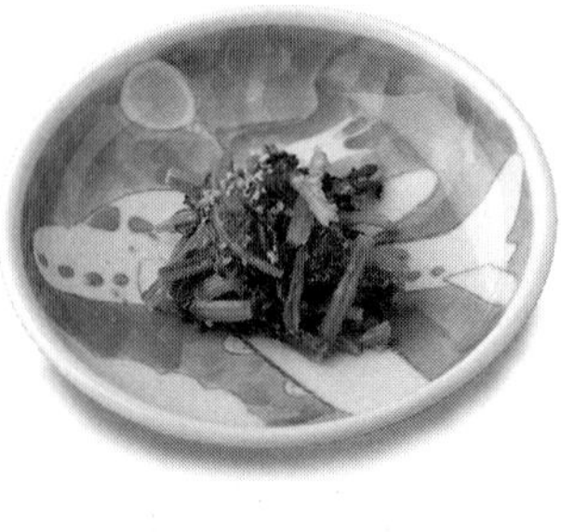

◎材料（４人分）

ほうれん草……１株
白ごま……大さじ２
砂糖……大さじ１
塩……小さじ1/4
しょうゆ……小さじ１

◎作り方

1　ほうれん草を塩ゆでして冷水にさらす。水気を絞り、3～4cmの長さに切る。

2　白ごまをすり、砂糖、塩、しょうゆを加えて混ぜ合わせる。

3　ほうれん草を**2**で和える。

野菜スープ

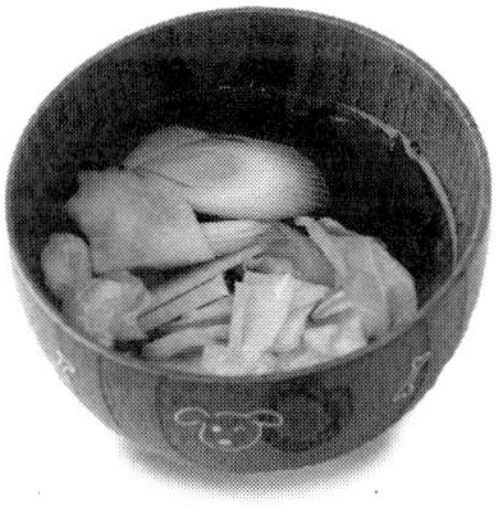

◎材料（4人分）

大根……30g

長ねぎ……7～8cm

キャベツ……1枚

わかめ……30g

だし汁……500ml

塩、こしょう……少々

◎作り方

1　大根、キャベツ、わかめは食べやすい大きさに切る。長ねぎは小口切りにする。

2　鍋にだし汁、大根を入れて火にかけ、やわらかくなったら長ねぎ、キャベツ、わかめを加えて煮る。

3　塩、こしょうで味を調える。

菜っ葉ごはん

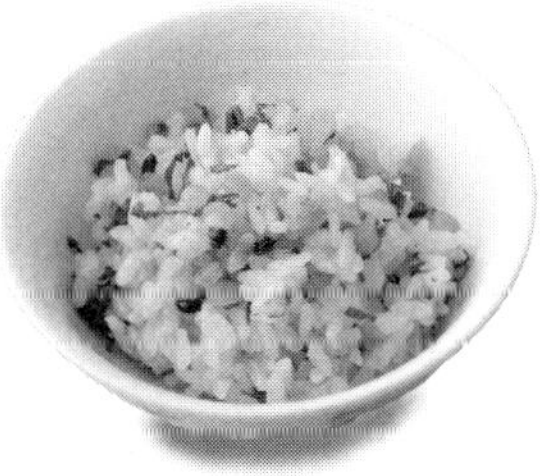

◎材料（4人分）

雑穀入りごはん……320g

大根の葉……適量

ごま油、塩、こしょう……各少々

◎作り方

1　p,200の**1**、**2**を参考にして、雑穀入りごはんを炊く。

2　大根の葉は小口切りにし、ごま油を熱したフライパンで炒め、塩、こしょうをふる。雑穀ごはんに混ぜ、ざっくり混ぜる。

④3～4歳児向けのおやつ1

Menu

・おむすびせんべい

（写真は p.303）

おむすびせんべい

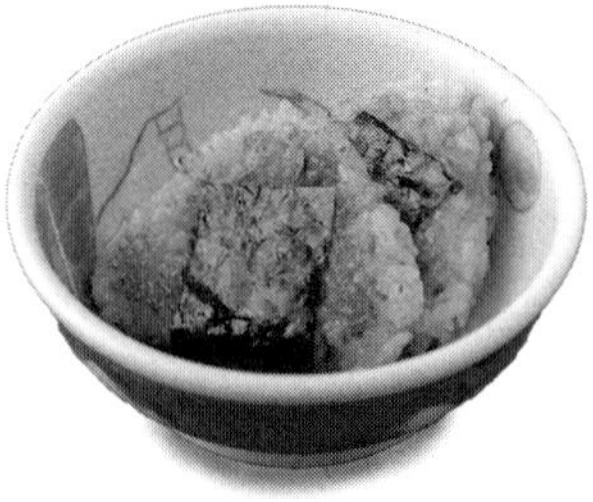

◎材料（4人分）

雑穀入りごはん……400g
しょうゆ……少々
サラダ油……少々
のり……適宜

◎作り方

1 雑穀入りごはんを8等分して平たい円形を作る。
2 フライパンにサラダ油をしいて熱し、1を入れて片面にしょうゆを刷毛などで塗って香ばしく焼く。
3 のりではさむ。

⑤3～4歳児向けのおやつ2

Menu

・さつまいもとにんじん入りパンケーキ

（写真は p.303）

さつまいもとにんじん入りパンケーキ

◎材料（4人分）

さつまいも、にんじん……合わせて80～100g
きび糖……大さじ2～3
薄力粉……100g
砂糖……40g
ベーキングパウダー……小さじ2

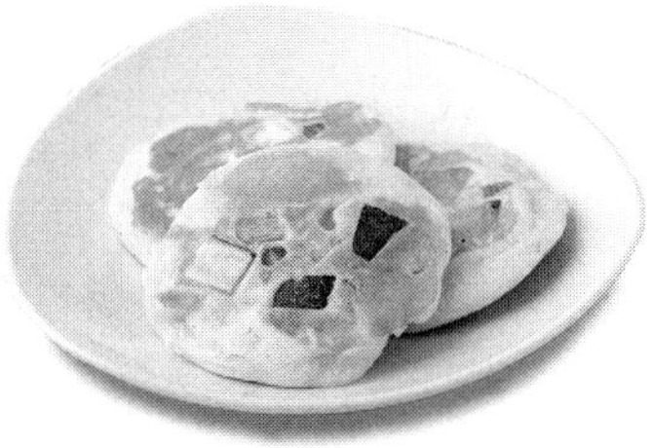

塩……少々
卵……１個
牛乳……90ml
サラダ油……大さじ1.5

◎作り方

1　さつまいも、にんじんはサイの目に切って、ひたひたの水にきび糖を加え、甘く煮て水気を切る。
2　ボウルに薄力粉、砂糖、ベーキングパウダー、塩を入れ、泡立て器で空気を含ませながら混ぜる。残りの材料を全て入れ、さっくり混ぜる。
3　熱したフライパンに生地を流し、中火で焼く。表面に穴が開き始めたらひっくり返して、火が通るまで焼く。

8　幼児期（１～5歳）の運動

①スキャモンの発達曲線

各年齢層の運動を考えるとき、はじめに理解しておかなければならないのが、どの時期にどの運動能力が発達するかです。

スキャモンの発達曲線によると神経型の発達は４歳頃から15歳になるまで著しく発達することがわかります。また、脳の神経細胞が増える頃でもあり、この時期に多くの動作を実施することにより神経細胞同士をつなぐ回路が脳内に作られます。**コーディネーショントレーニング**はゴールデンエイジと言われる10歳を前後に実施することが効果的と言われる理由はここにあります。

ただ近年では脳と体をつなぐ神経系のトレーニングは、ゴールデンエイジにのみ有効というわけではなく、脳の活性化や神経伝達の向上に効果的なことから認知症や転倒予防の現場でも使われています。

■スキャモンの発達曲線

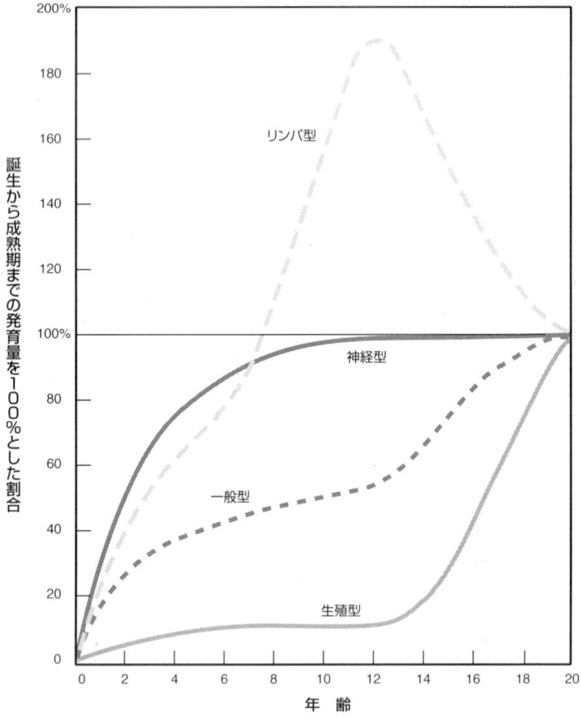

②現状と問題点

現在国内外問わず、乳幼児に対する運動指導が一般的になっています。スポーツクラブのプログラムにある幼児の水泳指導もその良い例でしょう。その目的は、将来オリンピック選手のようなトップアスリートに育てるためではありません。水の事故で毎年多くの犠牲者を出しており、子ども自身が水中でどのような対応をするべきかを理解していることが事故発生を未然に防ぐ手だてと言えるからです。

以前に比べると子どもたちの**コーディネーション能力**（身体を器用に使いこなせる能力）は低下傾向にあります。それは室内で遊ぶ子どもが増えてきており、運動の経験の貧困化や単純に運動不足からきています。

③乳幼児期の運動的発達

それまで不随意的、反射的であった運動に変化が表れ、生後4カ月頃から**随意運動**が中心となります。自己のコントロールによる運動が可能となってくるためです。

運動は**移動系運動**（locomotive)と**操作系運動**（manipulative)の２つに分けられていきます。人の発達上最も大事な移動運動と言えば歩行になります。歩行は平均生後15カ月頃までに可能となります。

乳児期で獲得される姿勢維持・コントロールや移動・操作系運動は、運動としては初歩の段階と言えます。幼児期では、走る・投げる・跳ぶ・泳ぐという**基礎的動作獲得期**に入ります。基礎的動作パターンは下の図を参照にしてください。

■基礎的動作パターンの例

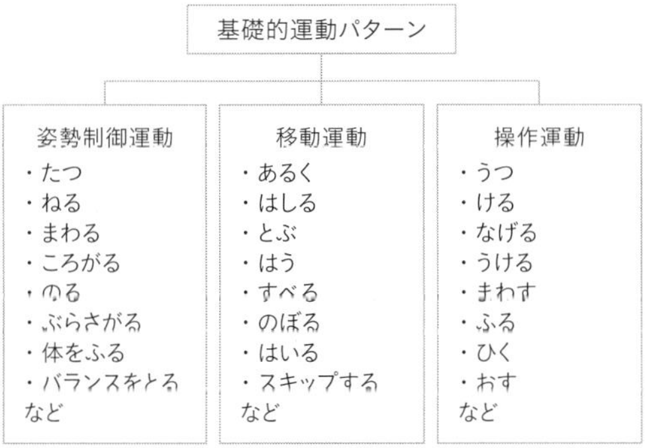

出典：『生涯スポーツの心理学』杉原隆編著

幼児期は中枢神経系が急速に発達する時期であり、この中枢神経の発達が運動コントロール能力（運動調整力）の発達と連動していると考えられ、この時期に基本的な動作を習得しないと後々にその動作が苦手になってしまうことがあります。また、「運動技能は誕生したときから一流の選手の所有する最高水準に向かってピラミッドを登るように年齢と共に発達する。その間、それぞれの年齢にふさわしい運動技能の段階があり、それを習得して次の段階へ登るという順序をふむ」と言われていますが、５歳のラインに「熟達の障壁」と呼ばれる壁があり、５歳以前に基本動作を経験していなければ乗り越えるのが困難になるとも言われています。

　また、つまり幼児期においてはまずいろいろな動きを覚えさせることが重要ということになります。

■運動発達の段階とステージ

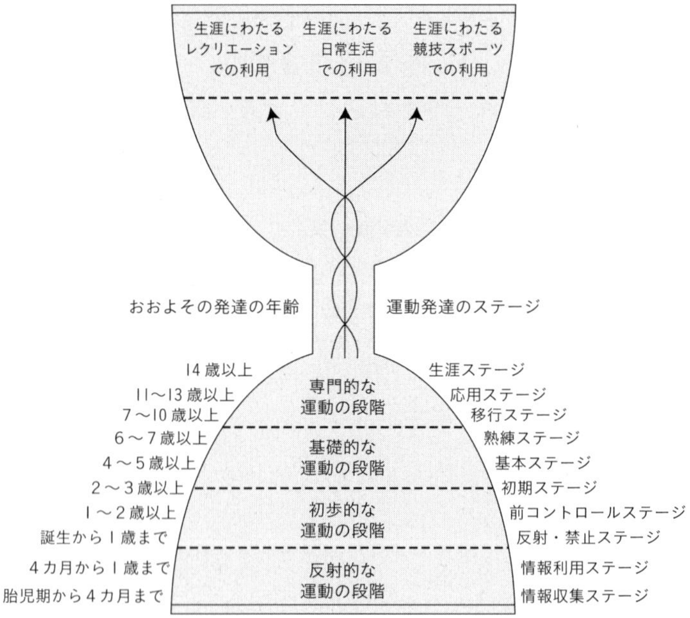

出典：『生涯スポーツの心理学』杉原隆編著

Column　運動神経をみがくために

一般的に「運動センスがある」や「運動神経が良い」、という言い方をします。しかし運動神経とは本来、筋と脊髄をつなぐ細い神経の事に過ぎません。俗に言う運動神経とは運動神経機構のことであり、目的に合わせて体を動かしたり、反射的に体を動かしたりするための脳と脊髄と筋肉の総合的な働きです。例えばじゃんけんで手の平を握ったり開いたりする運動の際に、手の平を動かすように命令を送っている神経が運動神経ということになります。

じゃんけんのような単純な動作でも1つの筋だけで行われる運動はなく、どんな単純な動きでも多くの筋肉が複雑に関与します。つまりいろいろな要素をうまく「コーディネート」することにより、多様な動きが可能になると言えます。

例えばじゃんけんが単純な動きならば複雑な動きを加えた後出しじゃんけんというものがあります。目で見た情報をすばやく処理し、判断して動くという脳と体が連動して動く代表的なエクササイズです。

神経系を鍛えるトレーニングには下記のようなものがあります。

・あっちむいてホイ
・後出しじゃんけん
・走る・投げる・跳ぶ・泳ぐなど基本動作

Lesson 2. 学童期

1　学童期の生理的特徴

学童期とは6～11歳（小学校1～6年生）までの期間を言います。6～8歳を**学童期前半**、9～11歳を**学童期後半**と分けます。

①身長と体重

学童期前半の身体発育はゆっくりとしていますが、後半は著しく発達します。女子は8～9歳頃から急速に身長が伸び、体重も増加します。女子の10～11歳の身長・体重は一時的に男子を上回ります。女子の発育のピークが9～11歳なのに対し、男子は少し遅く12～14歳にピークを迎えます。

②咀嚼機能

学童期前半の6歳頃から永久歯が生えはじめます。後半の11歳頃に28本が生えそろいます。

③脳

脳の重量は5歳までに成人の90%となります。その後、学童期はゆっくりと発達し、学習能力に関連した知識を蓄積します。

2　学童期の病態・疾患と栄養ケア

①肥満

幼児期に引き続き、肥満の問題があります。肥満の原因として、塾や習い事により夜型生活になり夜食を取り過ぎてしまうことや、ストレスによる過食、運動不足、朝食の欠食、中食の増加によるカロリーオーバーなどがあげられます。

学童期の肥満は生活習慣病との関連が指摘されているため、適正な生活リズムの確立と食習慣の形成が重要です。

肥満予防の栄養ケアとして、注意点をいくつかあげます。まず、この時期の肥満は極度のエネルギー制限を行わず、体重の増加を微量におさえ、身長を伸ばす努力をすることが大事です。適度な運動と規則正しい食生活を徹底しましょう。

間食の摂りかたを見直します。清涼飲料水、スナック菓子、インスタント食品を摂り過ぎていないかチェックしましょう。油脂類、砂糖類の過剰摂取も注意します。

咀嚼ができる食べ物を意識して摂りましょう。根菜、海藻、きのこ類などよく噛んでゆっくり食べる習慣をつけましょう。

夜遅い時間に食べ過ぎるのはやめましょう。消化吸収にも睡眠にも悪影響を与えます。

②やせ

学校保健統計では、性別、年齢別の身長別標準体重の80％以下の者を**痩身傾向児**としています。肥満児に比べて多くはありませんが、極端な場合は代謝疾患、発育不全、消化吸収障害がみられます。

最近、やせ願望を抱く女子が増えています。学童期後半になるとダイエットに興味をもち、自ら欠食や減食をする場合もあり、発育障害や健康被害を伴うことがあり、問題視されています。最も大切な成長期に間違った減量は身体に大きな影響を与えます。家庭のなかで年齢、性別、身体活動にあった食事管理をしていきましょう。

3　学童期に良いレシピ

①低学年

苦手な野菜が食べられるように、また、ゆっくりよく噛んで食べる習慣をつけるために、調理を工夫し、子どもが食べやすい野菜たっぷりのメニューにしましょう。味覚が未熟な子どもにとって苦手な食べ物の野菜も、大好きな料理の中に細かく切ったり、すりおろして入れたりして、徐々に色々な野菜に慣らしていきます。また、生の野菜は消化しにくいので、煮たり焼いたり炒めたりと軟らかく加熱調理するとよいでしょう。

Menu

・ロールキャベツのトマトソース
・エビと野菜のグラタン
・ベーコンと白菜のスープ
・コーンとジャコの雑穀ごはん

（写真は p.291）

ロールキャベツのトマトソース

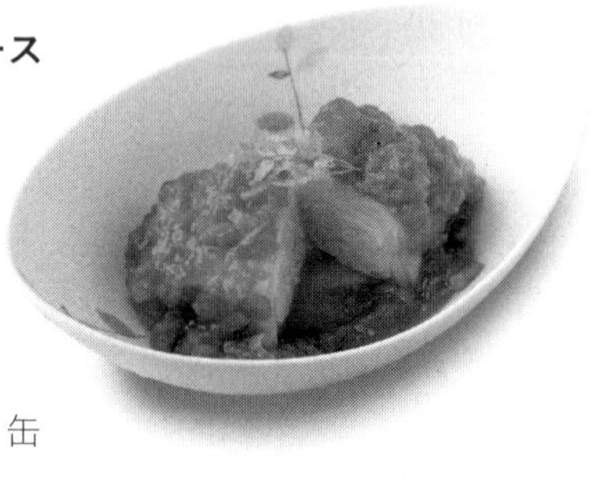

◎材料（４人分）
キャベツ……８枚
合びき肉……240g
玉ねぎ……1/2個
にんじん……1/4本
しいたけ……２枚
ホールトマト（缶詰）……１缶
コンソメの素……１個
ローリエ……１枚
トマトケチャップ……大さじ２
ウスターソース……大さじ１
小麦粉……小さじ１

パン粉……大さじ2
牛乳……大さじ1
サラダ油……少々
酒……大さじ2
水……200ml
塩、こしょう……各少々

◎作り方

1 キャベツは1枚ずつはがし、さっとゆでて芯をそぎ落とす。

2 玉ねぎ、にんじん、しいたけはみじん切りにし、フライパンにサラダ油を熱して炒める。玉ねぎがしんなりしたら小麦粉を加えて炒め、粗熱をとる。

3 ボウルに合びき肉、**2**、パン粉、牛乳、塩、こしょうを入れて粘りが出るまで混ぜ、8等分して丸く形を整える。**1**のキャベツを広げて**3**の種を乗せて巻く。

4 巻き終わりを下にして、鍋に隙間なく並べる。水と酒を入れ、火にかける。

5 煮立ったらホールトマト、コンソメ、ローリエ、トマトケチャップ、ウスターソースを加え、1時間ほど弱火で煮込む。

6 塩、こしょうで味を調える。

エビと野菜のグラタン

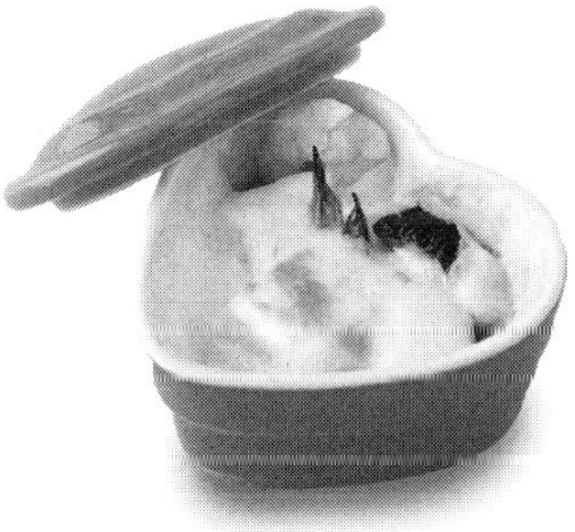

◎材料（4人分）
むきえび……8尾
じゃがいも……2個
かぼちゃ……1/8個
なす……1本
さやいんげん……4本
ホワイトソース
　小麦粉……50g
　サラダ油……75g
　牛乳……500cc
　塩、こしょう……各少々
溶けるチーズ……適量
パセリ……少々

◎作り方

1　ホワイトソースを作る。フライパンにサラダ油を熱し、小麦粉をよく炒める。牛乳を少量ずつ加えてだまにならないように溶きのばす。よくかき混ぜて塩、こしょうで味を調える。

2　むきえびは片栗粉でもみ洗いし、さっと湯通しする。じゃがいも、かぼちゃ、なすは一口大に切って蒸す。さやいんげんは塩ゆでする。

3　**2**を**1**のホワイトソースと混ぜ合わせ、溶けるチーズを混ぜる。

4　耐熱皿に**3**を入れて溶けるチーズを少々ふって、200℃のオーブンで焼き目がつくまで焼く。

5　パセリをふる。

ベーコンと白菜のスープ

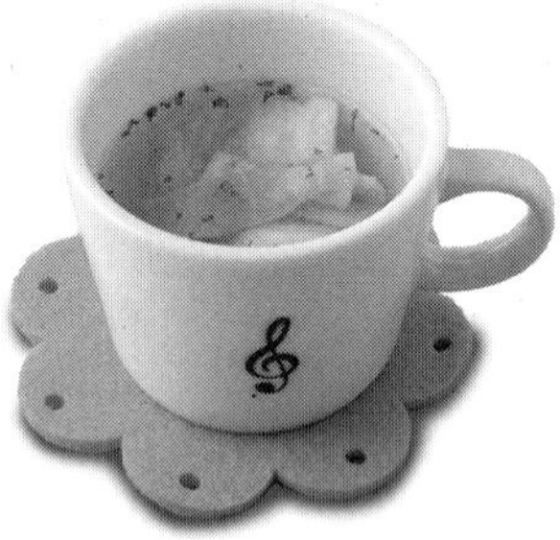

◎材料（４人分）

ベーコン……80g
白菜……２枚
コンソメの素……１個
水……800ml
塩、こしょう……各少々
パセリ……少々

◎作り方

1　ベーコンは幅１cmほどに切る。白菜は縦1/2～1/3にしてざく切りにする。

2　鍋にコンソメの素と水を入れて煮立て、**1**を加えて煮る。塩、こしょうで味を調える。

3　器に盛り、パセリをふる。

コーンとジャコの雑穀ごはん

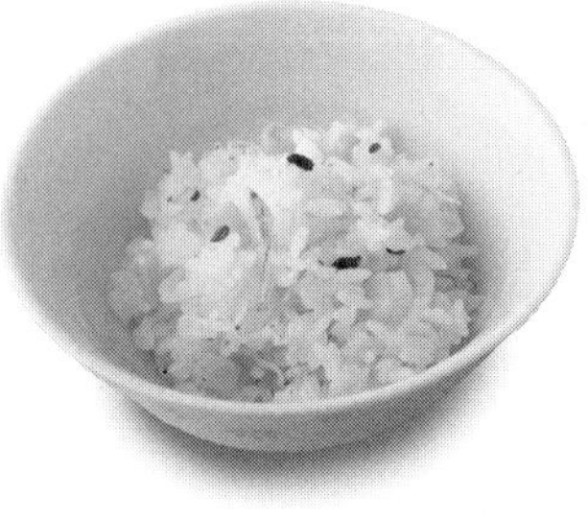

◎材料（作りやすい分量）

白米……３合
好みの雑穀……大さじ１～2
スイートコーン……大さじ３
しらす干し……大さじ３

◎作り方
1　p.200の**1**、**2**を参考にして、雑穀入りごはんを炊く。
2　**1**にスイートコーン、しらす干しを加えて炊く。

②高学年

動物性脂質を控えて、野菜をたっぷり摂りましょう。たんぱく質は肉ばかりでなく、魚や植物性の豆腐や納豆などをバランスよく摂取し、卵料理は野菜を入れたものを選びましょう。

カルシウムは、牛乳だけでなく、ジャコなどの小魚や大豆製品、海藻などからも摂れます。特に女子は貧血予防のためにも、緑黄色野菜を積極的に摂取しましょう。

Menu

・オムレツ
・ポテトサラダ
・ひじきの煮付け
・豆腐とわかめのみそ汁
・雑穀入りごはん

（写真は p.215）

オムレツ

◎材料（４人分）
卵……２個
じゃがいも……１個
玉ねぎ……1/2個
にんじん……1/ ４本
しめじ……50g
塩、こしょう……各少々
サラダ油……少々

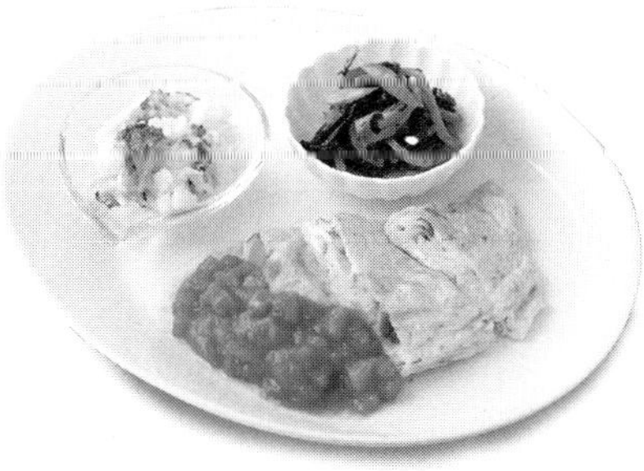

トマトソース

トマト（生）……２個
玉ねぎ……1/2個
サラダ油……小さじ１
小麦粉……大さじ１
水……100ml
トマトケチャップ……大さじ３
ウスターソース……大さじ１

塩、こしょう……各少々

◎作り方

1　トマトソースを作る。フライパンにサラダ油を熱し、みじん切りにした玉ねぎを炒める。小麦粉を加えてさらに炒め、湯むきして粗みじんにしたトマト、水を加えてとろりとするまで煮る。トマトケチャップ、ウスターソース、塩、こしょうを加えて軽く煮る。

2　じゃがいも、玉ねぎ、にんじんはサイの目に切る。しめじは石づきを除いて小さめに切る。それぞれゆでて水気をとる。

3　卵を溶きほぐし、**2**、塩、こしょうを加えて混ぜ合わせる。

4　フライパンにサラダ油を熱し、**3**を流し入れる。好みの形に整えて焼く。

5　皿に盛り、**1**のトマトソースをのせる。

ポテトサラダ

◎材料（４人分）

じゃがいも……２個
玉ねぎ……1/4個
きゅうり……1/2本
ブロッコリー……1/3株
ハム……１枚
マヨネーズ……大さじ２
塩、こしょう……各少々

◎作り方

1　じゃがいもは皮をむき、適当な大きさに切る。ブロッコリーは小房に分ける。

2　玉ねぎは薄切りに、きゅうりは薄い輪切りにしてともに塩を振り、しんなりしたら水で洗って水気を絞る。
3　鍋に湯を沸かし、じゃがいもをゆでる。途中、ブロッコリーも加えて２～３分一緒にゆでる。
4　じゃがいもが熱いうちにマッシャーなどでつぶし、**2**、ブロッコリーを加え、マヨネーズ、塩、こしょうで調味する。

ひじきの煮付け
◎材料（４人分）
ひじき（乾燥）……20g
れんこん……30g
にんじん……30g
こんにゃく……1/4枚
ごま油……少々
だし汁……100ml
酒……大さじ１
みりん……大さじ１
しょうゆ……大さじ２
さやいんげん……１本
塩……少々

◎作り方
1　ひじきは水に20～30分間浸し、もみ洗いして水気を切る。
2　れんこんはいちょう切りにして水にさらす。にんじんは千切りにする。こんにゃくは下ゆでして千切りにする。
3　鍋にごま油を熱し、**1**のひじきを入れて炒め、油が回ったら**2**、だし汁、酒、みりんを加える。ひと煮立ちしたらしょうゆを加えて落としぶたをし、中火でゆっくり煮詰める。
4　器に盛り、色よく塩ゆでして斜め切りにしたさやいんげんを散らす。

豆腐とわかめのみそ汁
◎材料（４人分）
豆腐……1/2丁

生わかめ…40g
えのき茸……40g
万能ねぎ……２本
だし汁……500ml
みそ……大さじ1.5

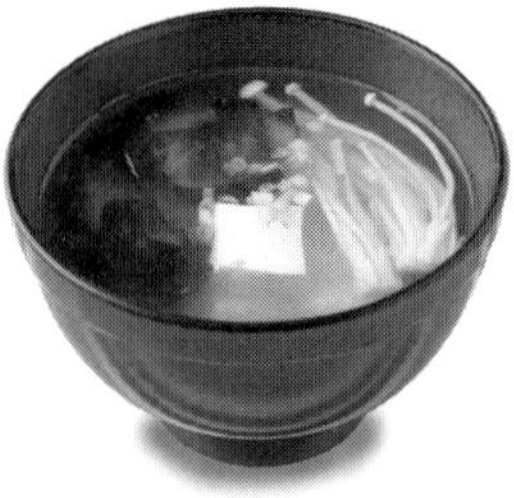

◎作り方
1　豆腐とわかめは食べやすく切る。えのき茸は石づきを除き、1/2に切る。万能ねぎは小口切りにする。
2　鍋にだし汁を煮立てて豆腐を入れ、えのき茸、わかめを加えてさっと煮る。弱火にし、みそを溶き入れる。万能ねぎを入れてさっと火を通す。

雑穀入りごはん
◎材料（作りやすい分量）
白米……３合
好みの雑穀……大さじ３～５

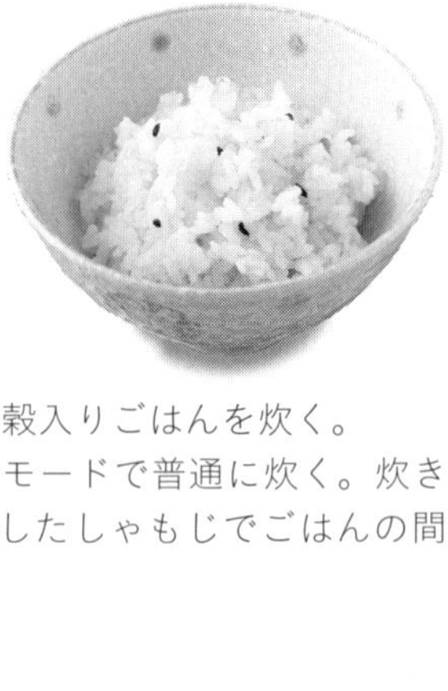

◎作り方（炊飯器で炊く場合）
1　p.200の **1**、**2** を参考にして、雑穀入りごはんを炊く。
2　**1** に塩ひとつまみを加え、白米モードで普通に炊く。炊き上がったら10～15分蒸らし、濡らしたしゃもじでごはんの間に空気を入れるように上下に返す。

③学童期のおやつ

野菜や季節の果物・木の実などをたっぷり使い、β-カロテン、ビタミンC、鉄分、カルシウムなどのミネラル、食物繊維が摂取できるヘルシーなおやつがお勧めです。

Menu
・野菜と果物のヘルシーケーキ
（写真は p.304）

野菜と果物のヘルシーケーキ

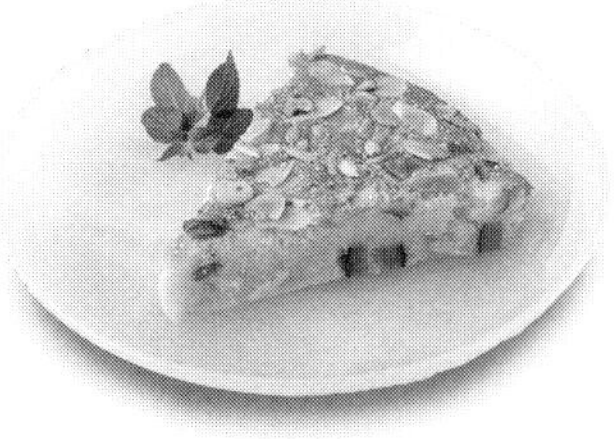

◎材料（直径18～20cm 1台分）

無塩バター（サラダ油）……80～100g

きび糖……80～100g

卵（全卵）……２個

薄力粉……120～150g

ベーキングパウダー……小さじ１

豆乳（牛乳）……60～120ml

具とトッピング

かぼちゃ・さつまいも・にんじん……合計100～150g
きび糖……大さじ３
りんご……1/2個
レーズン……大２個
クルミ……５～６個

＊具やトッピングは季節の野菜や果物、豆、木の実、ハーブ等を組み合わせて形・色・味に変化をつけるとよい。例）オレンジ、バナナ、金柑、金時豆、黒豆、栗、アーモンド、ヒマワリの種、かぼちゃの種、けしの実など

＊血糖値が高い人やダイエット中の人は、甘味のきび糖を低甘味料のオリゴ糖などに代用することにより、さらに安心な低カロリーのヘルシーケーキになる。

◎作り方

1　具の野菜は1cm角の大きさ、りんごはくし型に切り、鍋に入れ、ひたひたの水ときび糖で甘く煮て水気を切る。

2　薄力粉とベーキングパウダーは合わせてふるいにかける。

3　オーブンを180℃に予熱しておく。

4　ボウルに無塩バターを入れて軟らかくし（サラダ油の場合はそのまま）、泡立て器でクリーム状になるまで混ぜる。

5　ふるいにかけたきび糖を２～３回に分けて**4**に加え、空気を取り込むようにしてよく混ぜる。

6　卵は卵黄と卵白に分け、卵黄を**5**のボウルに１個ずつ入れて混ぜる。

7　ゴムべらで、トッピングに使うりんご以外のかぼちゃ・さつまいも・にんじん・レーズン・クルミを**6**に入れて混ぜる。

8　**7**に**2**を入れ、さっくりと混ぜ合わせる。

9　豆乳を生地の固さを見ながら**8**に加えて混ぜ合わせる。

10　別のボウルで卵白を泡立てる（ボウルに水や汚れが付着していると泡立ちにくい）。

11　泡立てた卵白を**9**に加えて、泡が消えてしまわないように切るように混ぜ合わせる。

12　焼き型に油を塗り、小麦粉を振りかけ、**11**の生地を流し入れ、表面を平らにならす。

13　平らな表面にトッピング（飾り用）のりんごの甘煮を少しずつ重ねながら花びら状に並べる。

14　180℃のオーブンで表面にきれいな焼き色が付くまで30～40分間焼く。竹串を刺して何も付いてこなければ出来上がり。そのまま完全に冷ましてから型をはずす。

4　学童期の運動

学童期は、神経系の発達がほぼ完成し、さまざまな動作を身に付けるのに最適な時期です。低学年はプレ・ゴールデンエイジ、高学年はゴールデンエイジと言えます。この時期は一生に一度だけ訪れる、あらゆる物事を短時間で覚えることのできる貴重な時期ですから、さまざまなスポーツや動作を経験することによって、この時期の恩恵を十分に受けることができるでしょう。

①小学生体力低下の要因

今日、子どもの体力低下が問題視されています。1985年をピークに現在まで小学生の体力は低下を続けています。その要因としては、学校外の学習活動やゲームなどの室内遊び時間の増加、外遊びやスポーツ活動時間の減少、空き地や生活道路といった子ども達の手軽な遊び場の減少、少子化や学校外の学習活動などによる仲間の減少といったことがあげられます。学校以外での身体活動をどのように考えていくかが学童期の身体づくりにはポイントになります。

Column　子どものパーソナルトレーニング

　我が子により高い運動能力を身に付けさせたい、また個別の運動指導を受けさせたいという保護者のニーズから、「子どもの体育の家庭教師」や「パーソナルトレーニング」といった運動指導サービスが注目を集めています。
　少子化やゲームの影響等で、他人とのコミュニケーションが苦手な子どもが増えており、無理にチームに入れてもなかなかなじめず、かえってストレスをためてしまうことがあります。そこで、近年普及してきた個別性を重視した運動指導サービスを利用するのも、子どもの体力を正しく向上させるには有効な手段の１つと言えるでしょう。

②小学生とスポーツ

　スポーツは子どもの体力を向上させるのに有効です。身体を動かすことの楽しさを感じられる、子どもがやりたいと思える種目を選択し、できれば複数のスポーツを体験するとよいでしょう。
　スポーツ実施の基本ガイドラインは次の通りです。

・週の練習回数は２〜３回
・勝利至上主義は避ける
・子どもが好むスポーツを選択
・１回の練習は90分程度、間に休憩、水分補給を入れる
・やっているスポーツの要素を含んだ遊びを取り入れる
・正しいフォームを身に付けさせる（一度間違ったフォームを身に付けると修正が大変）

　この時期は、陸上・体操やボールを使ったスポーツがお勧めで

す。陸上・体操は、走る、跳ぶ、投げる、身のこなしを覚えるなど、動きの基本が習得できるので、将来、他のスポーツを始めるときに役立ちます。

ボールスポーツは、自分の身体とボールをコントロールする神経系の能力が向上します。神経系発達のピークは6～7歳と言われているので、この時期に推奨できます。

逆にお勧めできないスポーツとしては、重量挙げ、砲丸投げ、ボクシング、アメリカンフットボールなどがあります。身体が出来上がっていない子どもに強い衝撃がかかるようなスポーツは避けましょう。コンタクト系のスポーツでは防具の工夫をすればよいでしょう。

Column　ボールスポーツと心臓震盪

ボールスポーツで気をつける点は**心臓震盪《しんとう》**です。胸にボールが当たったタイミングで不運にも心臓が停止してしまうことがあります。このような児童期特有のリスクがあることを知っておくことは子どもの命を守る上でも重要なことです。

もしもこのような事態になったら、直ちに救急隊に連絡を入れ、AED（自動体外式除細動器）を用い、救急措置をしなければなりません。

③小学生とレジスタンストレーニング

昔は、レジスタンストレーニングによって「身長が止まる」、「効果がない」などと言われていましたが、最近はその見解が変わってきました。ある研究では、小学2年生では大きな効果がでなかったものの、小学４年生では十分な筋力の向上が見られたとするものもあります。アメリカのNSCA（運動に関するガイドラインを研究レベルの根拠から発信するトレーナー団体）は子どもに対するレジスタンストレーニングについて、次のような見解を示しています。

・子どもにとって安全
・子どもの筋力を増大させる
・運動反応スキルとスポーツパフォーマンスを向上させる
・スポーツ・レクリエーション活動における傷害予防となる
・心理的な充足度の改善
・総合的な健康の向上

④トレーニング例

遊びの中で筋力を鍛えていくことが理想ですが、必要に応じてレジスタンストレーニングを取り入れることもできます。その場合、エクササイズ自体に遊びの要素があり、楽しみながら行えるものを中心に選びましょう。負荷の大きさや回数の向上を追求するのではなく、20回以上反復できる、ごく軽い負荷を使って、1種目あたり10回を１～２セット行います。

子どもの筋力トレーニング的遊び例
・うんてい・・・握力の強化、身体のコントロール能力向上
・鉄棒
　のぼり棒
・雑巾がけ
・手押し車
・逆立ち
・腕立て伏せ
・馬とび

子どもの有酸素運動的遊び例

・かけっこ

・縄跳び

・鬼ごっこ

子どものコーディネーション力向上運動例

・スポーツ

・球技

・マット運動

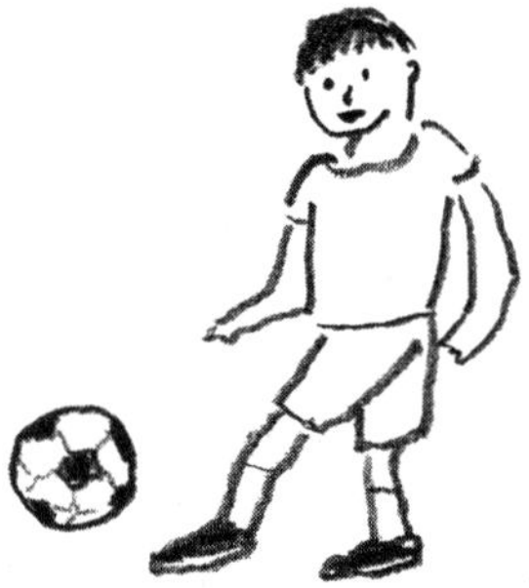

Lesson 3. 思春期

1　思春期の生理的特徴

思春期とは、およそ10～18歳までの期間を言います。学童期から成人期への移行期で、第二次性徴の出現から完成までの期間でもあります。

①第二次性徴

第二次性徴とは、性ホルモンの変化により内外の生殖器官が成熟することです。男子は性刺激ホルモンにより男性ホルモンの分泌が増加し、声変わり、射精がみられ、ひげ、胸毛、恥毛などが生え、筋肉が発達して男性らしい体型になります。女子は性腺刺激ホルモンにより卵巣が発達し、卵巣より卵胞ホルモンが分泌され、男子よりも早く生殖器機能が発達します。そして乳腺が発達し、恥毛が生え、初潮が起こり、骨盤の発育、皮下脂肪の増加があり女性らしい体型に変化します。

②精神発達

思春期は自我や社交性が発達します。そのため身体と精神のバランスが取りにくく、精神的不安や家族、異性、友人、学校などへの自己主張も強くなり、問題を起こしやすい時期です。**反抗期**とも呼ばれます。

2　思春期の病態・疾患と栄養ケア

①摂食障害：神経性食欲不振症（拒食症）

神経性食欲不振症は、やせ願望、家庭内での関係不調、自立への不安感などを特徴とする心因性の摂食障害です。若い女性に多く、標準体重より20％以上の極端なやせ、食行動異常、無月経、低体温、活動亢進などが生じます。

厚生労働省特定疾患・神経性食欲不振症調査研究班によると神経性食欲不振症の診断基準は、次のようになっています。

- 標準体重の−20％以上のやせ
- 食行動の異常（不食、多食、隠れ食いなど）
- 体重や体系についてのゆがんだ認識（体重増加に対する極端な恐怖）
- 発症年齢30歳以下
- （女性ならば）無月経
- やせの原因と考えられる器質性疾患がない

②摂食障害：神経性大食症（過食症）

神経性大食症は、本人が望む以上に多量の食物を摂取してしまう状態のことを言います。拒食の反動として起こることも多く、食べた後に後悔し、自発的に嘔吐を繰り返す過食嘔吐の行動を起こす場合もあります。その他、過度の運動や異常行動を取り、体重増加を防ごうとします。そのため、体型は肥満からやせまでさまざまです。

摂食障害への栄養ケアは、心身の両面から必要です。食行動の否定をせず、共感をしながら、食事について正しい知識を身に付けるよう指導していくことが大切です。近年、心理療法では**認知行動療法**が用いられています。認知行動療法とは、行動科学理論に基づき、不適応な認知に気づかせ、思考習慣を変化させることで不適応行動を変化させる心理療法の１つです。

③貧血

この時期は、著しい成長のために循環血液量（体内を循環している血液の総量）が増加しますが、造血量が追いつかない場合、貧血となります。思春期の貧血の多くは、鉄欠乏性貧血です。また、女子は月経開始に伴う出血による貧血もあります。

3　思春期の生活習慣の注意点

この時期には生活習慣の乱れに注意する必要があります。

①夜型化

受験勉強や友人との交際により生活が夜型になりやすい時期であり、睡眠不足や朝食の欠食に移行しがちです。

②孤食と個食、偏食と欠食

成長するに従い、自身の嗜好で食べ物を購入し、選択する機会が増えます。そのためファストフードやスナック菓子、清涼飲料水などの過剰摂取につながり、偏食や欠食が生じます。また、食べ物の選択が自由になり親の支配環境が薄れるため、個食や孤食が増え、栄養バランスを崩すこともあり、成長期に健康を大きく害します。

③過度のダイエット

思春期の女子においてはダイエット願望が強く、過度のダイエットを行う者が増加します。そのため、体重減少、月経不順、骨密度の低下、貧血など、将来に影響する健康被害を生じます。

④喫煙、飲酒、薬物乱用

近年は減少傾向ですが、臓器が未熟な思春期の喫煙、飲酒、薬物乱用は臓器障害を起こしやすく危険です。

食事指導のポイントは、以下のとおりです。

- 自己管理能力の構築
- 食事や健康に関しての意識向上。関心をもたせること。
- 家庭内で料理に積極的に参加し、料理の楽しさと技術を身に付けること。
- 知育、徳育、体育の基礎となる食育を知り、日本の食文化や旬を生活から学習する。

4　思春期に良いレシピ

①思春期 I

生活リズムが乱れやすい成長期の真っ只中のため、栄養の偏りによる体調の問題が多くなる時期です。肉は野菜と一緒に食べるなどバランスに注意しましょう。

Menu

- 豚肉のロールグリル
- フレンチサラダ
- じゃがいもの煮物　肉じゃが風
- 大豆の五目煮
- 大根とわかめのみそ汁
- 雑穀入りごはん

（写真は p.293）

豚肉のロールグリル

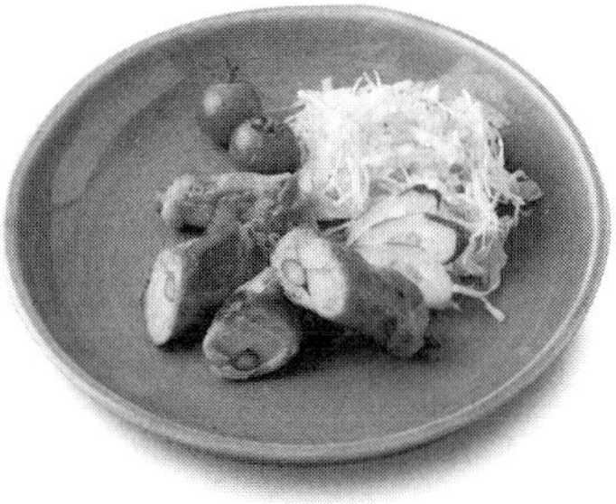

◎材料（4人分）
豚ロース肉……8枚
グリーンアスパラガス ……4本
りんご……1/4個
塩、こしょう……各少々
サラダ油……少々

◎作り方

1　グリーンアスパラガスは塩ゆでして豚肉の幅に切る。りんごは拍子木に切る。それぞれ塩、こしょうをふる。
2　豚肉は広げて両面に塩、こしょうで下味をつける。
3　**2**の豚肉に**1**のアスパラ、りんごをのせて巻く。
4　フライパンにサラダ油を熱して、**3**を転がしながら焼く。

フレンチサラダ

◎材料（4人分）
キャベツ……2枚
レタス……2枚
きゅうり……1本
トマト……1個
A（酢大さじ3　塩、こしょう各少々）
サラダ油……大さじ4

◎作り方

1　キャベツは千切り、レタスは1cm幅に切る。きゅうりは斜め薄切り、トマトはくし形に切る。
2　ボウルに**A**を入れて混ぜ、サラダ油を少しずつ加えながら混せる。
3　**1**を器に盛り、**2**をかけて食べる。

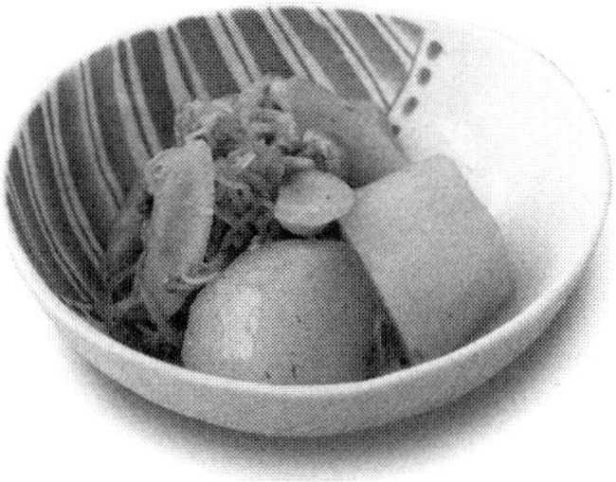

じゃがいもの煮物　肉じゃが風

◎材料（4人分）
じゃがいも……4個
鶏肉……150g

にんじん……1本
しらたき……1玉
ごぼう……1本
玉ねぎ……1個
A（酒大さじ2　しょうゆ大さじ4　砂糖大さじ3）
グリンピース……大さじ2
塩……適量

◎作り方

1　鶏肉は一口大に、玉ねぎはくし型、じゃがいもとにんじんは乱切りに切る。

2　鍋にサラダ油を熱して豚肉を炒め、**A**を入れる。玉ねぎ、じゃがいも、にんじんを加え、中火でフタをしてときどき底からかき混ぜながら約20分煮る。

3　器に盛り、色よく塩ゆでしたグリンピースを散らす。

大豆の五目煮

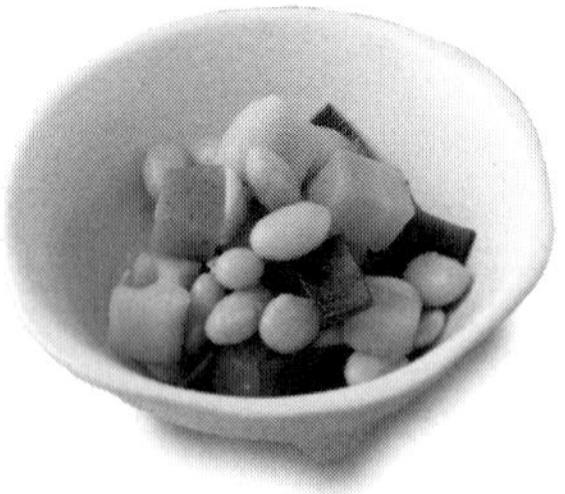

◎材料（4人分）
大豆（乾燥）……160g
水……6～7カップ
ごぼう……30g
れんこん……30g
にんじん……30g
こんにゃく……40g
昆布（3cm×6cm）……1枚
みりん……大さじ2
しょうゆ……大さじ1

◎作り方

1　大豆は洗って水につけ、一晩おいて戻し、戻し汁ごと鍋に移して中火にかける。沸騰したらアクを取り除き、弱めの中火で差し水をしながら、豆を指でギュッとはさんでつぶれる程度に1時間ほどゆでる。そのままゆで汁ごと冷ます。

2　ごぼうは縦半分に切ってから5mm幅に切り、れんこんは1cm角に切って、それぞれ酢少々を入れた熱湯でさっとゆでて水気を切る。にんじんは１cm角に切る。こんにゃくは１cm角に切り、塩少々を入れた熱湯でゆでる。昆布はさっと水にくぐらせ、料理バサミで１cm角に切る。

3　鍋に**１**、**２**、大豆のゆで汁を入れ、中火にかけて沸騰したらアクを取り除いて弱火にする。

4　みりんを加え、アクを取り除いて約20分間、弱火で煮る。さらにしょうゆを加え、アクを取りながら10～15分間煮て、火を止めてそのまま冷まし、味を含ませる。

大根とわかめのみそ汁

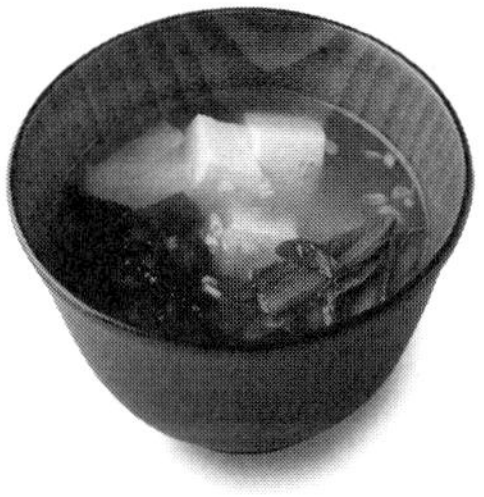

◎材料（４人分）
大根……60g
生わかめ……40g
豆腐……1/4丁
小松菜……１株
だし汁……800ml
みそ……大さじ４

◎作り方

1　大根、わかめ、豆腐は食べやすい大きさに切る。小松菜は３～４cmの長さに切る。

2　鍋にだし汁、大根を入れて火にかけ、やわらかくなったらわかめ、小松菜を加えて火を通し、豆腐を加えてさっと煮る。弱火にし、みそを溶き入れる。

雑穀入りごはん

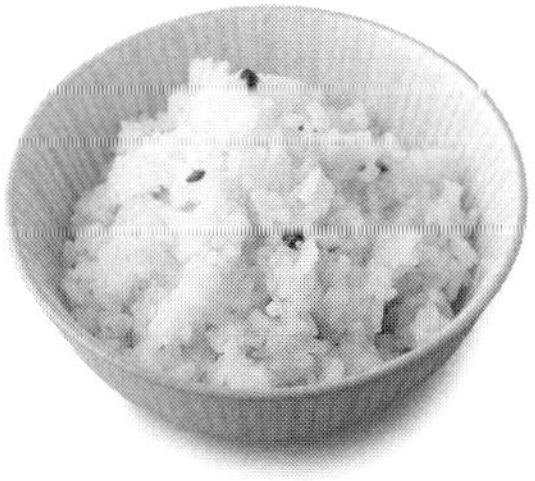

◎材料（作りやすい分量）
白米……３合
好みの雑穀……大さじ３～５

◎作り方（炊飯器で炊く場合）

1　p.200の**１**、**２**を参考にして、雑穀入りごはんを炊く。

2　**１**に塩ひとつまみを加え、白米モードで普通に炊く。炊き上がったら10～15分蒸らし、濡らしたしゃもじでごはんの間に空気を入れるように上下に返す。

②思春期２

一生の間で最大の成長期に見合った栄養量が必要で、たんぱく質とカルシウムと鉄が不足しないようにします。子どもの好きなハンバーグやカレーにも各種野菜をたっぷり取り入れましょう。

Menu

- ハンバーグ
- ラタトゥイユ 風野菜カレー
- キャベツとツナのサラダ
- わかめスープ
- 雑穀入りごはん

（写真は p.294）

ハンバーグ

◎材料（４人分）

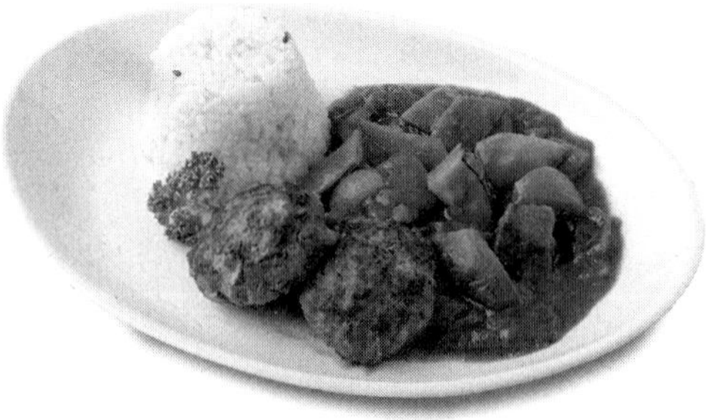

合びき肉……300g
玉ねぎ……1/2個
にんじん……40g
サラダ油……少々
小麦粉……小さじ２
れんこん……40g
卵……１個
パン粉……1/4カップ
牛乳……大さじ１
塩、こしょう、ナツメグ……各少々
サラダ油……少々

◎作り方

1　玉ねぎ、にんじんはみじん切り、れんこんは皮付きのまますりおろし、フライパンにサラダ油を熱して炒める。玉ねぎがしんなりしたら小麦粉を加えて炒め、粗熱をとる。

2　ボウルに合びき肉、**1**、卵、パン粉、牛乳、塩、こしょうを入れて粘りが出るまで混ぜ、４等分して丸く形を整える。
3　フライパンにサラダ油を熱し、**2**を入れて両面を焼く。

ラタトゥイユ風野菜カレー

◎材料（４人分）
玉ねぎ……１個
にんじん……60g
なす……２本
かぼちゃ……1/8個
さやいんげん……４本
パプリカ……1/2個
エリンギ……２本
市販のカレールウ……80g

◎作り方
1　玉ねぎはくし形、にんじん、かぼちゃは食べやすい大きさに切る。なすは１cm幅の輪切りにする。さやいんげんは塩ゆでし、1/2に切る。パプリカは縦に1/8に切って２cmの長さに切る。エリンギは縦1/4に切る。
2　鍋に玉ねぎ、にんじん、エリンギ、かぼちゃとひたひたの水を入れて火にかけ、煮立ったら、なすとパプリカを加えて軟らかくなるまで煮込む。カレールウを加えて、さらに弱火で煮込む。
3　器に雑穀入りごはんを盛って**2**をかけ、さやいんげんを飾る。

キャベツとツナのサラダ

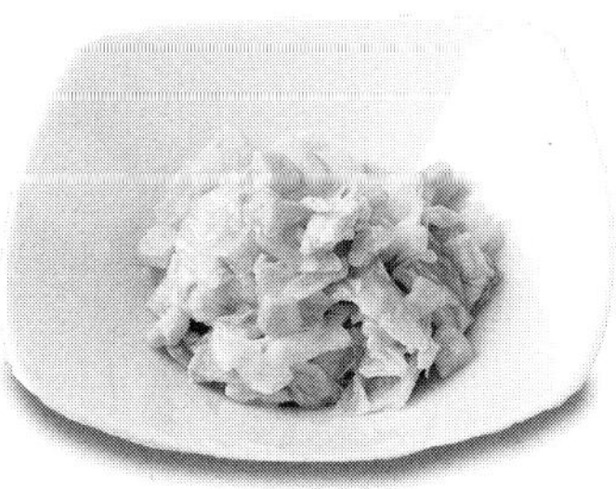

◎材料（４人分）
キャベツ……1/4個
ツナ……１缶
スイートコーン……30g
マヨネーズ……大さじ１
ヨーグルト……大さじ1/2
塩……少々

◎作り方

1　キャベツは食べやすい大きさに切ってゆで、水気を絞る。ツナは油を切っておく。

2　マヨネーズ、ヨーグルト、塩を混ぜ合わせる。

3　キャベツ、ツナ、スイートコーンを混ぜ、**2**を加えて混ぜる。

わかめスープ

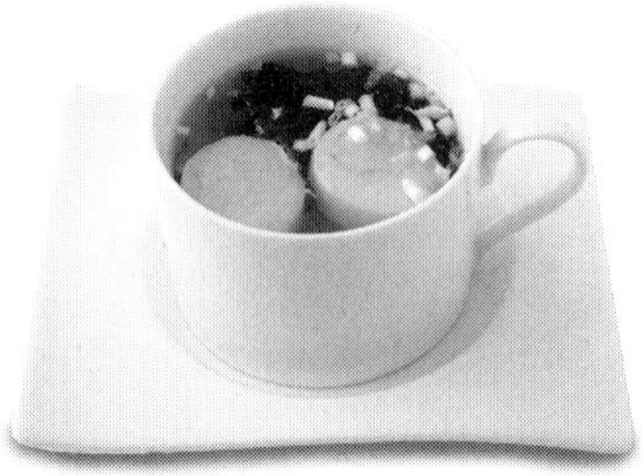

◎材料（4人分）

生わかめ…60g

玉ねぎ……1/4個

麩……8個

万能ねぎ……2～3本

だし汁……800ml

塩、こしょう……各少々

◎作り方

1　わかめは食べやすく切る。玉ねぎは千切り、万能ねぎは小口切りにする。

2　鍋にだし汁を煮立て、塩、こしょうで調味する。わかめ、玉ねぎ、麩を加えて温める。最後に万能ねぎを散らす。

雑穀入りごはん

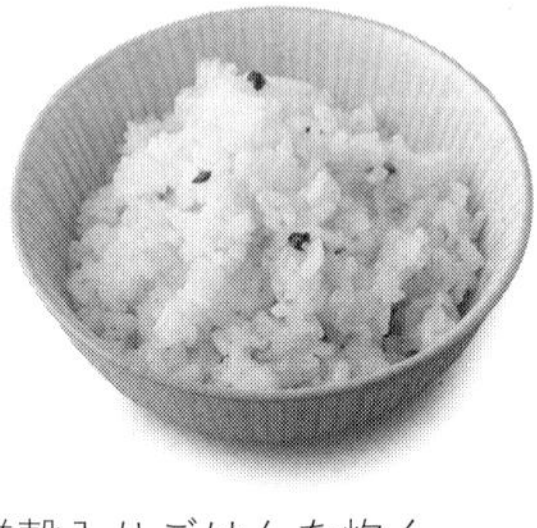

◎材料（作りやすい分量）

白米……3合

好みの雑穀……大さじ3～5

◎作り方（炊飯器で炊く場合）

1　p.200の**1**、**2**を参考にして、雑穀入りごはんを炊く。

2　**1**に塩ひとつまみを加え、白米モードで普通に炊く。炊き上がったら10～15分蒸らし、濡らしたしゃもじでごはんの間に空気を入れるように上下に返す。

5　思春期（中学生）の運動

　思春期は、**思春期成長促進現象**という急速な身長と体重の増加がみられると同時に、二次性徴が出現し、性的に成熟する時期です。中学生の時期は、個人差はありますが、**骨の発達**を考慮に入れて運動を考えます。見かけは大人並の体格になる中学生もいますが、骨はまだまだ成長過程にあり、大人のようなトレーニングをさせると、障害が発生したり、骨の成長を妨げたりすることがあるので注意が必要です。

　この時期に伸びる主な体力要素は、**粘り強さ**です。粘り強さとは**持久力**のことを指します。有酸素運動や部分的な筋持久力のトレーニングにより粘り強さを向上させることができます。

①中学生とスポーツ

　本格的にスポーツで強くなろうと思ったら、しっかりした指導を受けられるチームに入るべきですが、楽しみや健康のために運動を続けるのであれば小学生と同じように、遊びの楽しさを忘れないことが大切です。

　この時期のスポーツ実施の基本ガイドラインは、次の通りです。

・週の練習回数は3～4回
・1回にの練習2時間程度、間に休憩、水分補給を入れる
・練習の意味を理解する
・疲労がたまり過ぎないようにする

　この時期は、骨格や筋肉が未熟なために故障を起こしてしまうことがあります。過度なスポーツ活動や、適切な指導を受けずに高重量でのレジスタンストレーニングを行うことは、特に脛骨《けいこつ》や腓骨《ひこつ》のような長骨の骨端軟骨板（成長線）、腱と骨の付着部（骨端付着部）、関節の軟骨組織（関節軟骨）に障害が発生するリスクが高まりますので注意が必要です。

しかし、運動やトレーニングが骨の成長を止めるわけではありません。かつては、レジスタンストレーニングが骨の発達に弊害を与えると言われることもありましたが、今では逆に、適度なレジスタンストレーニングの実施は骨の成長のために良いとされています。

Column　中学生の現代病（授業中の姿勢）

椅子からずり落ちそうな姿勢を長時間とりながら授業を受けていると、著しい姿勢の崩れを生むことになります。骨盤は後傾し、背中は丸くなり、アゴが突き出てしまいます。このような姿勢は、筋肉が緩んだ状態で、筋力低下を引き起こす原因となってしまいます。

まずできることは、授業中、背筋を伸ばして過ごすということです。これも立派なエクササイズです。

②トレーニング例

心肺持久力や筋持久力の成長に焦点を当て、有酸素運動であれば長い距離のランニングを導入し、無酸素運動の要素を含んだインターバル走などを行います。筋力系では腕立て伏せやスクワットのような基本エクササイズを取り入れ、単調な反復動作でも最後まで集中して取り組む能力を養います。15回反復できる負荷を設定し、1種目につき10回を２セット程度行うと良いでしょう。

中学生のトレーニング例として下記のものが挙げられます。

・インターバル走
・スクワット

・腕立て伏せ
・逆立ち
・懸垂

インターバル走とは、運動休息比といって、走っている時間と休憩している時間の比率をだいたい１：５～10に調整して行います。例えば５秒のダッシュをしたら、25秒休み、またダッシュをするというように繰り返します。この場合の運動休息比は１：５となります。５本から10本程度、必要に応じて増やして行います。

6　思春期（高校生）の運動

高校生の時期は、身体がほぼ成熟する時期です。しかし、発達の速度は人によってさまざまですので、すでにある程度身体ができあがっている人と、中学生とあまり変わらない人では行うべきことが異なります。

成熟を迎える人は、筋力に焦点を当てた身体づくりを開始していきます。レジスタンストレーニングは大人と同じように実施していくことができます。未成熟な人は自重を使ったトレーニングから徐々に負荷を掛けていくようにします。

①高校生とスポ　ツ

高校生の時期はスポーツを続ける人と辞める人が分かれる時期です。スポーツを続ける人はプロになるレベルから趣味レベルまでとさまざまなレベルに分かれるでしょう。部活動などスポーツをする習慣がない場合は、自宅やフィットネスクラブでトレーニングを続けるなど、身体を動かす習慣を継続することが大切です。

スポーツの弊害としては、１つのスポーツをやり過ぎたり、間違った練習を続けると、使い過ぎ症候群や燃え尽き症候群になる恐れがある点です。スポーツコーチの中には、優秀な選手を使い過ぎて、その後、使い物にならない状態を引き起こしてしまうことがあります。健康の３要素である「運動・栄養・休養」の休養の部分を忘れてはいけません。

この時期のスポーツ実施の基本ガイドラインは次の通りです。

・週の練習回数は４～５回
・１回の練習は２時間～２時間半程度
・適切な水分補給、栄養補給を心がける
・休養を忘れない

高校生のトレーニング例は次の通りです。

・スクワット
・プッシュアップ（腕立て伏せ）
・逆立ち
・懸垂
・ダンベル、バーベルを使ったレジスタンストレーニング
・ジャンプ系プライオメトリックストレーニング

Lesson 4. 成人期

1　成人期の生理的特徴

成人期とは、20歳頃から高齢期の手前までを言い、さらに**青年期**（思春期以降～29歳）、**壮年期**（30～49歳）、**実年期**（50～64歳）に分けられます。成人期は身体的にも精神的にも成熟した時期ではありますが、壮年期に入る頃から全ての臓器の生理的機能が低下していきます。さらに実年期に入ると、男女とも加齢によって身体の各種適応力や機能が低下し、慢性疾患の生活習慣病や**初老期うつ病**、**更年期うつ病**などの精神疾患の発症も多くなります。

2　生活習慣病

現在、わが国の死因別死亡率は、悪性新生物（いわゆる、がん）、心疾患、脳血管疾患などの生活習慣病が約6割以上を占めています。生活習慣病とは、**食事、運動、休養、喫煙、飲酒等の生活習慣が、その発症・進展に関与する疾患群**と定義されています。この疾患群とは、肥満症、２型糖尿病、脂質異常症、高尿酸血症、高血圧症、歯周病、慢性気管支炎、アルコール性肝疾患などを指します。

生活習慣病の発症に関連があるとされる要因には、下記の例が挙げられます。

・代謝機能の減退と運動不足による消費量低下

・外食率の増加、遅い時間の夜食・夕食
・飲酒、喫煙習慣
・決定的な原因が特定できず、幼少期からの積み重ねが要因となる
・心身ストレスの増加

近年、**メタボリックシンドローム**が話題になっています。内臓脂肪（腹腔内脂肪）蓄積に加え、下の表の２つ以上の項目に該当する場合にメタボリックシンドロームと診断されます。表中の薬物治療を受けていることも項目に含まれます。

内臓脂肪（腹腔内脂肪）蓄積	ウエスト周囲径　男性85cm以上　女性90cm以上 （内臓脂肪面積　100㎠以上に相当（男女とも））

項目	血中脂質	血圧	血糖
基準	・中性脂肪（TG）値 150mg /dℓ以上 （高トリグリセライド血症） ・HDLコレステロール値　40mg /dℓ未満 （低HDLコレステロール血症）	・収縮期血圧値 130mmHg以上 ・拡張期血圧値 85mmHg以上	・空腹時血糖値 110mg /dℓ以上
服薬	・高トリグリセライド血症に対する薬物治療 ・低HDLコレステロール血症に対する薬物治療	・高血圧に対する薬物治療	・糖尿病に対する薬物治療

＊ CT スキャンなどで内臓脂肪量測定を行うことが望ましい。
＊ ウエスト径は立位，軽呼気時，臍レベルで測定する。脂肪蓄積が著明で臍が下方に偏位している場合は肋骨下縁と前上腸骨棘の中点の高さで測定する。
＊ メタボリックシンドロームと診断された場合，糖負荷試験が薦められるが診断には必須ではない。
＊ 糖尿病，高コレステロール血症の存在はメタボリックシンドロームの診断から除外されない。

3　成人期の病態・疾患と栄養ケア

Chapter 4の「生活習慣病予防の食事」を参照してください。

4　成人期の生活習慣の注意点

成人期も生活習慣で注意すべき点がたくさんあります。

①外食・中食利用による栄養素の過剰摂取

学生から社会人へと生活スタイルが変わり、特に昼食は半数以上の人が外食に依存しています。そのため、嗜好重視のメニューを選択しがちで麺類、丼物、単品メニュー、肉類を選ぶ頻度が多いことと、塩分、油脂類の過剰摂取、さらには野菜不足が問題視されています。

②30代以降の男性肥満

成人期の男性のうち、30歳以降に肥満症になる人の割合が増加しています。

③20代女性の低体重

思春期に引き続き、20代女性のやせ願望が問題視されています。美容や体型を意識した過度のダイエットは妊娠にも影響します。

④夜型の生活パターン

残業や接待による深夜の帰宅が連日続くと、自律神経にも影響を及ぼします。また夜遅い食事は肥満症の要因となり、朝食の欠食を招きます。

⑤朝食の欠食

夜遅くの食事、夜型の生活パターン、睡眠不足などにより、朝食の欠食が起こりがちです。

⑥喫煙・飲酒

過度の飲酒は生活習慣病のリスクを高めます。飲酒により気分が高揚し、食制限の思考が低下することもあります。喫煙は副流煙による受動喫煙の危険性も多く、2000年以降、対策を講じるための法整備が進んでいます。

⑦単身者の食生活の乱れ

就職、単身赴任などにより一人世帯となると、食生活に制限がなくなる傾向があり、欠食や偏食が増えます。また、インスタント食品や中食の多用による栄養素の偏りが多く見られます。

Column　中食や外食と上手につきあう

料理が作れないときも卑屈にならなくても大丈夫です。作れないときは**外食**や**中食**を利用しましょう。これだけ中食が盛んな時代ですから利用しない手はありません。中食とは、スーパー、デパ地下、コンビニエンスストアのお惣菜を指します。

買う時に気をつけることがあります。まず、生活習慣病を意識している方は、動物性脂質の多い食事（揚げ物、カレーライス、ラーメン、牛丼など）は毎日続けて食べないほうがよいでしょう。消化が大変で内臓が疲れてしまいます。コンビニエンスストアならおむすびを買います。インスタントのみそ汁もお勧めです。買うものに迷ってしまったら、和食のおかずを選びましょう。煮物やおひたし、冷奴等が添えられれば最高です。

外食派は、気分転換も兼ねてお気に入りの一軒を見つけましょう。近所、最寄り駅、職場の近くなど、いろんなポイントに数軒あると安心です。最近は、安心・安全・健康を意識したお店も増えていますので体調に合わせて選べるのがベストです。元気のないときは、とかく食事もいい加減になってしまいがちです。大切なことは、味気ない咀嚼だけの食事をしないことです。

5　更年期の生理的特徴

更年期とは、卵巣機能が急速に低下し、停止するまでの期間を言い、45～55歳の閉経前後、数年間を指します。この時期から卵胞数が減少し、黄体ホルモンや卵胞ホルモン（エストロゲン）の分泌が減少します。そのほかにも下記の症状が見られます。

・ホルモンバランスの崩れによる自律神経失調症
・LDLコレステロール濃度の上昇、血管弾力性の低下
・インスリン感受性の低下
・骨密度の低下

6　更年期の病態・疾患と栄養ケア

更年期に特徴的に見られる病態とケアを紹介します。

①更年期障害

更年期に出る不定愁訴を指し、女性の50～60％に見られます。のぼせ、ほてり、発汗亢進、めまい、頭痛などの自律神経症状と、抑うつ、不眠、疲労感などの精神神経症状などがありますが、これらがいくつかが組み合わさって発症します。

②骨粗しょう症

骨粗しょう症とは、骨組織に器質的な異常はないのですが、骨の成分であるカルシウムやたんぱく質、骨コラーゲンが溶け出てしまい、骨密度が減少してしまう状態を指します。

③除脂肪体重の減少

除脂肪体重が減少し、体脂肪率が増加します。**除脂肪体重**とは、体重から体脂肪を除いた体重のことで、脂肪以外の内臓、皮膚な

どを指します。除脂肪体重の中で一番大きな割合を占めるのは筋肉です。筋肉量が減少するため、基礎代謝が低下し、エネルギー必要量が減少します。また、ホルモンの変化により、LDLコレステロール値が高くなります。

7 更年期の栄養ケア

更年期の栄養で気をつけるべき点を下記にあげます。

・たんぱく質の十分な摂取…アミノ酸はカルシウムの吸収を促進します。
・コレステロールを多く含む食品の摂取を控える

・カルシウムを十分に摂る…食事摂取基準では、50～69歳で男性の場合、推定平均必要量593mg／日、推奨量712mg／日、女性の場合、推定平均必要量555mg／日、推奨量666mgとなっています。
・ビタミン、ミネラルを十分に摂る…ビタミンDはカルシウムの吸収を促進し、ビタミンKは骨の代謝に重要な役割を果たします。マグネシウムは骨の成分となります。
・リンの摂り過ぎは要注意…リンはカルシウムの吸収を阻害します。カルシウムを効率よく吸収するには、カルシウム：リンは1：1～2が理想的です。
・ナトリウムの過剰摂取は控える…ナトリウムはカルシウムの尿中排泄量を増加させます。
・アルコールは控えめにする…アルコールはカルシウムの吸収を阻害します。
・太陽の光を浴びる…紫外線照射によって、皮膚でビタミンDが生成され、骨量に影響します。

8　成人期に良いメニュー

ここでは成人期の中でも、青年期とそれ以外の成人期を分けてそれぞれに良いレシピを紹介します。

①青年期Ⅰ

思春期を過ぎたら、選食力を養う時期です。例えば鶏の唐揚げを食べるときには、野菜を取り入れることで肉の量を控え、塩分や脂肪分をカットした食べ方を選べる人になりましょう。

Menu

・鶏肉の野菜甘酢あんかけ
・ブロッコリーと豆のサラダ
・なすとみょうがの煮物
・わかめスープ
・大根ごはん

（写真は p.295）

鶏肉の野菜甘酢あんかけ

◎材料（4人分）

鶏もも肉……300g
塩、こしょう、片栗粉、揚げ油……各適量
A（みりん、しょうゆ各大さじ1）
れんこん……60g
しめじ……40g
にんじん……40g
玉ねぎ……40g
ピーマン……20g
だし汁……300ml
B（酢、砂糖、しょうゆ各大さじ2）
水溶き片栗粉（片栗粉、水各小さじ2）

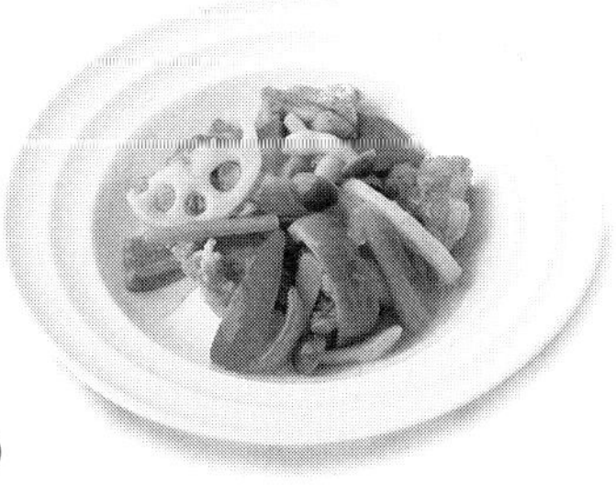

◎作り方
1　鶏肉は一口大に切って軽く塩、こしょうを振り、**A**に20分ほど浸けておく。
2　鶏肉に片栗粉をまぶし、180度の揚げ油でカラリと揚げる。
3　野菜は食べやすい大きさに切って、それぞれさっとゆでる。
4　鍋にだし汁と**B**を入れて煮立たせ、水溶き片栗粉でとろみをつける。
5　**2**、**3**を混ぜ合わせ、**4**の甘酢あんをかける。
※鶏の唐揚げは市販のものでもOK

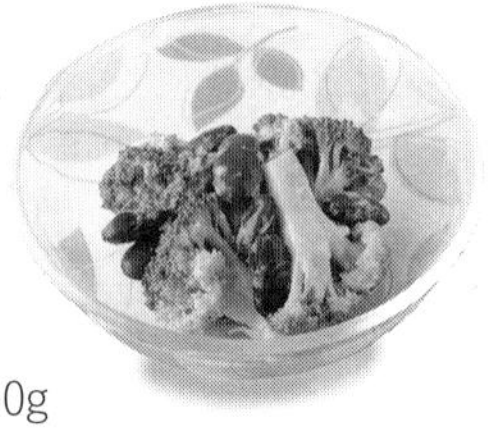

ブロッコリーと豆のサラダ
◎材料（2人分）
ブロッコリー……1/2株
レッドキドニー豆（ドライパック）……50g
A（マヨネーズ、マスタード、塩、こしょう各少々）

◎作り方
1　ブロッコリーは小房に分け、固めに塩ゆでにする。
2　ボウルに**A**を混ぜ合わせる。**1**、レッドキドニー豆を加えて和える。

なすとみょうがの煮物
◎材料（4人分）
なす……4本
みょうが……4個
さやいんげん……8本
だし汁……200ml
みりん……大さじ1
しょうゆ……大さじ1

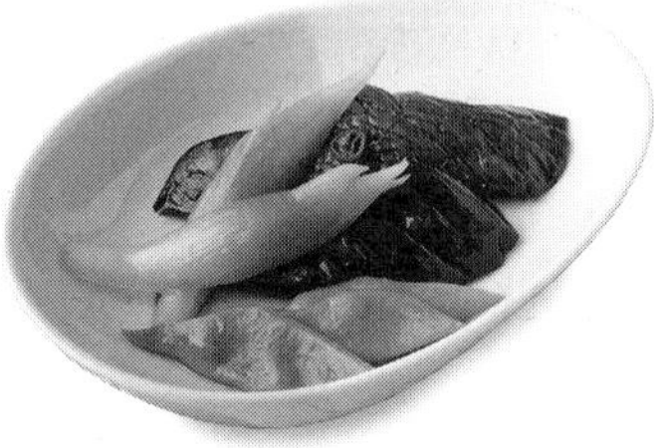

◎作り方
1　なすはガクを切り取り、縦半分に切って皮側に斜めに細く切り込みを入れ、水に放つ。みょうがは縦1/2に切る。
2　鍋にだし汁、なす、みょうがを入れて火にかけ、みりん、しょうゆを加えて煮る。

3　器に盛り、色よく塩ゆでしたさやいんげんを添える。

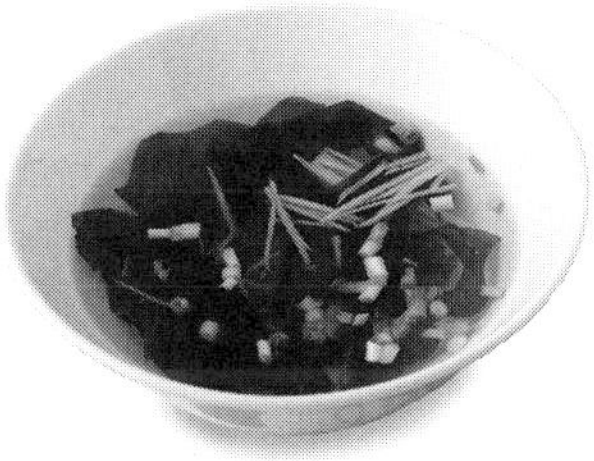

わかめスープ

◎材料（４人分）

生わかめ……60g

ねぎ……少々

しょうが……１片

だし汁……４カップ

塩、こしょう……各少々

◎作り方

1　わかめは食べやすく切る。ねぎは粗みじん切り、しょうがは千切りにする。

2　鍋にだし汁を煮立て、塩、こしょうで調味する。**1**を加えて温める。

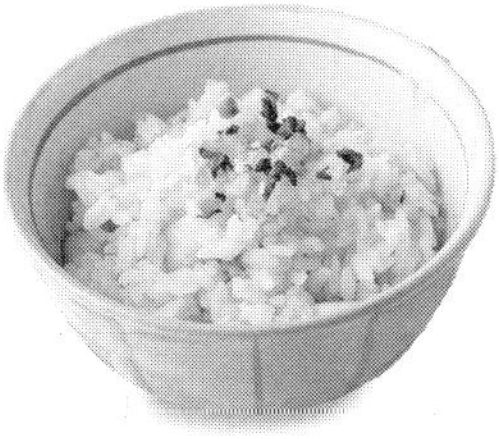

大根ごはん

◎材料（作りやすい分量）

白米……３合

好みの雑穀……大さじ３～５

大根……８cm

大根の葉……適宜

A（酒、しょうゆ各80cc）

◎作り方

1　大根の葉をみじん切りにし、塩（分量外）を加えてもみ込み、20分置いたら水分をぎゅっと絞る。

2　鍋に**A**の材料を合わせて火にかけ、２分ほど煮立てて冷ます。大根は皮をむいて縦に１cm幅に切り、**A**に10分ほど漬ける。大根を取り出して水気をふき取り、両面を焼き目が付く程度にフライパンで焼き、７～８mmの角切りにする。

3　p.200を参考に雑穀ごはんを炊き、炊き上がったら素早く**1**、**2**をごはんの上にのせて、もう一度ふたをし、10分程度蒸らす。

4　蒸らし終えたらごはんをつぶさないように、下から上へ軽くかき混ぜる。

②青年期２

市販の惣菜を上手に活用してバランスよく食べる習慣を作る時期です。刺身やタタキにたっぷりの野菜を添えてサラダ風に食べる食べ方を身に付けましょう。

Menu

・かつおの土佐作り
・筑前煮
・小松菜の煮びたし
・かき玉汁
・えんどう豆ごはん

（写真は p.296）

かつおの土佐作り

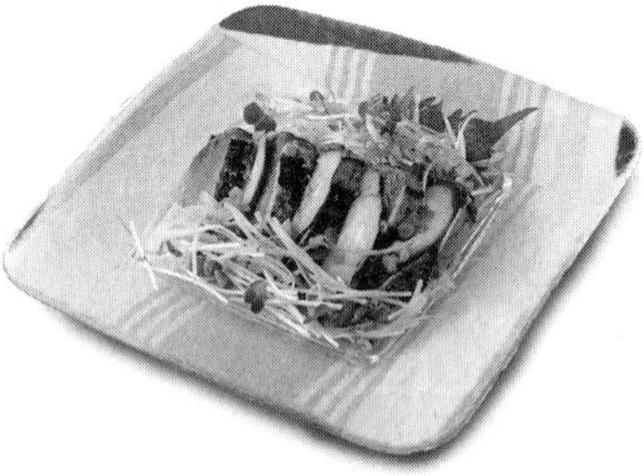

◎材料（４人分）

かつおのたたき……400g
かいわれ大根……1/2パック
きゅうり……１本
玉ねぎ……1/4個
にんじん……1/4本
青じそ……４枚
ポン酢しょうゆ（市販のものでOK）……適量

※かつおの土佐作りとは、タタキのことで、おろしたカツオに金串を刺し、強めの遠火で両面を燻して作られたもの。高知で造られるカツオのタタキを特に「土佐造り」と言う。

◎作り方

1 かつおは厚めの削ぎ切りにする。かいわれ大根は根を切り落とす。きゅうりは斜め薄切りにする。玉ねぎ、にんじん、青じそは千切りにし、水にさらしてパリッとさせる。
2 皿にかつおときゅうりをはさみながら並べ、かいわれ大根、玉ねぎ、にんじん、青じそを散らす。
3 食べる30分ほど前にポン酢しょうゆを軽くかけて、かつおを手で軽くたたく。

筑前煮

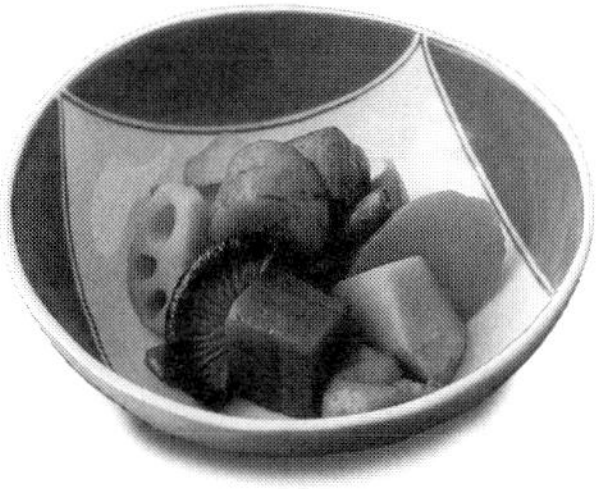

◎材料（４人分）

れんこん……80g

こんにゃく……1/2枚

にんじん……60g

ごぼう……60g

干ししいたけ（小）……４枚

ゆでたけのこ……100g

サラダ油……小さじ１

A（みりん、薄口しょうゆ各大さじ２　塩少々）

さやいんげん……２～３本

塩……適量

◎作り方

1　干ししいたけは水に浸して戻し、石づきを取る。れんこん、こんにゃく、にんじん、ごぼう、たけのこは乱切りにする。ごぼうとれんこんは水にさらし、こんにゃくはさっとゆでて水気を切る。

2　鍋にサラダ油を熱し、れんこん、にんじん、ごぼうを炒める。火が通ったら、こんにゃく、たけのこ、干ししいたけを加える。

3　全体に油が回ったら、干ししいたけの戻し汁とひたひたの水を加えて煮立て、Aを加えて弱火で汁気がなくなるまで煮る。

4　器に盛り、色よく塩ゆでしたさやいんげんを散らす。

小松菜の煮びたし

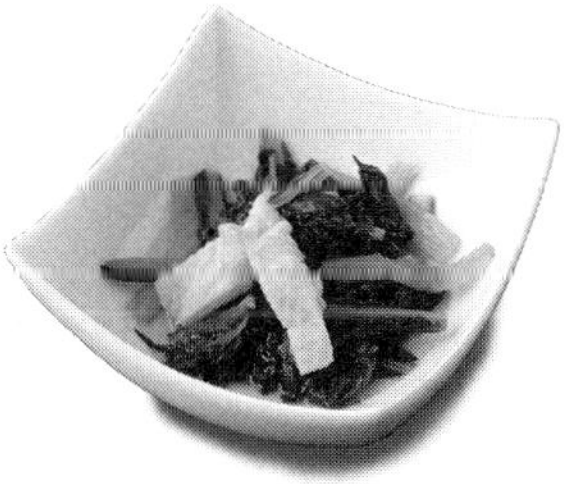

◎材料（４人分）

小松菜……１束

油揚げ……１枚

だし汁……400ml

みりん……大さじ２

薄口しょうゆ……大さじ２

◎作り方

1　小松菜は３～４cmの長さに切る。油揚げは油抜きをし、縦半分に切って細切りにする。

2　鍋にだし汁、みりん、しょうゆを入れて中火にかけ、煮立ったら油揚げを加える。さらに煮立ったら小松菜を加える。
3　小松菜がしんなりしたら火を止め、そのまま置いておく。

かき玉汁

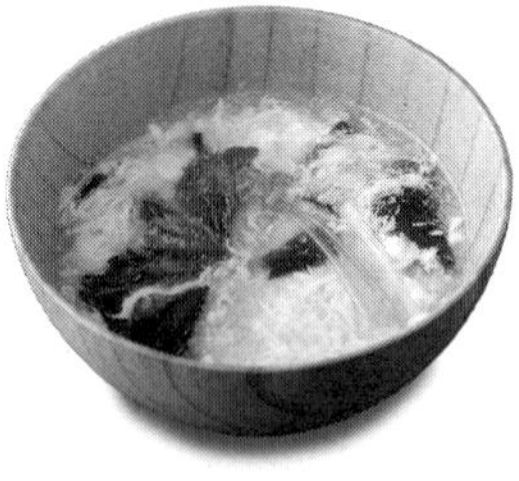

◎材料（4人分）
卵……2個
生わかめ… …60g
三つ葉……4本
えのき茸……1/2パック
だし汁……800ml
塩……小さじ1
薄口しょうゆ……大さじ2

◎作り方
1　卵は溶いておく。わかめは食べやすく切る。えのき茸は石づきを除き、1/2に切る。
2　鍋にだし汁を煮立てて火を弱め、塩、しょうゆで調味する。わかめ、三つ葉、えのき茸を入れてさっと火を通す。一度火を止めて溶き卵を加え、もう一度火を入れてすぐに止める。

えんどう豆ごはん

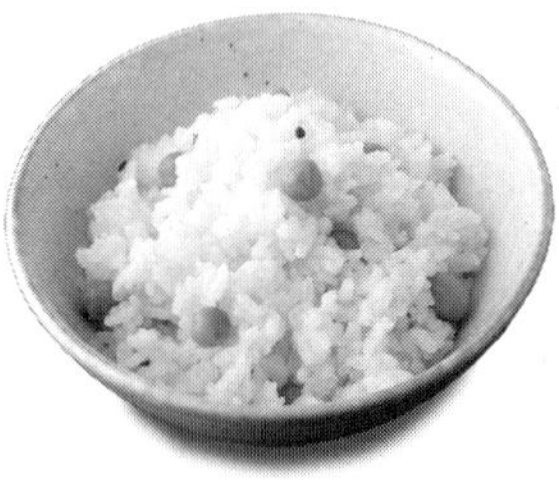

◎材料（作りやすい分量）
白米……3合
好みの雑穀……大さじ3～5
えんどう豆……大さじ5
塩……少々

◎作り方
1　えんどう豆は塩をまぶしておく。
2　p.200の**1**、**2**を参考にして、雑穀入りごはんを炊く。
3　**2**にえんどう豆を加えて混ぜ、塩で調味して炊く。

③成人期 I

生活習慣病予防のためには、食べ過ぎ予防の対策がポイントです。肉は食物繊維たっぷりのたけのこやきのこ類と一緒にソテーすると、肉の脂肪分やコレステロール、エネルギーなどを抑える食べ方になります。

Menu

- たけのことアスパラの牛肉ソテー
- トマトサラダ
- 洋風きんぴら
- あさりのみそ汁
- 菜飯

（写真は p.297）

たけのことグリーンアスパラガスの牛肉ソテー

◎材料（４人分）
牛肉……320g
ゆでたけのこ……200g
グリーンアスパラガス……４本
塩、こしょう……各少々
サラダ油……少々
粉さんしょう…… 適量
木の芽……適宜

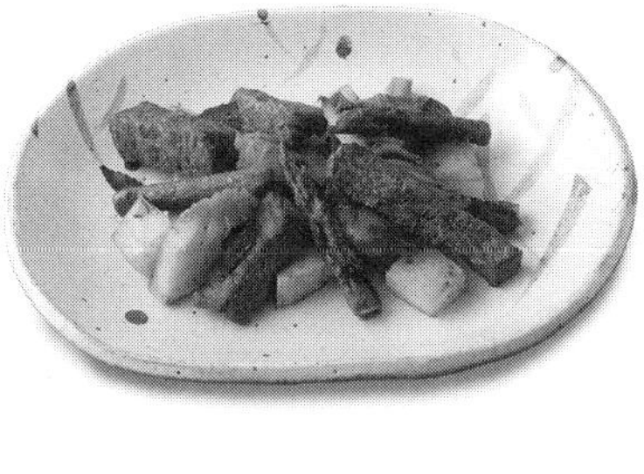

◎作り方
1　牛肉はサイコロ型か1.5cm幅に切って塩、こしょうで下味をつける。ゆでたけのこ、グリーンアスパラガスは牛肉に合わせて切る。
2　サラダ油を熱したフライパンで牛肉をソテーし、ゆでたけのこ、グリーンアスパラガスを加えてソテーする。塩、こしょう、粉さんしょうで味付けし、好みで木の芽を散らす。

トマトのサラダ

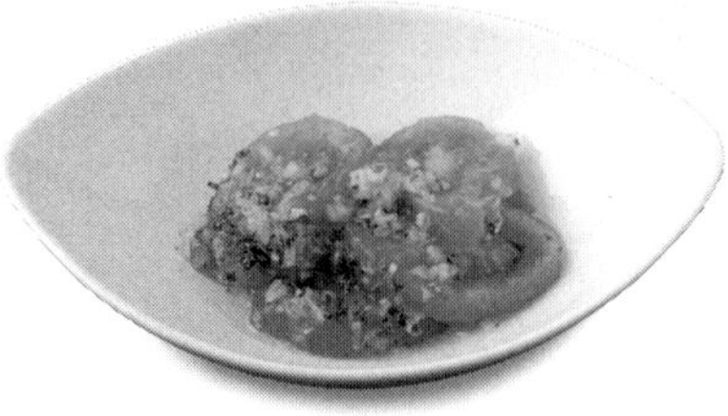

◎材料（４人分）

トマト……大２個

玉ねぎ……1/4個

きゅうり……1/2本

パセリ……少々

フレンチドレッシング

A（酢大さじ1.5　塩、こしょう各少々）

サラダ油……大さじ３

◎作り方

1　トマトはくし型に切る。玉ねぎ、きゅうり、パセリはそれぞれ粗みじんに切り、玉ねぎとパセリはそれぞれ水にさらす。

2　ボウルに**A**を入れて混ぜ、サラダ油を少しずつ加えながら混ぜる。

3　玉ねぎ、きゅうり、パセリを**2**に浸す。

4　トマトを皿に並べ、**3**をかける。

洋風きんぴら

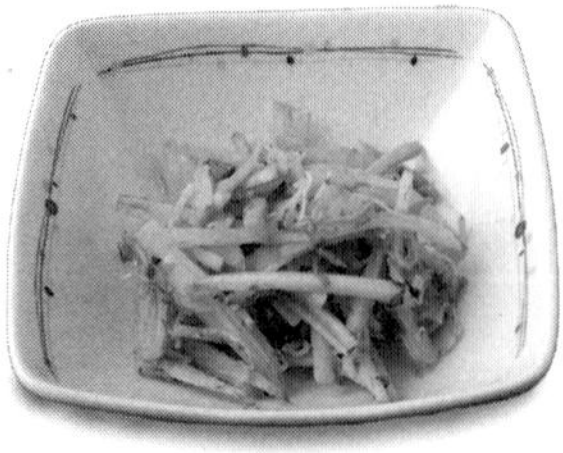

◎材料（４人分）

セロリ……200g

にんじん……60g

ごぼう……60g

しらす干し……大さじ1

サラダ油……小さじ1

塩、こしょう……各少々

◎作り方

1　筋を取ったセロリ、にんじん、ごぼうは３～４cm長さの棒状に切る。ごぼうは水にさらす。

2　鍋にサラダ油を熱してにんじん、ごぼうを炒める。火が通ったら、セロリを加えて炒め、塩、こしょうをふり、しらす干しを加えてさっと混ぜる。

あさりのみそ汁

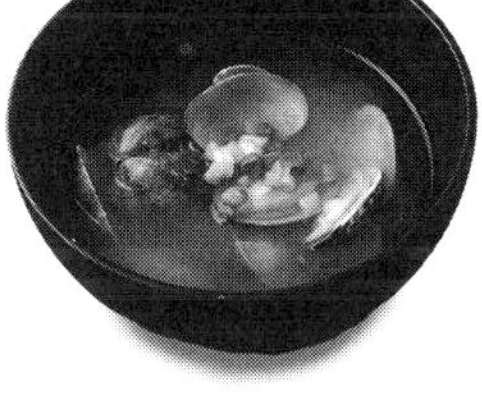

◎材料（４人分）
あさり……300g
万能ねぎ……２～３本
水……800ml
みそ……大さじ４

◎作り方
1　あさりは３％の塩水に浸けて砂出しする。万能ねぎは小口切りにする。
2　鍋に水、あさりを入れて火にかけ、殻が開いたら弱火にし、みそを溶き入れる。万能ねぎを入れてさっと火を通す。

菜飯

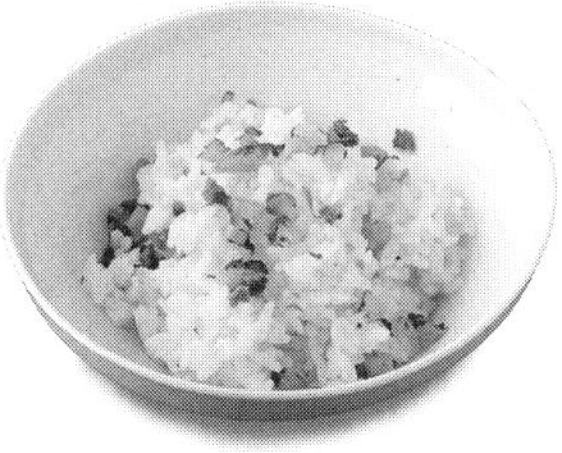

◎材料（４人分）
雑穀ごはん……600g
大根の葉……適量
ごま油、塩、こしょう……各少々

◎作り方
1　p.200の**1**、**2**を参考にして、雑穀入りごはんを炊く。
2　大根の葉は小口切りにし、ごま油を熱したフライパンで炒め、塩、こしょうを振る。雑穀ごはんに混ぜ、ざっくり混ぜる。

④成人期２

外食が多い人は野菜不足になりがちです。不足しやすい食品は家庭で積極的に補うようにしましょう。揚げ物や炒め物の回数が多くならないように、焼いたり、蒸したりする調理法を取り入れるようにします。魚の塩焼きには、たんぱく質の消化を助けるおろし大根と酸化防止のレモンを添えましょう。

野菜料理では調理が簡単で、栄養分が煮汁に流出しにくい蒸し野菜がお勧めです。

Menu

- 青魚の塩焼き
- 蒸し野菜　ごまだれがけ
- きゅうりとわかめの酢の物
- 大根と油揚げのみそ汁
- 雑穀入りごはん

（写真は p.298）

青魚の塩焼き

◎材料（4人分）

あじ、いわしなどの青背の魚……4尾
塩……少々
大根……8cm
レモン……1/2個

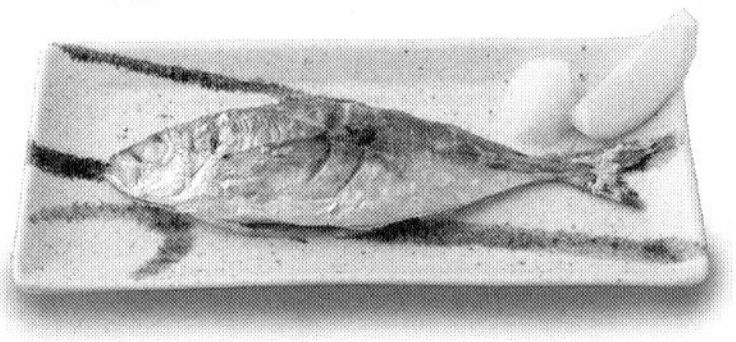

◎作り方

1　魚に塩をふってグリルで焼く。
2　大根はおろす。レモンはくし型に切る。
3　皿に魚を盛り付け、おろし大根、レモンを添える。

蒸し野菜　ごまだれがけ

◎材料（4人分）

れんこん……120g
かぼちゃ……160g
にんじん……120g
ブロッコリー……1/2株
ごまだれ
┌ 白炒りごま……大さじ3
│ だし汁……50～60ml
└ 砂糖……小さじ2
しょうゆ……小さじ1

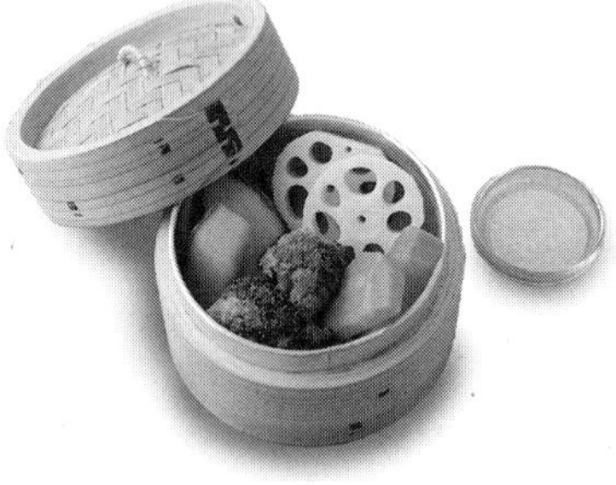

◎作り方
1　野菜は食べやすい大きさに切り、蒸し器で蒸すか、ラップで包んで電子レンジにかけ、火を通す。
2　白炒りごまをフライパンで香ばしく炒り、すり鉢でする。だし汁を加えてのばし、砂糖、しょうゆを加えて混ぜる。
3　器に盛り、ごまだれをかける。

きゅうりとわかめの酢の物

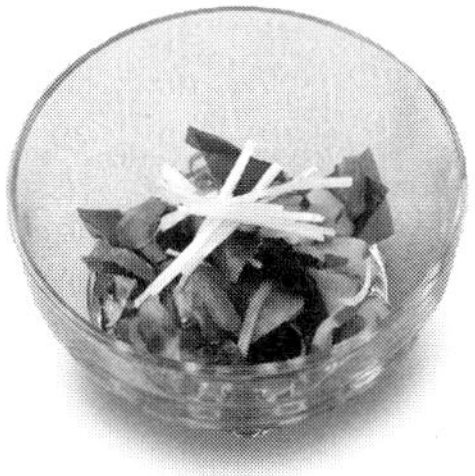

◎材料（４人分）
きゅうり……２本
塩……少々
生わかめ …60g
しょうが……少々
クコの実（もどしたもの）……少々
A（酢大さじ４　砂糖大さじ1　塩小さじ1、しょうゆ少々）

◎作り方
1　きゅうりは薄い輪切りにし、塩を振ってもみ、しんなりしたら水で洗って水気を絞る。わかめはざく切り、しょうがは千切りにする。
2　ボウルにAを入れて混ぜ溶かし、1、クコの実を加えてさっと和える。

大根と油揚げのみそ汁

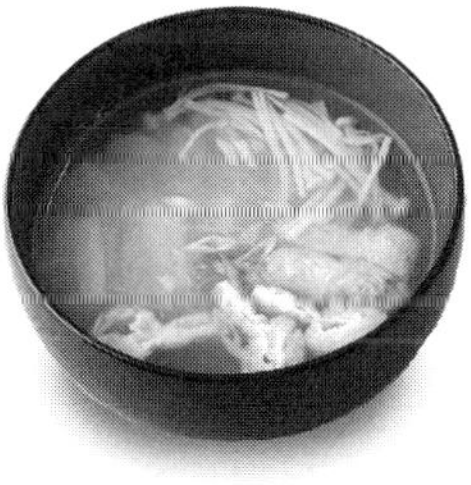

◎材料（４人分）
大根……60g
油揚げ……1/2枚
えのき茸……40g
万能ねぎ……2～3本
だし汁……800ml
みそ……大さじ４

◎作り方
1　油揚げは油抜きし、大根とともに食べやすい大きさに切る。えのき茸は石づきを除き、1/2に切る。

2　鍋にだし汁、大根を入れて火にかけ、やわらかくなったらえのき茸を加えて火を通し、油揚げを入れる。
3　弱火にしてみそを溶き入れ、小口切りにした万能ねぎを加える。

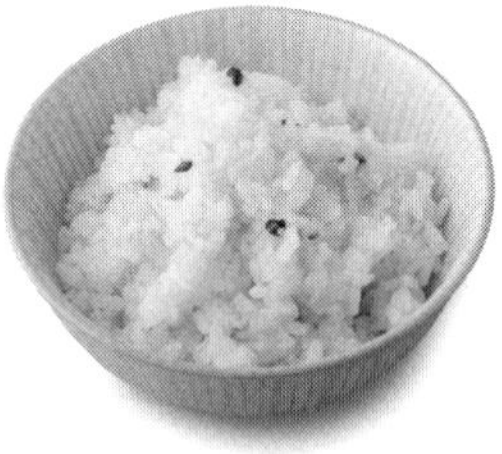

雑穀入りごはん

◎材料（作りやすい分量）

白米……３合

好みの雑穀……大さじ３～5

◎作り方（炊飯器で炊く場合）

1　p.200の**1**、**2**を参考にして、雑穀入りごはんを炊く。
2　**1**に塩ひとつまみを加え、白米モードで普通に炊く。炊き上がったら10～15分蒸らし、濡らしたしゃもじでごはんの間に空気を入れるように上下に返す。

⑤成人期のおやつ

メタボリックシンドローム（内臓脂肪）が気になる中高年や便秘気味の人には、食物繊維とミネラルを豊富に含んでいる寒天を使ったゼリーやみつ豆などがお勧めデザートです。豆類や果物は食物繊維が多く、低カロリーの果物を一緒に摂取することにより、ビタミンが摂れるだけでなく果物の甘味で蜜の使用量が減りヘルシーさがさらにアップします。低カロリーの果物としては、キウィフルーツ・イチゴ・ビワ・パイナップル・イチジク・ブルーベリー・キンカンなどがあります。

Menu

・寒天ゼリーのフルーツみつ豆

（写真はp.304）

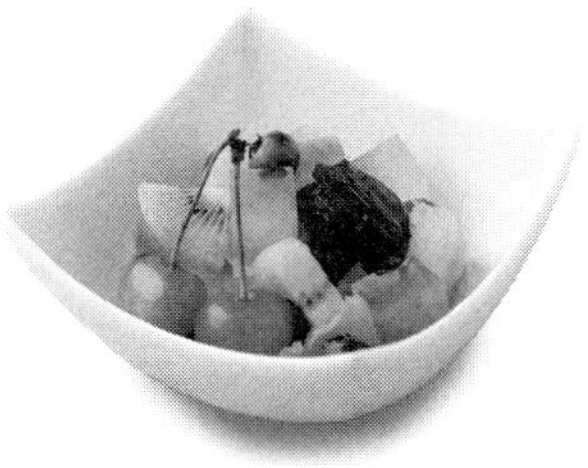

寒天ゼリーのフルーツみつ豆

◎材料（4人分）

季節のフルーツ（3種類ほど）……200g

赤えんどう豆（水煮）……80g

蜜

オリゴ糖……適量

黒蜜（市販のもの）……適量

※蜜は市販のものでもOK

水……500ml

粉寒天……4g

◎作り方

1 鍋に水と粉寒天を入れて弱火にかけ、木べらで混ぜながら5～6分煮溶かす。粗熱をとり、内側を水少々で濡らした流し缶に入れて冷やし固める。固まったら、小さい角切りにする。

2 フルーツは適当な大きさの賽の目に切り、塩水をくぐらせる（変色を防ぐため）。

3 器に**1**、**2**、赤えんどう豆を盛り、材料を混ぜて作成した蜜をかける。

9 成人期の運動

成人期の運動については、Chapter 3を参照してください。

Lesson 5. 高齢期

1　高齢期の生理的特徴

高齢期とは一般に65歳以上を指します。さらに65歳～74歳を**前期高齢者**、75歳以上を**後期高齢者**と呼んで区分することもあります。

高齢期には、組織重量、腎・泌尿器、循環器、運動器、内分泌などに身体的変化が起きたり、咀嚼《そしゃく》・嚥下《えんげ》機能、消化吸収、代謝機能、食事量と味覚、温冷感などに変化が起きます。

①組織重量

加齢に伴い、実質細胞の数が成人の3分の2まで減少し、各組織の重量も減少します。肝臓、脾臓、胸腺、骨格筋、骨組織の重量減少が顕著であるのに対し、肺、脳の重量減少は緩やかです。ただし、心臓は例外で重量が増加します。

②腎・泌尿器

腎臓の重量は減少し、糸球体ろ過機能が低下します。糸球体とは腎臓の中で網目構造をもった組織であり、体内で生じた老廃物は糸球体でろ過されて尿として体外へ排出されます。糸球体の網目が詰まり、ろ過機能が低下すると体は圧力をかけてろ過しようとするため、高血圧のリスクが高まります。

③循環器

血管の弾力が低下し、収縮期血圧が高くなりやすくなります。

④運動器

筋肉量が減少するため、瞬発力、筋持久力、柔軟性が低下し、転倒や骨折を起こしやすくなります。

⑤内分泌

メラトニンが低下し、睡眠障害が起こりやすくなります。メラトニンは、脳の松果体と呼ばれる部分から分泌されるホルモンで、睡眠を促進させる役割があります。

⑥咀嚼・嚥下機能

嚥下《えんげ》機能の低下（嚥下反射、唾液分泌の低下など）から嚥下困難になりやすくなります。そのため誤嚥性肺炎の恐れがあるため注意が必要です。程度に応じ、とろみ食にしたり、切り方を工夫し、刻み食、ミキサー食の対応をしましょう。

その他、歯の欠損、舌の運動機能の低下、咀嚼機能の低下が起こり、食欲不振になったり、食事を摂ることが困難になり得ます。

⑦消化吸収

消化吸収機能も衰え、消化管が萎縮して消化酵素、粘液、胃酸などの消化液の分泌が低下し、消化管の運動が低下します。さらに、蠕動《ぜんどう》運動機能が低下し便秘を起こしやすくなります。

⑧代謝機能

骨格筋の萎縮から基礎代謝が低下します。身体活動量も減りますので、エネルギー消費量は減少します。さらにインスリン分泌量の減少、耐糖能（糖を正常に戻す能力）が低下します。よって空腹時血糖値が上昇し、２型糖尿病の危険性が増します。

⑨食事量と味覚

食事摂取量が減少するため、低栄養や水分不足状態に陥りやすくなります。また、味覚感受性が低下するため、味を感じにくく、塩分の過剰摂取による高血圧、心臓病、胃がんの危険性が高まります。

⑩温冷感

温かい、冷たいといった感度が低下するため、熱い食べ物などによる火傷などには注意が必要です。

2　高齢期の病態・疾患

①認知症

認知症とは、脳の萎縮や脳血管障害で不可逆的な器質性病変が生じるもので、正常な老化の範囲を超え、知能障害をきたし、日常生活に支障を生じる疾患です。脳血管障害による**脳血管性認知症**と、原因不明の**アルツハイマー型認知症**に大別されます。

脳血管性認知症

脳血管性認知症は、脳梗塞、脳出血等の脳血管障害によって起こることが多く、50歳代以降の男性に多く見られます。症状は、記憶障害、夜間せん妄《もう》（軽い意識障害に加え、幻覚や錯覚が見られるような状態）等。人格、判断力、理解力は比較的保たれますが、一日の中でムラがあり、まだら認知症を呈します。

アルツハイマー型認知症

原因不明の脳変性疾患であるアルツハイマー型認知症は、認知症の約８割を占めるほど増加しています。脳の萎縮、大脳皮質の老人斑、アルツハイマー神経原線維変化が主な特徴です。70歳以降の女性が発症することが多いですが、近年は40歳代の若年齢の発症も報告されています。症状は、記憶障害、知的機能の衰え、人格崩壊等。ゆっくりではありますが、確実に症状が進む傾向があります。

②認知症の食事ケア

認知症の特効薬として具体的な食べ物を挙げることは困難ですが、脳の老化を防ぐ食品と言われるものは数々あります。脳の老化を最小限にとどめ、健康を保つことが重要です。

脳の活性化を助ける食べ物

脳を構成している栄養素のほとんどが、たんぱく質と脂質です。たんぱく質は数十種類ありますが、情報伝達物質に重要な働きをする栄養素が重要です。これが不足すると物覚えが悪くなってしまう恐れがあります。吸収の良いたんぱく質を日々バランスよく食べるよう心がけましょう。

大豆・大豆加工品は良質のたんぱく質を含むほか、情報伝達を円滑に行うレシチンが含まれています。生の大豆は消化が悪いので、加工品や煮豆を上手に食卓に取り入れましょう。

過酸化脂質・活性酸素を取り除く

細胞が老化すると、過酸化脂質とたんぱく質が結合し、身体に老廃物が生まれます。この老廃物を予防する栄養素がビタミンEです。ビタミンEを多く含む食品は、ナッツ類、植物油等です。ただし、ナッツ類も植物油も高カロリー食品なので食べ過ぎには十分気を付けましょう。

また、赤、黄、緑など色の濃い緑黄色野菜には活性酸素を取り除く働きがあります。活性酸素は脳の老化を早めるものですから、緑黄色野菜を日々食べることは脳の老化を防ぐことにつながります。カロテンは脂溶性ですから炒め物や揚げ物にすると吸収率が高まります。ビタミンEをたっぷり含む植物油と食べ合わせれば一石二鳥です。

脳の血管を丈夫に

脳血管性認知症の予防には、DHAやEPAが挙げられます。イワシ、アジ、サンマ等の青背魚は、コレステロール降下作用があり、動脈硬化症を予防します。注目の機能性成分、タウリンはアミノ酸の一種ですから、前項の通り、老化予防にぴったりです。動脈硬化症を予防し、脳卒中や脳梗塞を防ぐことが大切です。

②たんぱく質・エネルギー栄養障害（PEM）

高齢者は、食事摂取量の不足によって、たんぱく質とエネルギーが共に不足し、栄養不良状態に陥りやすくなります。血清アルブミン値が、たんぱく質・エネルギー栄養障害の評価・判定に使用されます（基準値3.7～4.9g/dℓ）。血清アルプミン値とは、血液中のたんぱく質の一種で、栄養・代謝物質の運搬、浸透圧の維持などの働きがあります。高齢者の栄養状態を評価する指標としても使用されます。

③脱水

脱水とは、体液が正常の場合よりも減少した状態を指しますが高齢者に多く見られる症状です。渇中枢機能の低下、食物摂取量の低下、腎機能の低下等、さまざまな要因から症状が起こります。脱水の予防として、のどが渇いた感覚がなくても、定期的に水分補給をすることが大切です。

3　高齢期の栄養ケア

高齢期の生理機能や栄養状態は、他の時期に比べて個人差が大きく、エネルギー必要量も個人によって大きく異なります。さらに、何らかの疾病を有していることが多く、個々の対応が重要になります。また、これまでの食習慣や嗜好の影響が強く、これらに考慮して栄養ケアを行います。

高齢期の食事摂取基準は、基礎代謝量の低下に伴い、エネルギーの必要量こそ低下しますが、他のたんぱく質、ビタミン、ミネラルの必要量は、成人期とほとんど変わりません。

高齢者には、それまでの不適切な食習慣や誤った食生活を否定せず、わかりやすく長期的に、継続して提案してくことが重要です。高齢者自らに判断させ、行動できるまで援助していくことで、老化現象の進行を遅らせることが可能です。

・規則的な食生活…食事は１日３回、決まった時間に摂ることが望ましい。欠食は避ける。
・多種類の食品で栄養を摂る…栄養素が偏らないように、食品を組み合わせ、質の高い食生活を心がける。
・脂質の過剰摂取に注意…脂質は胃内停滞時間が長いため、高齢者の胃に負担をかけがち。摂り過ぎに注意する。
・味覚感受性低下による塩分の摂り過ぎに注意…香味野菜や柑橘類を使用して、減塩でもおいしく食べられる工夫が大切。
・適度な運動で食欲減退を防ぐ…食欲減退予防に、適度な運動と休養を取り入れる。また、会食の機会を作ったり、楽しい食事の演出も効果的。

4　高齢期に良いメニュー

①高齢期1

高齢期には不足しやすい良質なたんぱく質とビタミン、ミネラル、食物繊維を多く摂りましょう。消化機能の低下や食欲不振には、大根やイチジク、しょうが、青じそ、梅干しなどが効果的です。便秘になりがちな人は、きのこや海藻を積極的に摂取しましょう。

Menu

- 鯛と大根の煮付け
- オクラとなめこのおろし和え
- モロッコインゲンとイチジクの白和え
- もずくとしょうがのスープ
- 青じそと梅ごはん

（写真は p.299）

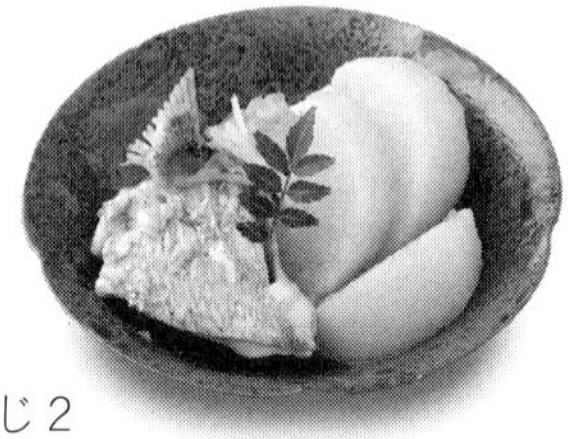

鯛と大根の煮付け

◎材料（４人分）

鯛（切り身）……３切れ
大根……200g
A（だし汁800ml　薄口しょうゆ小さじ２
　みりん大さじ１　塩小さじ１）
しょうがの薄切り……２～３枚
しょうがの千切り……少々
木の芽……少々

◎作り方

1　大根は大きめの乱切りにし、水から火にかけ、やわらかくなるまでゆでる。鯛は霜降り（沸騰した湯に魚を一瞬浸したり熱湯をかけたりして、表面だけに火を入れ、冷水に入れて冷ます下処理）して水にとり、汚れやうろこをきれいに洗う。
2　鍋に**A**を煮立て、大根、鯛、しょうがの薄切りを入れて火にかけ、煮立ったらアクを取って中火で15～20分煮る。
3　器に盛り、しょうがのせん切り、木の芽をのせる。

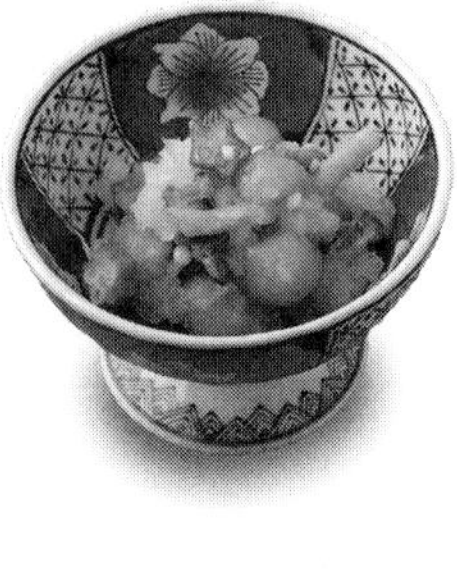

オクラとなめこのおろし和え

◎材料（４人分）

オクラ……８本
なめこ……100g
大根……1/4本

だし汁……150ml
しょうゆ……小さじ2
塩……少々

◎作り方
1　オクラは塩でもみ洗いし、塩ゆでして食べやすい大きさに切る。なめこは石づきを取ってゆでる。大根はすりおろし、軽く水気を切る。
2　鍋にだし汁を煮立て、しょうゆ、塩で調味して冷ます。
3　オクラ、なめこ、おろし大根を混ぜ合わせ、**2**をかける。

モロッコインゲンとイチジクの白和え

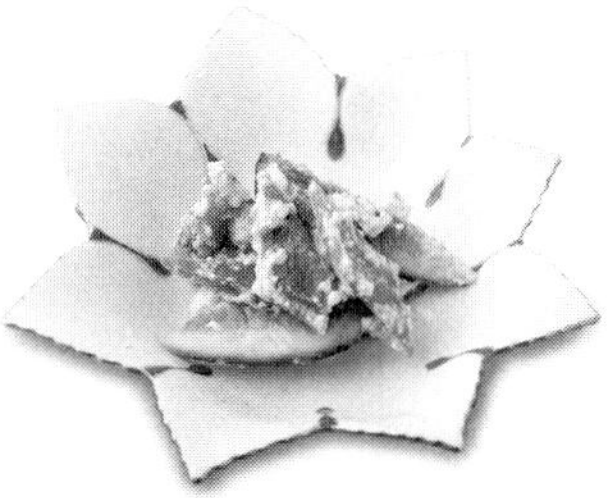

◎材料（4～6人分）
木綿豆腐……1/2丁
イチジク（小）…2個
モロッコインゲン…3～4本
クコ…大1
しょうゆ…少々
A（すりゴマ（白）大1　塩小さじ1/4　しょうゆ小さじ1）

◎作り方
1　鍋に湯を沸かし、豆腐を入れ、沸騰したら取り出し、重しをして水気を切る。すり鉢で滑らかになるまで豆腐をすりつぶし、**A**を加えて混ぜ合わせて、和え衣を作る。
2　モロッコインゲンは熱湯で色よく茹でて水気を切り、3～4cmの長さに切り、しょうゆ少々を振りかけておく。
3　イチジクは塩水にさっとくぐらせ、水気を切り、皮付きのまま、適当な大きさのくし型に切る。クコは軽くもどして水気を切る。
4　**1**の豆腐の和え衣に**2**と**3**を混ぜ合わせて、器に盛る。

もずくとしょうがのスープ
◎材料（4人分）
もずく……200g
しょうが……1片

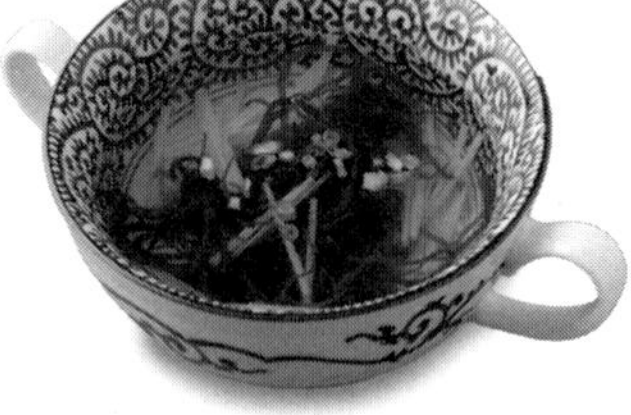

えのき茸……100g
だし汁……800ml
塩、こしょう……各少々
しょうゆ……少々

◎作り方

1　もずくは洗って水気を切る。しょうがは千切りにする。えのき茸は石づきを除いて1/2に切る。
2　鍋にだし汁、塩、こしょう、しょうゆを煮立て、もずく、しょうが、えのき茸を加えて煮立てる。塩、こしょうで味を調える。

青じそと梅ごはん

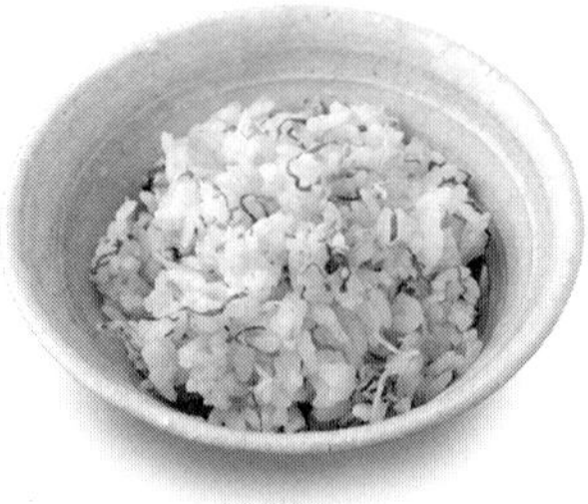

◎材料（４人分）
雑穀ごはん……600g
青じそ……４枚
ちりめんじゃこ……大さじ３
梅干し……大２個
白ごま……少々

◎作り方

1　p.200の**1**、**2**を参考にして、雑穀入りごはんを炊く。
2　青じそは千切りにし、水にさっとさらしてパリッとさせる。梅干しは種を除き、細かくたたく。
3　**1**に**2**、ちりめんじゃこ、白ごまを加えて混ぜ合わせる。

②高齢期２

高齢期の人が食べる肉料理は、若者と同じものではエネルギーや脂肪分が多過ぎ、肥満を招き、各種疾患を誘発する場合もあります。使用する肉を半分の量にして、豆腐やおから等を加えたものにするとよいでしょう。和風のソースは、胃の負担が少なく、消化吸収もよいので高齢者にはお勧めです。

Menu

・豆腐ハンバーグ
・たけのことふきの煮物
・小松菜とエリンギのごま和え
・具だくさんみそ汁
・黒米入り雑穀ごはん

（写真は p.300）

豆腐ハンバーグ

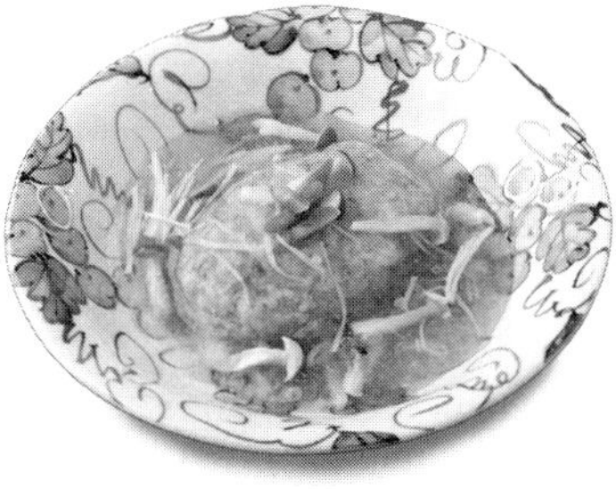

◎材料（４人分）
木綿豆腐……1丁
鶏ひき肉……300g
玉ねぎ……1/4個
にんじん……1/4本
舞茸……50g
サラダ油……少々
小麦粉……小さじ1
塩、こしょう……各少々
みぞれソース
　大根……８cm
　しめじ……50g
　万能ねぎ……２～３本
　だし汁……400ml
　塩……小さじ1/2
　しょうゆ……大さじ1

◎作り方
1　豆腐は熱湯でさっとゆで、ペーパータオルなどで包み、重しをし、水気を切り、つぶしておく。
2　玉ねぎ、にんじん、舞茸はみじん切りにし、フライパンにサラダ油を熱して炒める。玉ねぎがしんなりしたら小麦粉を加えて炒め、粗熱をとる。
3　ボウルに鶏ひき肉、豆腐、**2**、塩、こしょうを入れて粘りが出るまで混ぜ、４等分して丸く形を整える。

4　みぞれソースを作る。大根はおろし、しめじは石づきを除いてほぐす。万能ねぎは小口切りにする。鍋にだし汁、塩、しょうゆを入れて火にかけ、しめじを加えて煮る。火を止めておろし大根、万能ねぎを加える。
5　フライパンにサラダ油を熱し、**3**を入れて両面を焼く。
6　皿にハンバーグを盛り付け、みぞれソースをかける。

たけのことふきの煮物

◎材料（４人分）

ゆでたけのこ……200g
ふき……１本
ゆでわらび（水煮でもよい）……100g
だし汁……600ml
みりん……大さじ２
薄口しょうゆ……大さじ１
塩……小さじ1/2
木の芽……適宜

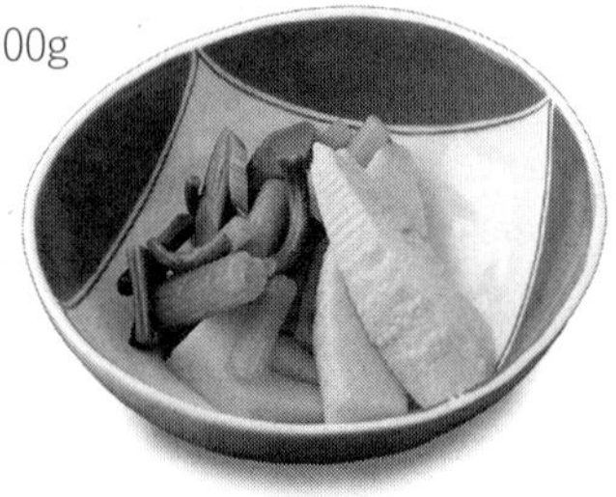

◎作り方

1　ゆでたけのこは食べやすい大きさに切る。
2　ふきは鍋に入る大きさに切り、塩を振って板ずりする。たっぷりの熱湯にふきを入れ、２～３分ゆでて冷水にとって冷ます。筋をとり、４cmの長さに切る。
3　ゆで（水煮）わらびは４～５cmの長さに切る。
4　鍋にだし汁を入れて中火で煮立て、たけのこ、わらびを入れる。再度煮立ったらみりんを加え、落しぶたをしてしばらく煮る。残りの調味料を加え、ふきを入れて煮含める。
5　器に盛って木の芽を散らす。

小松菜とエリンギのごま和え

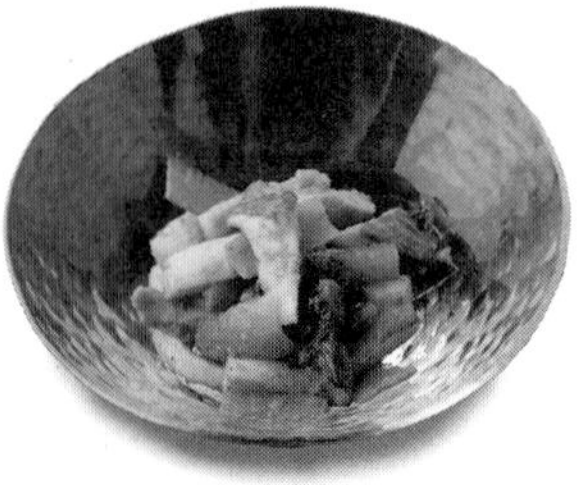

◎材料（４人分）

小松菜……１束
エリンギ……３本
白ごま……大さじ２

砂糖……大さじ1/2
塩……小さじ1/4
みりん……大さじ1
しょうゆ……小さじ1

◎作り方

1　小松菜は色よく塩ゆでして水気を絞り、3～4cmの長さに切る。エリンギは半分の長さに切って手で裂き、ゆでる。

2　白ごまをすり、砂糖、塩、みりん、しょうゆを加えて混ぜ合わせる。

3　小松菜とエリンギを混ぜ合わせ、**2**で和える。

具だくさんみそ汁

◎材料（4人分）
じゃがいも……60g
大根……60g
にんじん……40g
ごぼう……40g
しめじ……40g
白菜……1枚
万能ねぎ……2～3本
だし汁……800ml
みそ……大さじ4

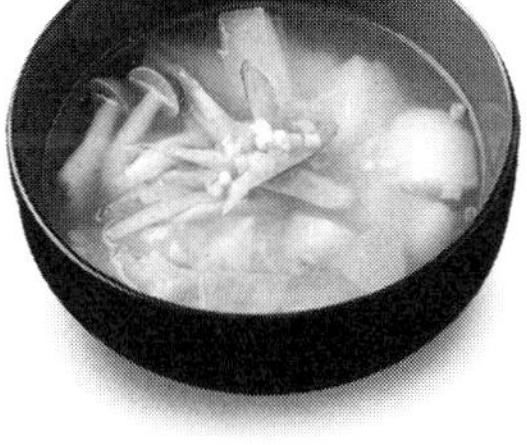

◎作り方

1　じゃがいも、大根、にんじん、ごぼう、白菜は食べやすい大きさに切る。しめじは石づきをとってほぐす。

2　鍋にだし、大根、にんじん、ごぼうを入れて火にかけ、やわらかくなったらじゃがいも、白菜を加えて火を通し、しめじを入れる。

3　弱火にしてみそを溶き入れ、小口切りにした万能ねぎを加える。

黒米入り雑穀ごはん

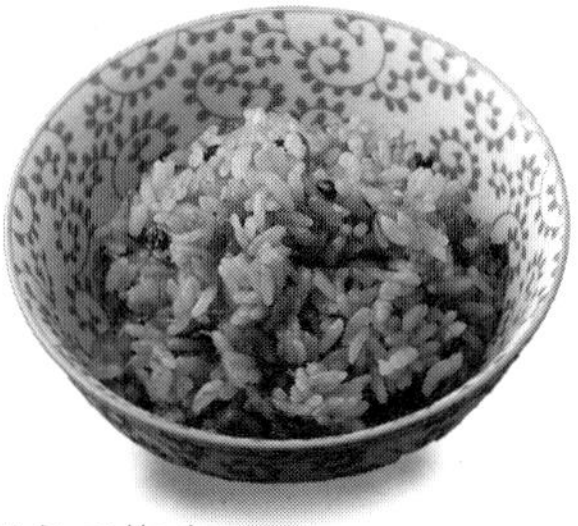

◎材料（作りやすい分量）
白米……3合
黒米……大さじ2
好みの雑穀……大さじ1～2

◎作り方
1　p.200の**1**、**2**と同様に、黒米を加えて炊く。

③高齢期のおやつ

骨粗しょう症が気になる高齢者のデザートに、フルーツヨーグルトはぴったりです。また、忙しい朝食のデザートにも、手早く簡単に準備が出来て重宝です。

ヨーグルトは骨や歯の成分であるカルシウムと乳酸菌が摂れるので、おなかの調子を整えるにも好都合です。ヨーグルトは甘味が加わらないプレーンヨーグルトがお勧めです。

黄粉をヨーグルトの上からかけると、カルシウムや食物繊維やイソフラボンなどの成分が添加され、相乗効果が得られます。

Menu
・フルーツヨーグルト
（写真は p.304）

フルーツヨーグルト

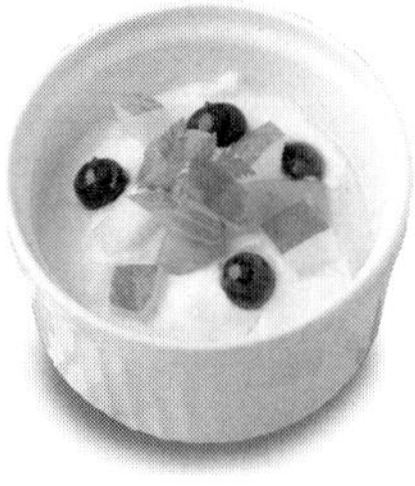

◎材料（4人分）
季節のフルーツ（3～4種類ほど）
……合わせて200～300g
プレーンヨーグルト……120～150g
ミント……適量
黄粉または玄米の粉……大さじ4

◎作り方

1 季節のフルーツを適当な大きさに切り、塩水をくぐらせておく（変色を防ぐため）。

2 器に**1**を盛り、ヨーグルトをかけて、好みで黄粉をかける。

5 高齢者の運動

高齢期ほど運動が必要な時期はないといっても過言ではありません。「もう若くないから」と自ら運動することをやめてしまうと、身体の能力はどんどん低下していき、最終的には寝たきりになってしまします。日本人の平均寿命は長くなっていますが、いくつになっても自分の足で歩ける**健康寿命**の延長に焦点を当てていくことが今日望まれています。

加齢による能力低下の速度は、運動量と運動の効率性に左右されます。100歳でもトレーニングにより筋肉の成長があることが証明されています。

まず、加齢によって減退するものを見てみましょう。

・ホルモン産生
・最大酸素摂取量
・骨の強度と密度
・神経系
・筋肉量、筋力
・体力、バランス能力（神経系の低下による）

逆に加齢によって増加するものもあります。

・安静時と運動時の心拍数（心肺機能の低下による）
・体脂肪（不活動により）
・日常生活における他者への依存

①有酸素運動

高齢期には、有酸素運動がお勧めです。特に歩行は高齢者にとって良い運動です。また、整形外科的なストレスを掛けないような運動をしましょう。体重を支えるのが困難な場合は、水中運動やバイクマシンが有効です。グループで行うと継続性が得られてなお良いです。

なるべく毎日コンスタントに行うようにします。30分の中強度の運動がお勧めです。10分×数セットと分割してもよいでしょう。強度が高い場合は、３回／週、休みを入れながら行うとよいでしょう。

②レジスタンストレーニング

高齢期におけるレジスタンストレーニングのガイドラインを示します。

すべての主要筋群のトレーニング８～10種目を１セット行います。各セットは、「ややきつい」と感じるくらいで10～15回反復するとよいでしょう。強度の上げ方は、まず回数、そして重量の順です。頻度は２回／週で、48時間の休息を入れるようにします。１回の時間は、20～30分以内がよいでしょう。

注意するべき点としては、開始最初の８週間は、最少の抵抗を使うこと、痛みや不快感がない範囲で行うこと、呼吸を止めないようにすること、瞬発的な動きはせず、動作をコントロールすることなどです。

③ストレッチ

ストレッチは、スタティックストレッチを行いましょう。その際、なめらかに動かし、はずみをつけないようにするのがポイントです。また、痛みを感じるストレッチはやらないようにします。

それぞれの筋群に対し、４回程度繰り返します。頻度は２～３回／週程度、ウォームアップとクールダウンに取り入れるとよいでしょう。

④高齢期のトレーニング例

高齢期のトレーニング例としては、下記のものがあります。

・スクワット
・もも上げ
・片脚立ち
・継ぎ足歩行（一本線の上を右左交互につま先と踵をつけて歩くこと）
・ラジオ体操
・グーパー

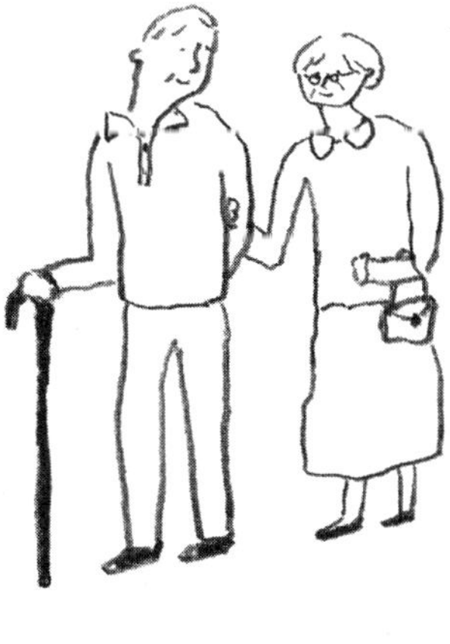

Lesson 6. 妊娠期

1　妊娠期の生理的特徴

①妊娠の成立

妊娠の成立とは、卵巣から排卵された卵子が卵管内で精子と出会って受精し、子宮腔内へと運ばれ着床した時点を言います。妊娠期間は最終月経日の初日を０日として、満280日として数えます。妊娠の時期は大まかに、妊娠初期（16週未満）、妊娠中期（16～28週未満）、妊娠末期（28週以降）の３期に分類します。

②母体の変化

妊娠中の母体の体重増加量は、平均で５カ月末で４kg、10カ月末には約11kgとなります。妊娠初期のつわりは、悪心、嘔吐、食欲不振、嗜好の変化などが主症状で、重症なものを悪阻《おそ》と言います。子宮が胃や腸管を圧迫するため、便秘が起こりやすくなります。

子宮や胎児に圧迫され、膀胱容量が減少し、頻尿や尿失禁を起こしやすくなります。

妊娠の中期から後期は中性脂肪やLDLコレステロールは増加し、脂質異常症になりやすくなります。また、生理的な現象として鉄欠乏症貧血が起こります。さらに胎児にカルシウムを取られるため、骨組織や歯のカルシウムが失われがちになります。

③分娩

分娩《ぶんべん》とは、産道を通じて胎児とその付属物が母体の外に排出されることを言います。満37週から満42週未満の分娩を正期産、満37週未満を早産、満42週以上を過期産と言います。

④産褥期

産褥期《さんじょくき》とは、分娩終了後の6～8週とされ、妊娠と分娩に伴う母体のさまざまな変化が受胎以前の状態に戻るまでの期間を言います。

2　妊娠期の栄養

妊娠期における母体の栄養状態は胎児の発育、出生後の乳児の発育にも大きな影響を与えます。

①妊婦の食事摂取基準

妊婦の食事摂取基準を非妊娠時と比べると、エネルギー・たんぱく質・葉酸・ビタミンA・鉄などの栄養素は付加を必要とします。しかし、ビタミンAの過剰摂取・アルコール・タバコ・メチル水銀などは先天的異常の危険因子になることも理解しておかなければなりません。妊娠中は母体の変化に対応できるように全ての栄養素をバランスよく摂りつつ、過剰にならないように注意する必要があります。

推定エネルギー必要量は、18～29歳の女性で1700～2250kcal/日、30～49歳の女性で1750～2350kcal/日ですが、妊婦はそれに加えて初期で50kcal、中期で250kcal、後期で450kcal付加する必要があります。

②妊産婦のための食生活指針

妊娠期および授乳期は望ましい食生活が実践できるよう、何をどれだけ食べたらよいかをわかりやすく伝えるため、厚生労働省では**妊産婦のための食生活指針**を作成しています。概要は次のとおりです。

・妊娠前から、健康なからだづくりを
・「主食」を中心に、エネルギーをしっかりと
・不足しがちなビタミン・ミネラルを、「副菜」でたっぷりと
・からだづくりの基礎となる「主菜」は適量を
・牛乳・乳製品などの多様な食品を組み合わせて、カルシウムを十分に
・妊娠中の体重増加は、お母さんと赤ちゃんにとって望ましい量に
・母乳育児も、バランスの良い食生活のなかで
・たばことお酒の害から赤ちゃんを守りましょう
・お母さんと赤ちゃんの健やかな毎日は、からだと心にゆとりのある生活から生まれます

妊娠中は、**喫煙**、**飲酒**、**カフェイン**に注意する必要があります。

妊娠中の喫煙は、胎盤への血流を減少させて胎児への酸素や栄養素の供給を妨げ、胎児に悪影響を与えます。ぜひ禁煙をしましょう。また、妊娠中の過度の飲酒は、胎児性アルコール症候群などの悪影響をもたらすため、禁酒を勧めます。

カフェインは、コーヒー・紅茶・緑茶・かぜ薬・鎮痛剤などに含まれています。日常的な多飲は流早産や低出生体重児のおそれがあるため、カフェインの多量摂取は控えます。

Column　魚介類のメチル水銀について

近年、魚介類を通じた水銀摂取が胎児に影響を与える可能性が指摘されています。そのため、厚生労働省は胎児への影響を考慮し妊婦の水銀週間許容摂取量を体重1kgあたり2.0μgと定めました。妊婦が摂取量を注意すべき魚介類として、キンメダイ・メカジキ・クロマグロ・メバチなどがあげられています。キンメダイなどの近海魚は週2回以下（1回に80g以下）、サメは週1回以下、バンドウイルカは2カ月に1回の摂取量が望ましいとされています。

3　妊娠期の病態・疾患と栄養ケア

①妊娠高血圧症候群

妊娠高血圧症候群は、以前、妊娠中毒症という名前でした。症状としては、高血圧、尿たんぱくが見られ、それらが妊娠前から持っている症状ではなく、妊娠することによって発症したものを指します。

妊娠高血圧症候群の原因についてははっきりとわかっていませんが、危険因子としては、食塩摂取過剰、貧血、低栄養、ストレス、肥満、甲状腺機能亢進症、若年・高年初産婦、慢性腎炎、糖尿病、高血圧家系などがあります。

肥満症の場合はリスクが上がるため、エネルギー摂取制限（炭水化物や動物性脂質の制限）をします。腎機能障害がない場合は比較的に高たんぱく質食、食塩の摂取制限（1日7～8g程度）、高カリウム食にし、脂質の摂取は不飽和脂肪酸を多く含む魚油を中心とします。

なお、妊娠中はカルシウムの吸収率が著しく向上するので、カルシウムを特段多く摂取する必要はありませんが、妊娠高血圧症候群などで胎盤機能が低下した場合は相当量の付加が必要になります。

②妊娠糖尿病

妊娠すると一過性の糖代謝異常が見られたり、糖尿病の症状が悪化することがあります。妊娠糖尿病は、巨大児分娩、新生児低血糖などを起こしやすいため、妊娠中には厳格な血糖コントロールが必要です。簡単な運動を取り入れたりして血糖コントロールをしますが、それらが困難な場合はインスリン療法を行います。ただし、経口血糖降下剤は使用しません。

③つわり・悪阻

妊娠初期（４～７週）のつわりは、食欲不振、嗜好の変化が主症状です。つわりが悪化し、意識障害、脱水症状、栄養障害など重症なものを悪阻《おそ》と言います。つわりの発生は、経産婦よりも初産婦に多く、妊娠４～５カ月になると症状は回復します。

つわりの時期の食事で気をつける点は、１回量を減らし食事の回数を増やすこと、嘔吐により水分が失われる恐れがあるため、水分補給を意識すること、あまり神経質にならず、食べやすいものを体調にあわせて摂取することがあります。

④貧血

妊婦の貧血の多くが**鉄欠乏貧血**です。妊娠中期から後期にかけておこる生理的現象による原因が多いのですが、貯蔵鉄が不足している場合が多いことも原因です。女性はもともと貯蔵鉄が不足している上に、胎児・胎盤に鉄が優先利用されるため、母体に必要な鉄が不足しやすいのです。

貧血の栄養ケアは、鉄の含有量の多い食品を選ぶこと、吸収促進のためにビタミンCを摂取すること、その他ビタミンB6、B12を摂取することなどが基本です。

鉄の多い食品としては、ほうれんそう、昆布、プルーン、きくらげ、レバー等があります。

⑤やせと肥満

妊娠前のBMIが18.5未満で体重増加が9kg未満の場合は胎児の発達遅延、低出生体重児（2500g以下）のリスクが高くなります。

妊娠初期においてBMI25以上は過体重であり、肥満になると、インスリンの抵抗性脂質異常症（高脂血症）、妊娠高血圧症候群、妊娠糖尿病、分娩時間の延長、微弱陣痛、巨大児出産（4000g以上）などのリスクが高まります。妊婦の肥満治療は、極度の食事療法ができないため、バランスを取りながら摂取エネルギーと脂質摂取の管理、便秘予防のために食物繊維摂取を心がけます。

4　妊娠期に良いレシピ

適正体重を維持するように油料理は控えましょう。鉄とカルシウムを充分に摂取して貧血予防を心がけ、便秘防止とデトックスのために食物繊維豊富な野菜を摂取しましょう。ハーブや香辛料を活用して薄味の工夫します。

Menu

・野菜とホタテのペペロンチーノ
・チキンのバジルソース
・トマトとモッツァレラチーズのサラダ
・かぼちゃのスープ

（写真は p.301）

野菜とホタテのペペロンチーノ

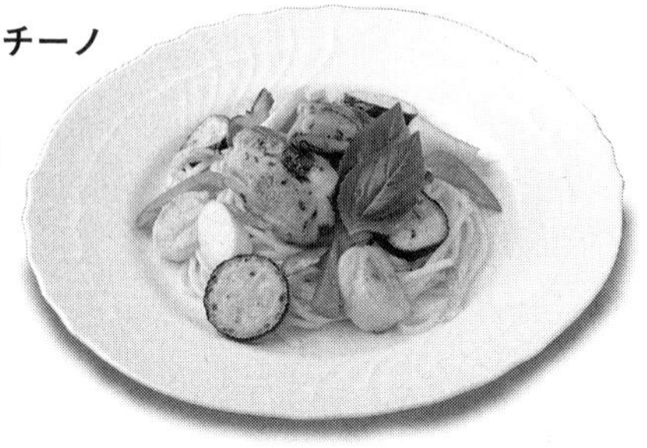

◎材料（4人分）
パスタ（乾燥）……400g
なす……1本
エリンギ……2本
パプリカ……1個
ズッキーニ……1本
ホタテ……4個
桜えび……大さじ4
オリーブオイル……大さじ2
赤唐辛子……2本
塩、こしょう……各少々

◎作り方
1　なす、エリンギ、パプリカ、ズッキーニ、ホタテは食べやすい大きさに切る。
2　フライパンにオリーブオイルを熱し、種を除いて半分に切った赤唐辛子を炒める。
3　**2**に**1**の野菜、桜えびを加えて炒め、塩、こしょうで下味をつける。
4　パスタを塩ゆでする。
5　**3**のソースに**4**のパスタを加えて和える。

チキンのバジルソース

◎材料（4人分）
鶏もも肉……1枚
塩、こしょう……各少々
バジルソース（市販のもの）……大さじ3

◎作り方
1　鶏肉は筋をたたいて伸ばし、塩、こしょうで下味をつける。バジルソースをまぶす。
2　200℃のオーブンで20～30分焼く。
＊写真ではパスタの上に乗っています。

トマトとモッツァレラチーズのサラダ

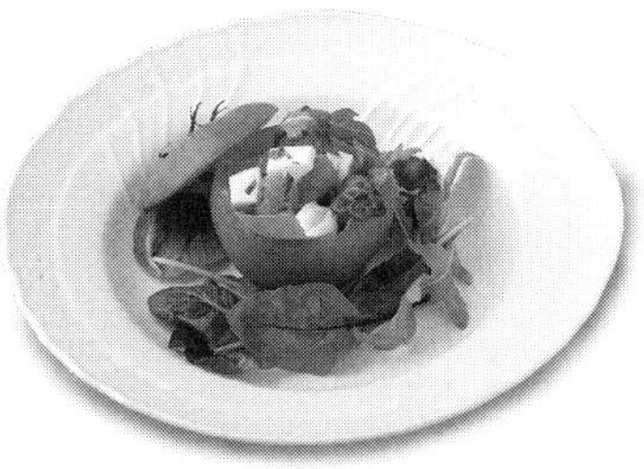

◎材料（４人分）
トマト……大２個
モッツァレラチーズ……１個
ベビーリーフ……１パック
フレンチドレッシング
A（酢大さじ1.5　塩、こしょう各少々）
サラダ油……大さじ３

◎作り方
1　トマト、モッツァレラチーズは食べやすい大きさに切る。
2　ボウルに**A**を入れて混ぜ、サラダ油を少しずつ加えながら混ぜる。
3　トマト、モッツァレラチーズ、ベビーリーフを混ぜ合わせ、**2**で和える。

かぼちゃのスープ

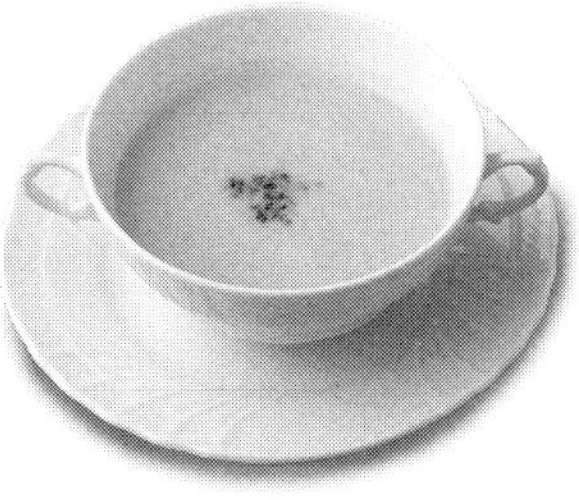

◎材料（４人分）
かぼちゃ……1/4個
固形スープの素 ……１個
水……100ml
牛乳……400ml
塩、こしょう……各少々
パセリ……適量

◎作り方
1　かぼちゃはワタを除き、蒸して皮を除き、つぶす。
2　牛乳、水でのばし、コンソメ、塩、こしょうで味付けする。
3　器に盛り、刻んだパセリを散らす。

5　妊娠期の運動

妊娠期の運動はさまざまな恩恵をもたらすので推奨されています。妊娠前から運動していた人はもちろん、運動習慣のなかった人でも運動を開始することによってその効果を感じることができるでしょう。妊婦のための運動プログラムを開始する前には、必ず医療機関に相談し、指導やサポート体制を作っておくことが大切です。

①妊娠中にエクササイズを行う利点

妊婦は、医師・専門家の指導を受けることで、胎児への危険性を最小限に抑えながら、母体の健康や体力を増進することができます。妊娠中にエクササイズを行うことは、多くのメリットがあります。

・心肺機能、筋肉の発達
・妊娠中の腰痛の軽減
・精神的健康の維持、抗うつ効果
・健康的な生活習慣の継続の確立
・分娩時間の短縮と陣痛の軽減

出産後のエクササイズも、体重、体力、柔軟性の妊娠前レベルへの早期回復に有効です。

②妊娠中及び産後の運動に対するガイドライン

ここでは、危険因子がない母体や周産期の女性を対象にした安全に運動するためのガイドラインをご紹介します。

軽度から中等度の運動を、週に３回程度の運動を月・水・金のように等間隔で行うことが推奨されています。

バランスやスピードをコントロールできる運動を行いましょう。

妊娠第1期（３カ月）以後は、仰臥位で運動すると心拍出量が減少するので避けましょう。

　激しい運動や、長時間立っていることも避ける必要があります。疲れたら休むようにしましょう。自転車マシンや水泳など体重のかからない運動は危険性が少ないので推奨されます。体重がかかる運動でも、疲労困憊するまで行わなければ継続できます。強度のモニターとしてRPE（主観的運動強度）を使用しましょう。

　原因不明の腹痛や、破水、出血など通常ではない兆候が見られた場合は、運動を中止して医師に相談しましょう。

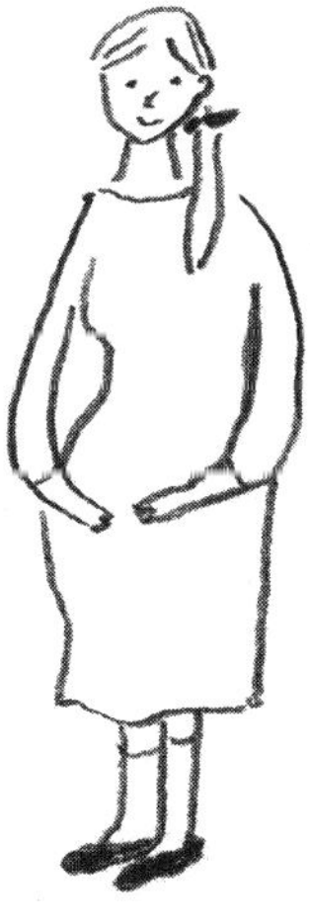

Lesson 7. 授乳期

1　授乳婦の生理的特徴

①体重の変化

分娩後体重は、胎児、羊水、胎盤などの排出により4～6kgくらい減少し、その後、循環血液量の減少や子宮収縮により、さらに体重は減少します。妊娠中に増加した脂肪は3～6カ月ぐらいで妊娠前の体重に戻すことが望ましいと言えます。

②母乳について

母乳には乳児期に必要な栄養素だけでなく、免疫力を高める成分や感染防止因子が含まれています。

分娩後３～４日間の母乳を**初乳**と言います。成乳の約３倍のたんぱく質、特にラクトアルブミン、ラクトグロブリンが多く含まれ、脂質と乳糖の濃度は低いのが特徴です。また、タウリン、γ-アミノ酪酸といった脳代謝を助ける物質のほか、IgA（免疫グロブリンA)、ラクトフェリン、リゾチームなどの免疫に関わるものの濃度が高く、新生児の感染予防に役立っています。

分娩後10日目頃からの母乳を**成乳**と言います。初乳に比べ、乳糖と脂質が増えます。分泌量も多くなり、全栄養素が含まれるようになります。

母乳の量は、分娩後、３～４日目から急激に増えます。母親の精神的疲労が大きいと母乳の分泌量が低下することがあります。そのため母乳の分泌を促進するには、十分な休養と睡眠をとり、母体の良好な栄養状態や精神的安定を保ちましょう。水分の補給も大切です。

なお、授乳後は残乳をしっかり絞り出し乳房を空にしておくと、次の乳汁分泌を促し、乳腺炎の予防になります。

母乳の利点としては次のことが挙げられます。

・感染防御因子が豊富に含まれている。
・消化吸収が良い。
・乳児の精神発達に影響を与える栄養素が豊富に含まれている。
・アレルギー性疾患が少ない。
・無菌状態で分泌されるため清潔。
・哺乳により子宮筋を収縮させ子宮の復古を促すため、母体の回復を助ける。
・母性愛を育む。
・経済的である。

2　授乳婦の生活習慣と栄養ケア

母乳は母親の食生活の影響を受けやすいため、母親の生活習慣を管理することが大切です。

アルコール、カフェイン、ニコチンは乳児に悪影響を及ぼす恐れがあるため控えます。

乳汁産生により鉄の需要が高まり、貧血になりやすいので鉄を含む食品を積極的に摂取します。

妊娠前の状態に戻すため、適度な運動を心がけます。

アレルギー歴のある母親は、アレルギー性の強い牛乳や鶏卵などを摂り過ぎないよう注意しましょう。

3　授乳期に良いメニュー

アレルギーになりやすいたんぱく質を摂る時は、使用量を控える、または、消化を助けてくれる野菜類や発酵食品など、有害物質を排泄する食物繊維の多い根菜類やきのこ類、海藻類と一緒に摂取することが乳児に悪影響を与えない工夫になります。

Menu

・山海ちらし寿司
・茶碗蒸し
・青菜と湯葉の和え物
・赤だし

（写真は p.302）

山海ちらし寿司

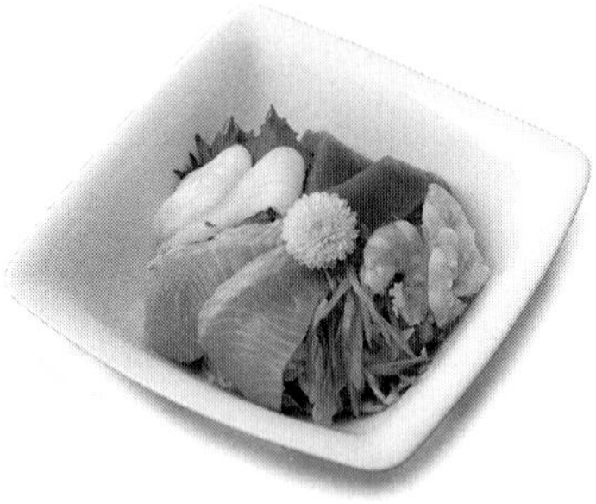

◎材料（４人分）
マグロ……８切れ
イカ……８切れ
サーモン……８切れ
むきえび……12尾
れんこん……５cm
にんじん……８cm
干ししいたけ……２枚
ごぼう……８cm
A（だし汁200ml　みりん大さじ２　しょうゆ小さじ１　塩小さじ１）
雑穀ごはん……600g
B（酢大さじ４　砂糖大さじ３　塩小さじ２）
絹さや……４枚

◎作り方
1 **B**を合わせて寿司酢を作り、炊いた雑穀ごはんに混ぜて寿司飯を作る。
2 れんこんはいちょう切り、にんじんは千切り、ごぼうは笹がきにする。干ししいたけは水で戻し、薄切りにする。鍋に**A**のだし汁、みりん、しょうゆ、塩を入れて煮立て、れんこん、にんじん、干ししいたけ、ごぼうを加えて煮る。

3　**1**の寿司飯に冷ました**2**を加えて混ぜる。
4　皿に**3**を盛り、マグロ、イカ、サーモン、むきえびをのせ、色よく塩ゆでした絹さやを飾る。

茶碗蒸し

◎材料（4人分）
卵……2個
A（だし汁300ml　みりん小さじ1.5　しょうゆ小さじ1　塩少々）
鶏ささ身……100g
むきえび……4尾
大根……1cm
にんじん……3cm
しめじ……8本
銀杏……4個
三つ葉……4本
しょうゆ……少々

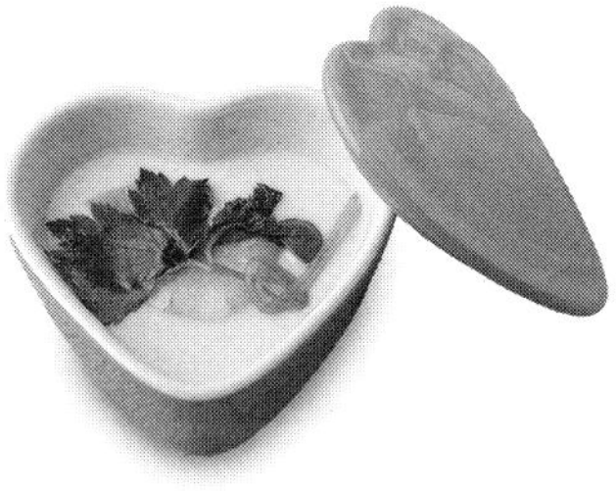

◎作り方
1　鍋に**A**のだし汁、みりん、しょうゆ、塩を加えて煮溶かし、冷ます。
2　鶏ささ身は一口大の削ぎ切りにする。鶏ささ身とむきえびにしょうゆ少々をふりかけておく。
大根、にんじんは一口大に切り茹で、しめじは石づきを除き手で裂く。それぞれしょうゆ少々をまぶして置く。
3　卵を泡立てないように割りほぐし、**1**を加えて漉し器で漉す。
4　蒸し茶碗に具の**2**と銀杏を入れ、**3**の卵液を注ぐ。
5　蒸気の上がった蒸し器に入れ、しずくが落ちないように布巾をはさみ、ふたをして強火で2分、弱火で10～13分間蒸す。蒸し上がったら、三つ葉を飾る。

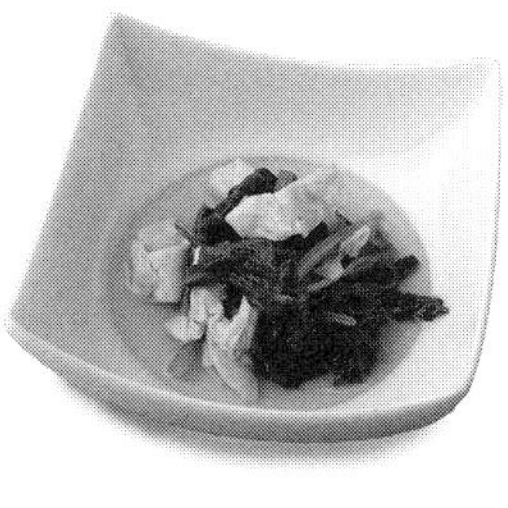

青菜と湯葉の和え物

◎材料（4人分）
ほうれん草……1束
湯葉（乾燥）……18cm角を2枚

だし汁……400ml
みりん……小さじ4
薄口しょうゆ……小さじ4
塩……少々

◎作り方
1　ほうれん草は塩ゆでして、水気を絞り、3～4cmの長さに切る。湯葉はヒタヒタの水につけて戻す。
2　鍋にだし汁、みりん、しょうゆ、塩を入れて火にかけ、煮立ったら1の湯葉を加えて2～3分間中火で煮る。
3　ほうれん草を加えて味をなじませる。

赤だし
◎材料（4人分）
豆腐……1丁
えのき茸……100g
生わかめ …60g
万能ねぎ……2～3本
だし汁……800ml
赤みそ……大さじ4

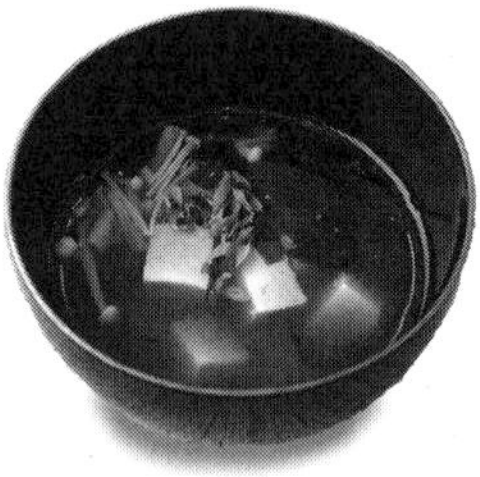

◎作り方
1　豆腐、わかめは食べやすい大きさに切る。えのき茸は石づきを除き、1/2に切る。
2　鍋にだし汁を入れて火にかけ、えのき茸、わかめを加えて火を通し、豆腐を加えてさっと煮る。
3　弱火にして赤みそを溶き入れ、小口切りにした万能ねぎを加える。

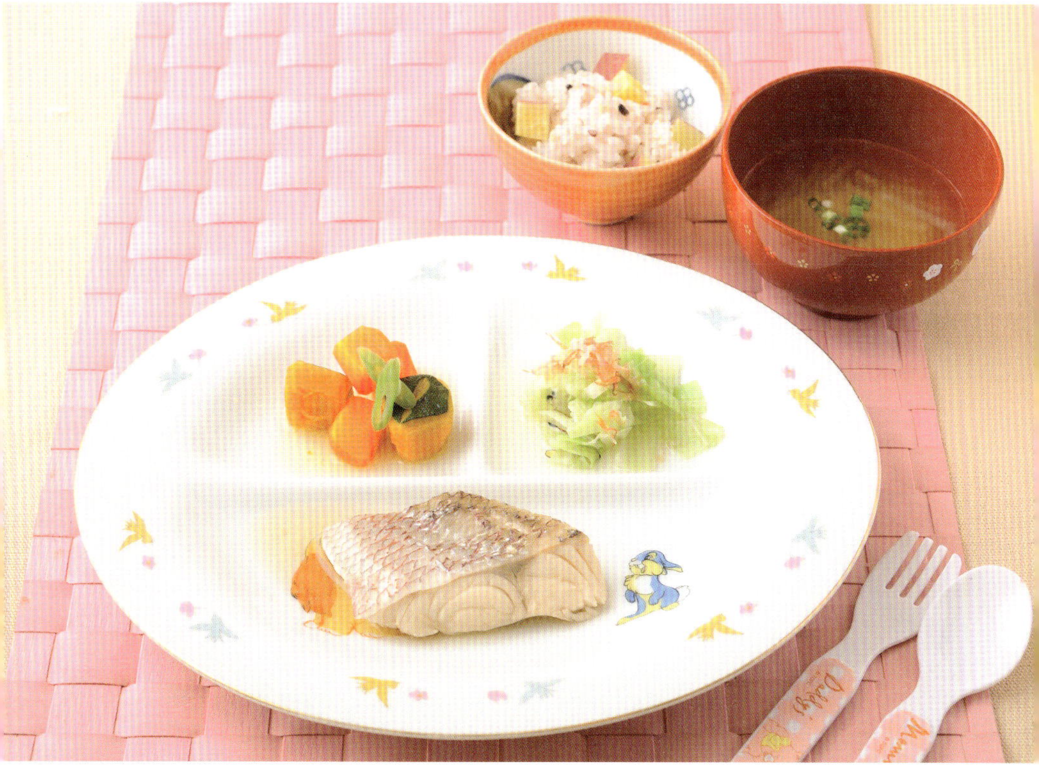

1～2歳児向けのメニュー

p.198

- 白身魚の煮付け
- かぼちゃの煮物
- キャベツのおひたし
- 大根のみそ汁
- さつまいもごはん

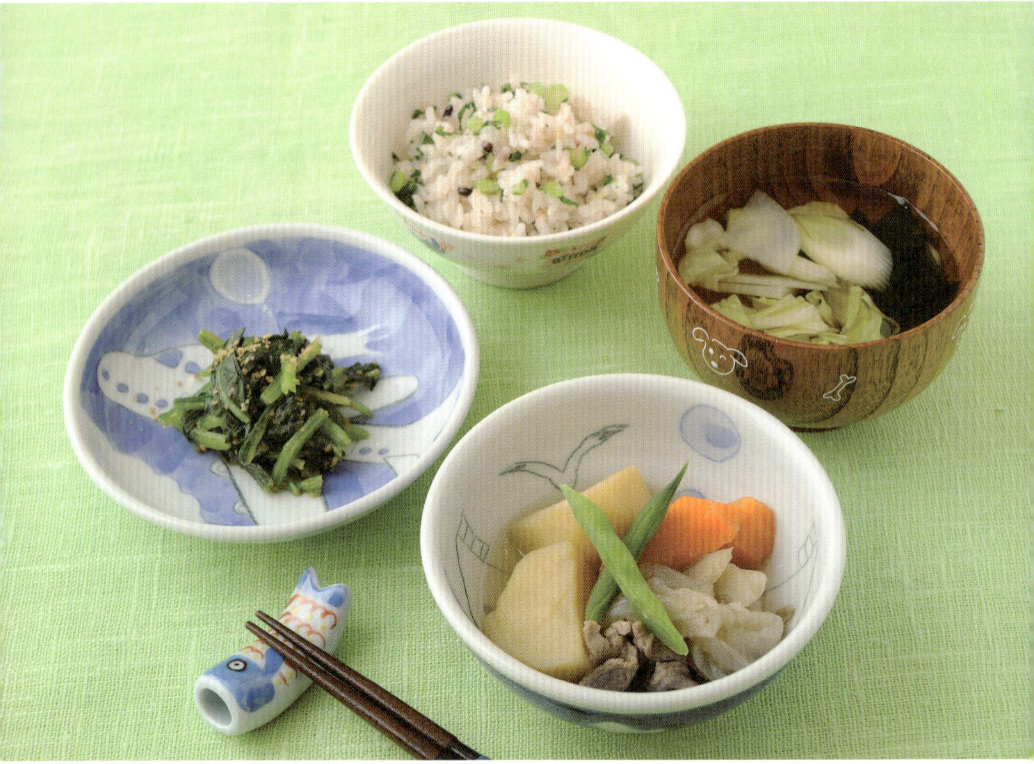

3～4歳児向けのメニュー

p.202

- 肉じゃが
- ほうれん草のごま和え
- 野菜スープ
- 菜っ葉ごはん

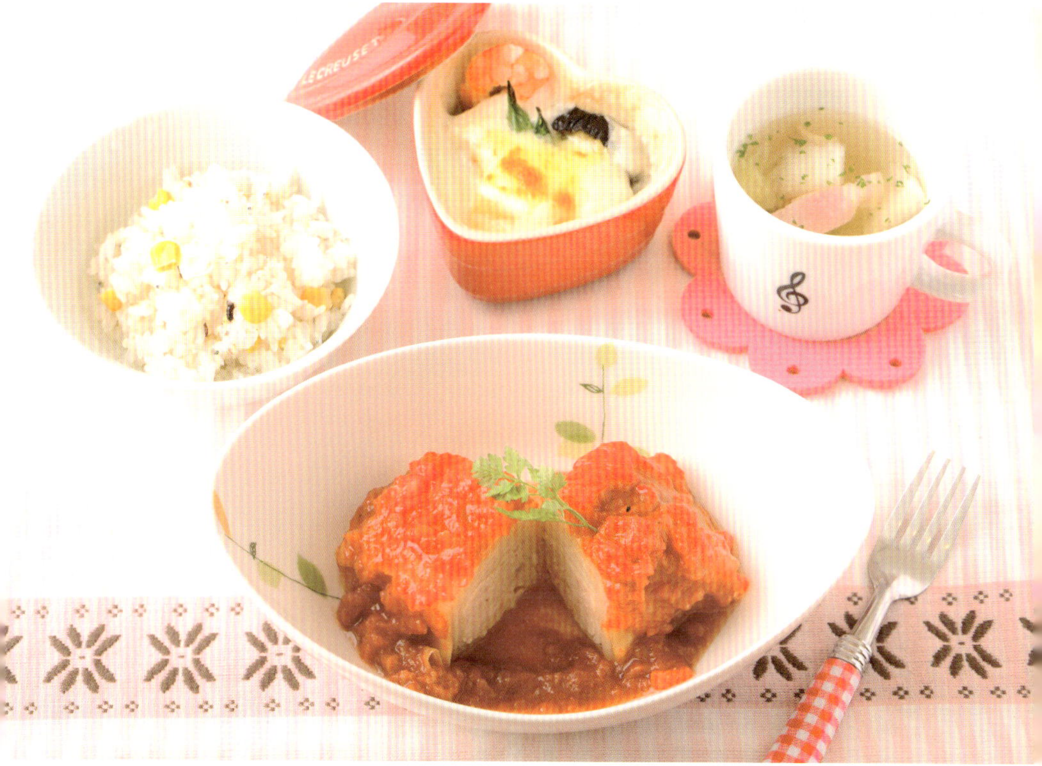

学童期低学年向けのメニュー

p.212

・ロールキャベツのトマトソース
・エビと野菜のグラタン
・ベーコンと白菜のスープ
・コーンとジャコの雑穀ごはん

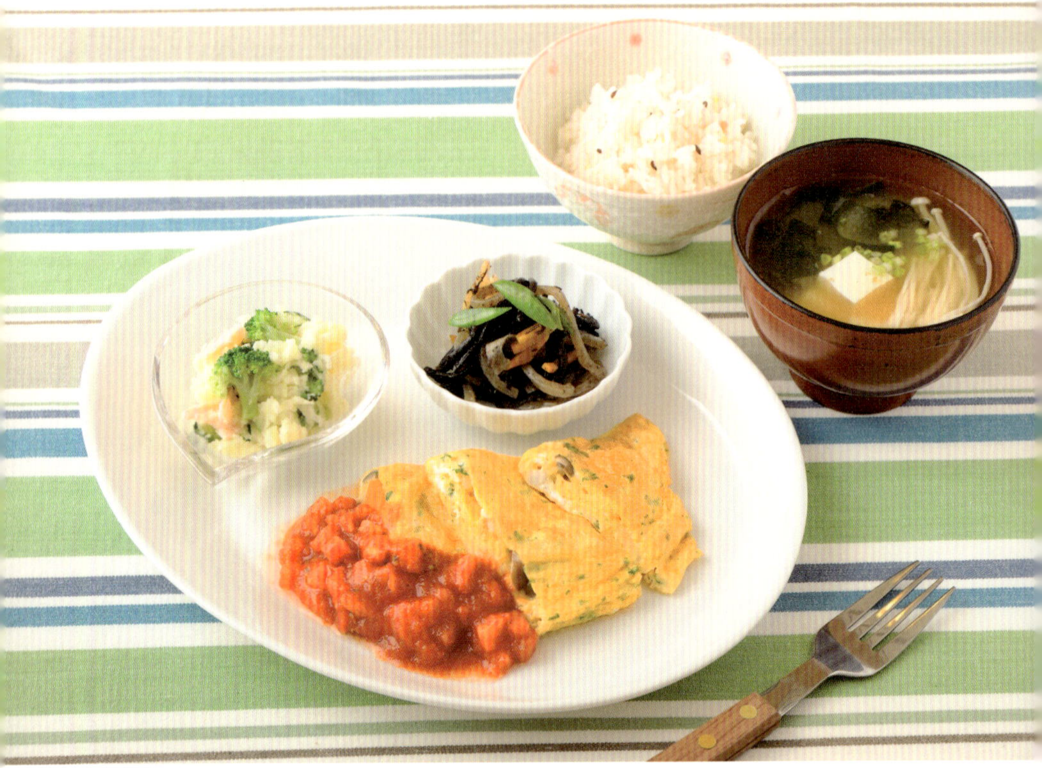

学童期高学年向けのメニュー

p.215

- オムレツ
- ポテトサラダ
- ひじきの煮付け
- 豆腐とわかめのみそ汁
- 雑穀入りごはん

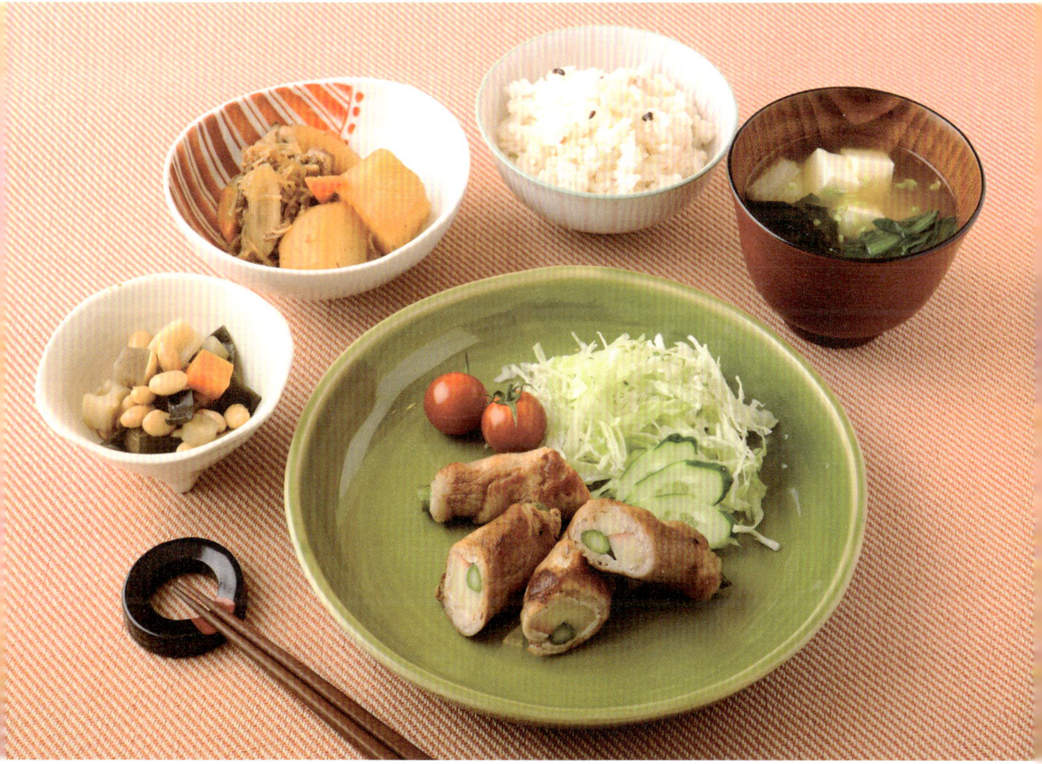

思春期向けのメニュー①

p.228

・豚肉のロールグリル

・フレンチサラダ添え

・じゃがいもの煮物　肉じゃが風

・大豆の五目煮

・大根とわかめのみそ汁

・雑穀入りごはん

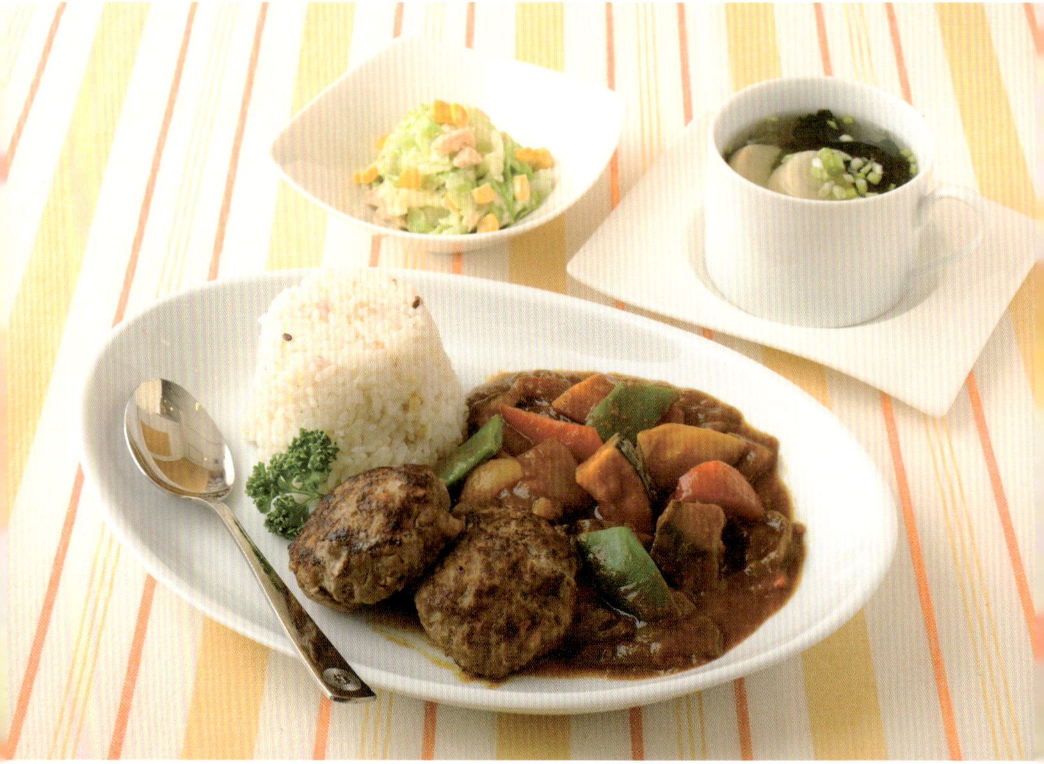

思春期向けのメニュー②

p.232

- ハンバーグ
- ラタトゥイユ風野菜カレー
- キャベツとツナのサラダ
- わかめスープ
- 雑穀入りごはん

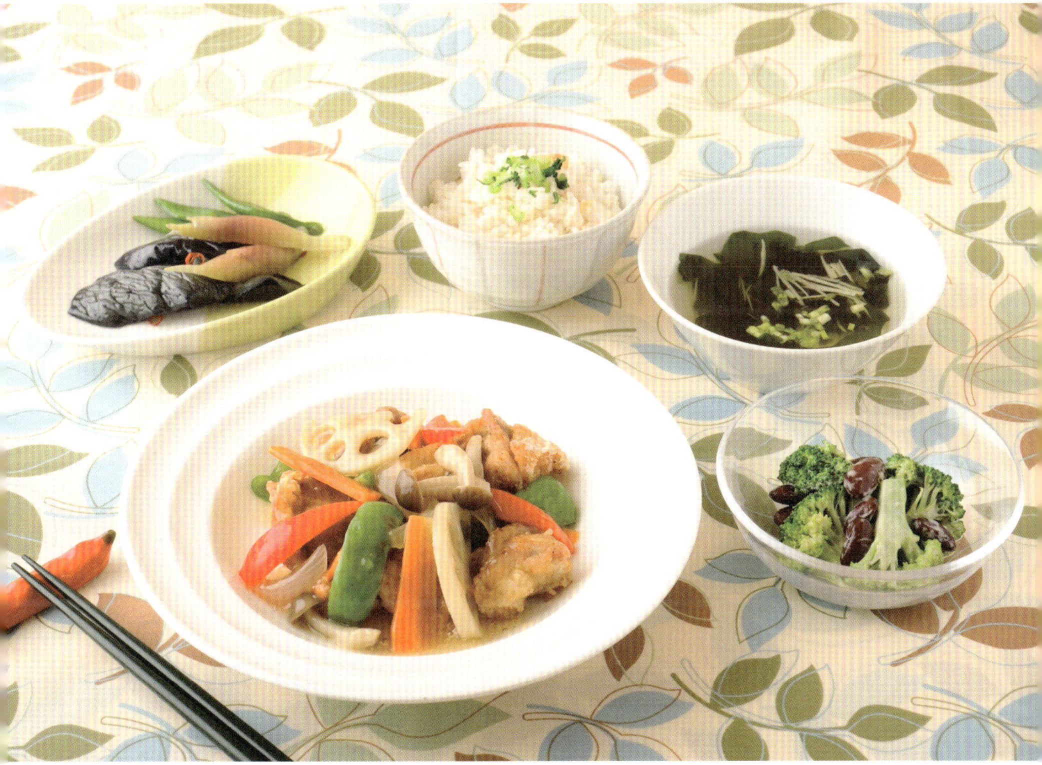

青年期向けのメニュー①

p.245

- 鶏肉の野菜甘酢あんかけ
- ブロッコリーと豆のサラダ
- なすとみょうがの煮物
- わかめスープ
- 大根ごはん

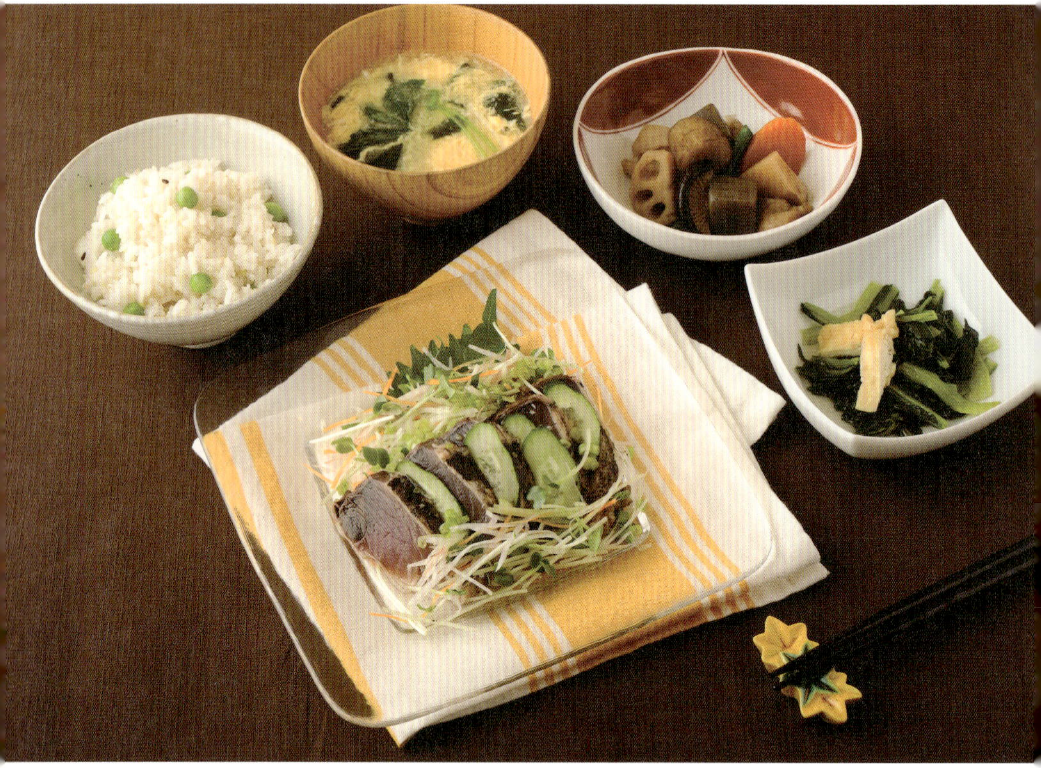

青年期向けのメニュー②

p.248

- かつおの土佐作り
- 筑前煮
- 小松菜の煮びたし
- かき玉汁
- えんどう豆ごはん

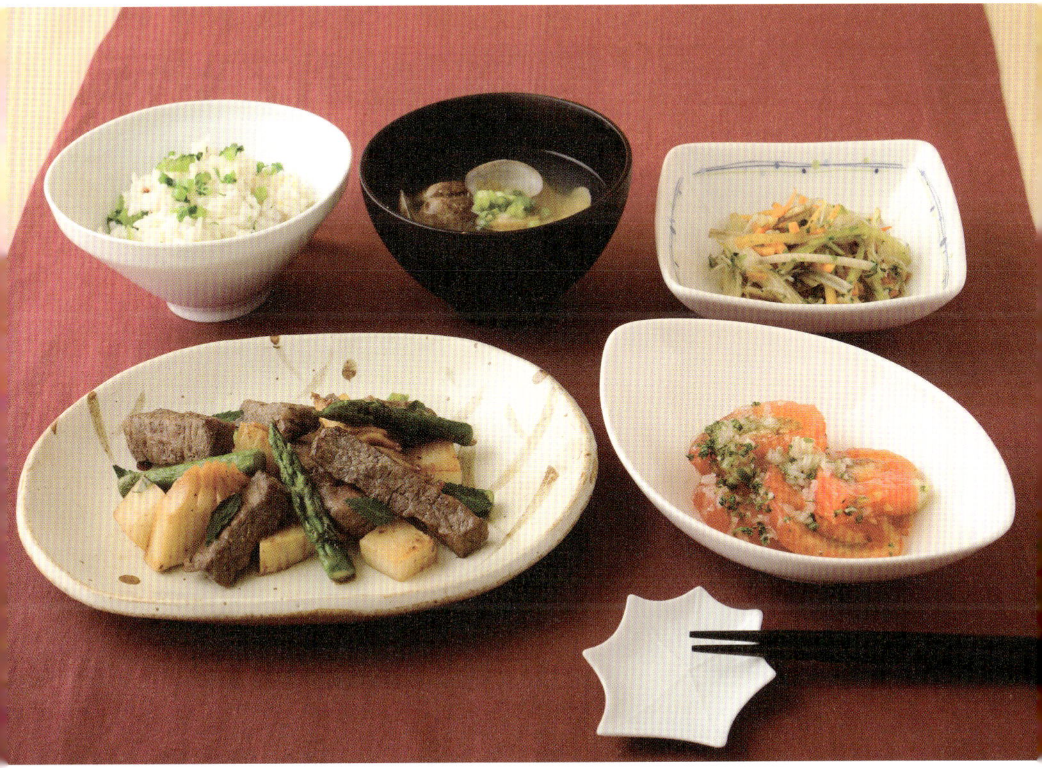

成人期向けのメニュー①

p.261

- たけのことアスパラの牛肉ソテー
- トマトサラダ
- 洋風きんぴら
- あさりのみそ汁
- 菜飯

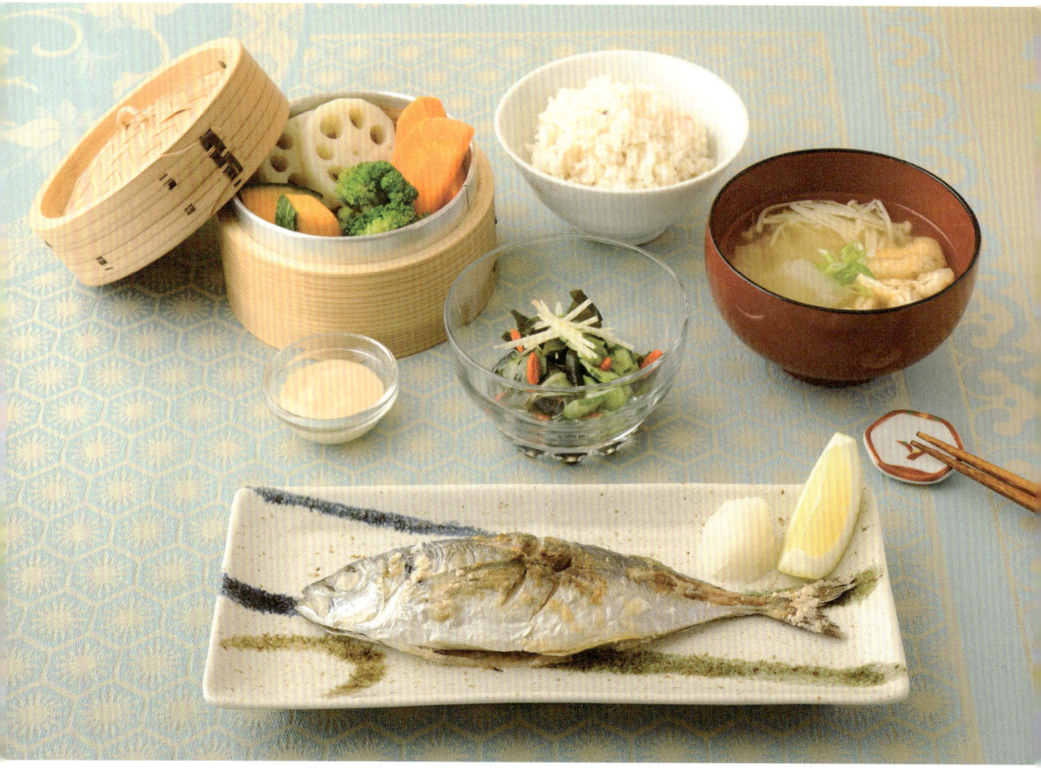

p.254

成人期向けのメニュー②

- 青魚の塩焼き
- 蒸し野菜　ごまだれがけ
- きゅうりとわかめの酢の物
- 大根と油揚げのみそ汁
- 雑穀入りごはん

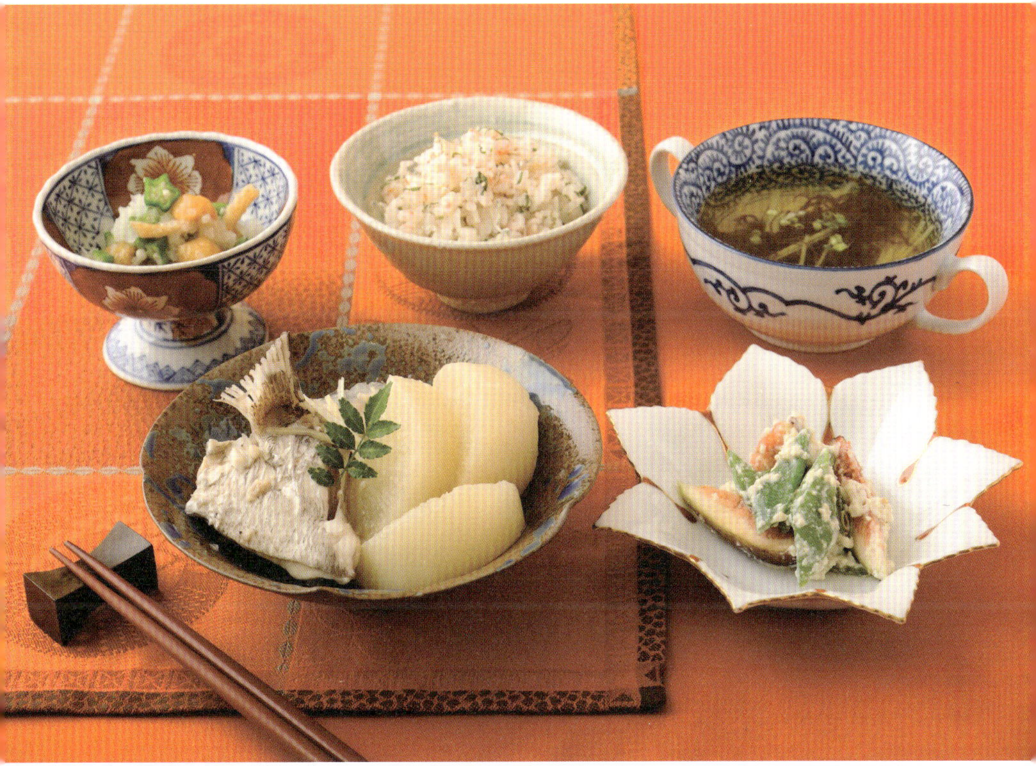

p.264

高齢期向けのメニュー①

- 鯛と大根の煮付け
- オクラとなめこのおろし和え
- モロッコインゲンとイチジクの白和え
- もずくとしょうがのスープ
- 青じそと梅ごはん

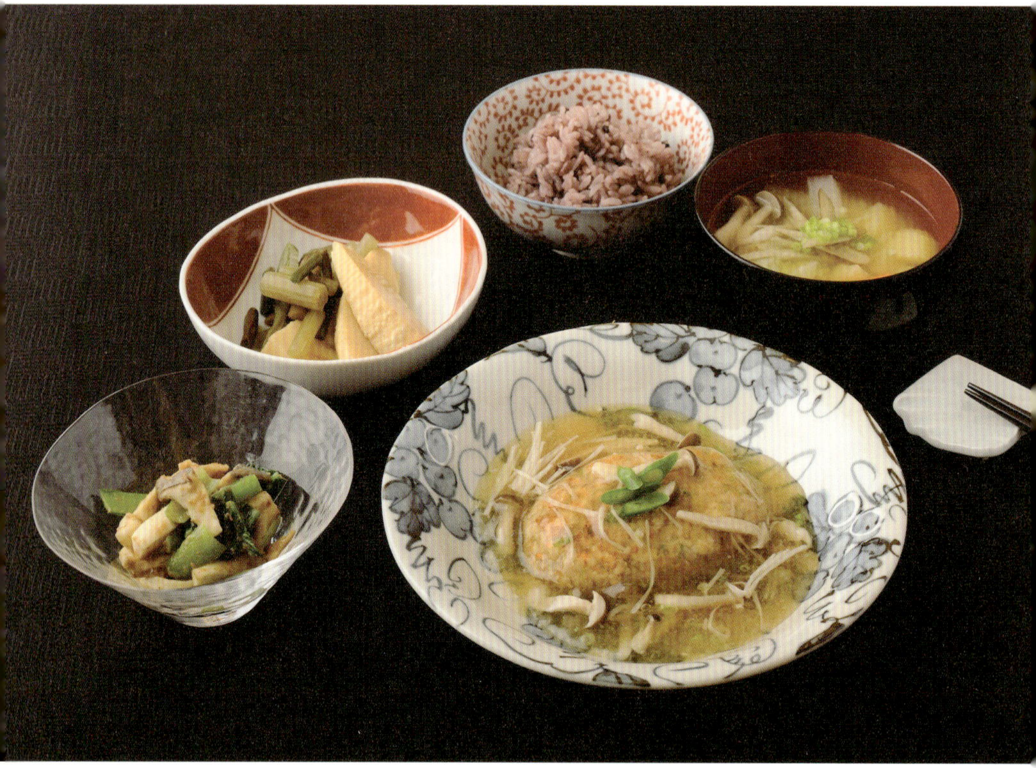

高齢期向けのメニュー②

p.267

- 豆腐ハンバーグ
- たけのことふきの煮物
- 小松菜とエリンギのごま和え
- 具だくさんみそ汁
- 黒米入り雑穀ごはん

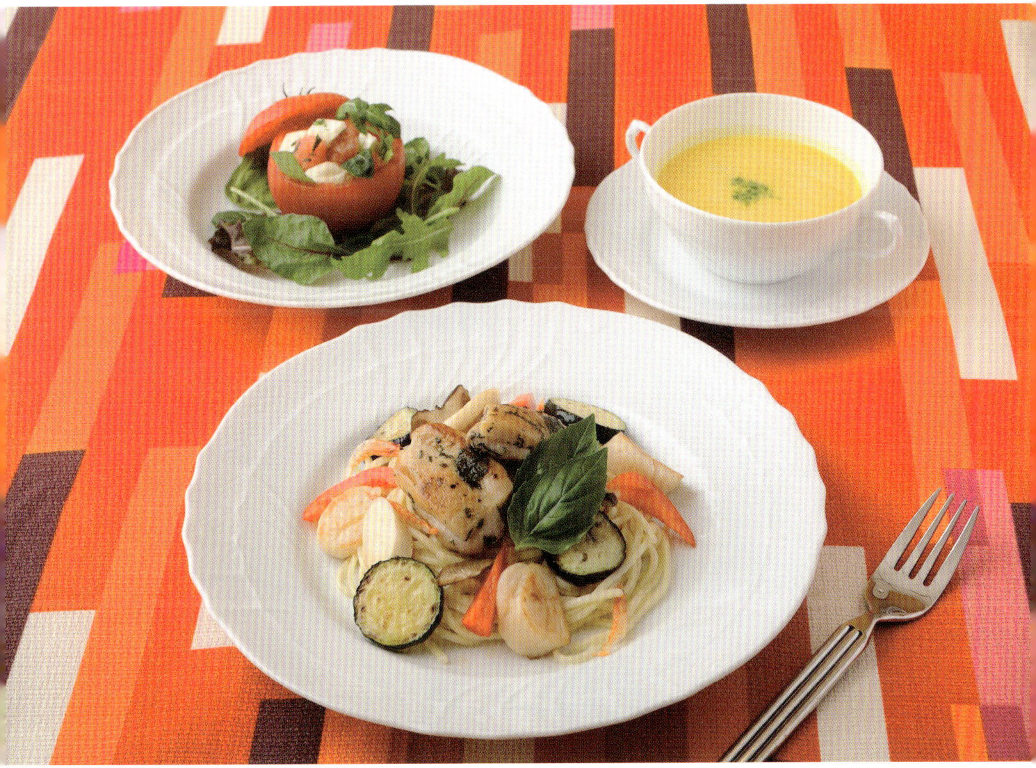

妊娠期向けのメニュー

p.279

- 野菜とホタテのペペロンチーノ
- チキンのバジルソース
- トマトとモッツァレラチーズのサラダ
- かぼちゃのスープ

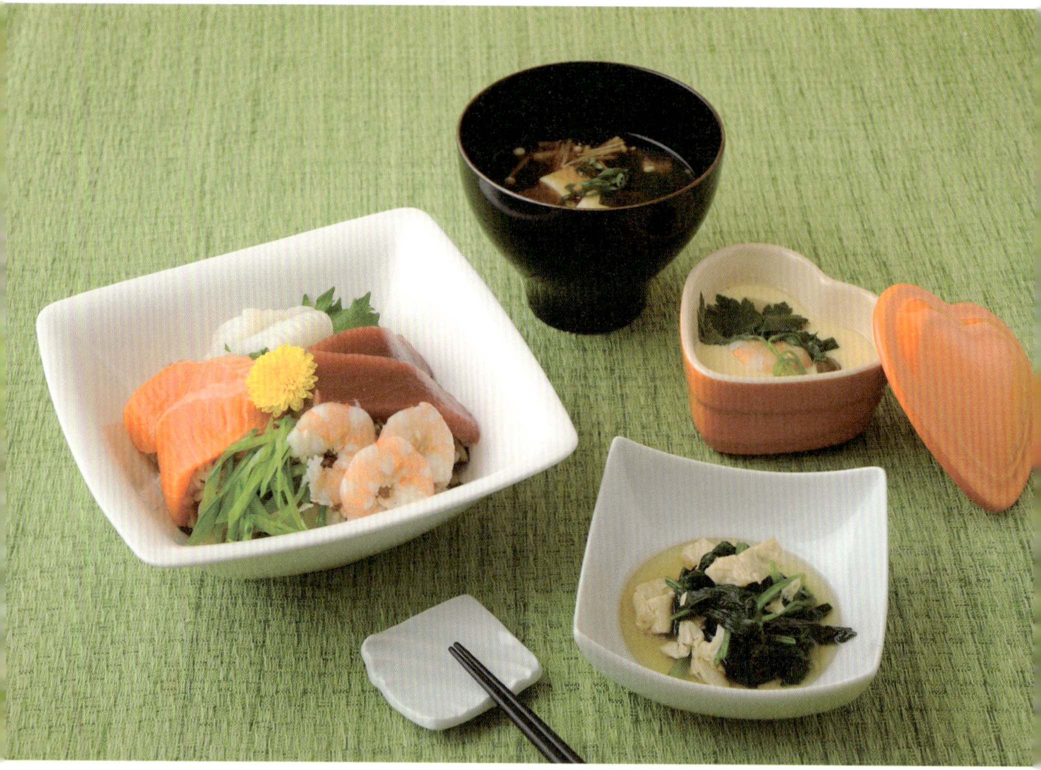

授乳期向けのメニュー

p.286

- 山海ちらし寿司
- 茶碗蒸し
- 青菜と湯葉の和え物
- 赤だし

1～2歳児向けのおやつ

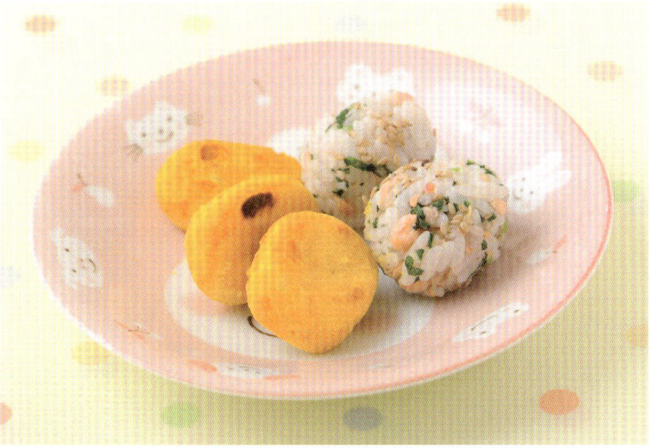

〔右〕一口おむすび
〔左〕かぼちゃのおやき

p.200

3～4歳児向けのおやつ

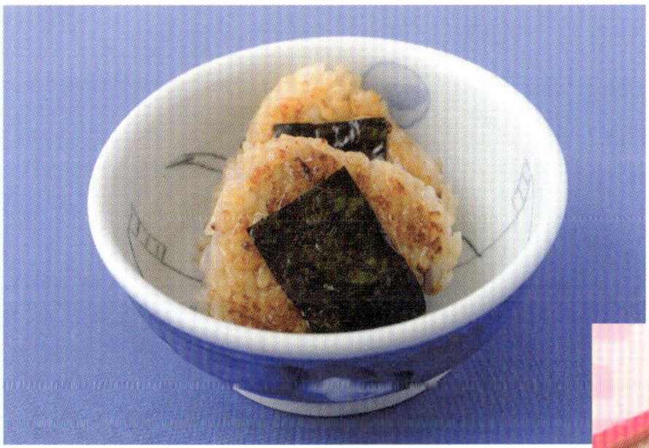

p.204

おむすびせんべい

さつまいもとにんじん入りパンケーキ

学童期のおやつ

野菜と果物の
ヘルシーケーキ

p.218

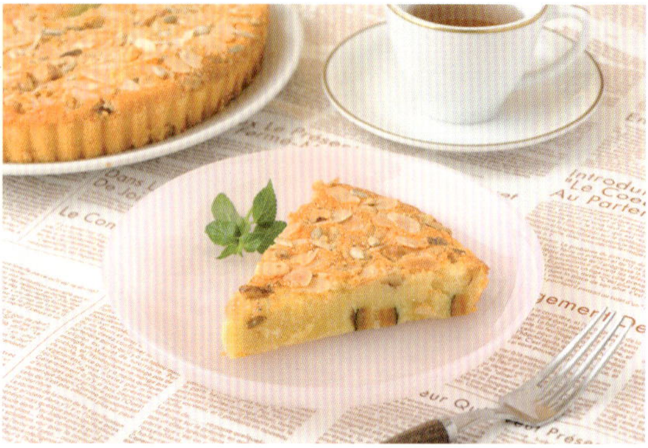

成人期のおやつ

寒天ゼリーの
フルーツみつ豆

p.256

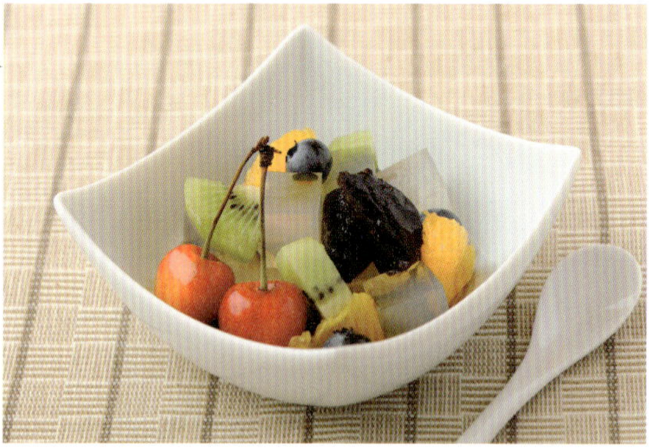

高齢期のおやつ

フルーツヨーグルト

p.270

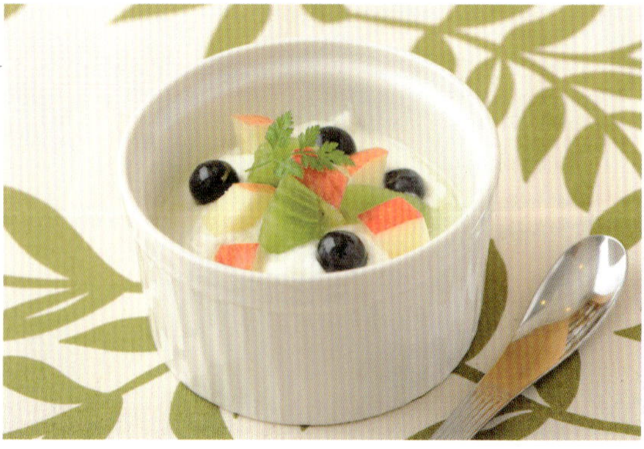

Chapter 5

練習問題

問1　乳児の成長について、最も不適当なものを選びなさい。

①出生時の平均体重は、約3000gである。
②体重は、生後1年で出生時体重の約3倍になる。
③出生時の平均身長は、約50cmである。
④身長は、生後1年で出生時身長の約3倍になる。

問2　「生活習慣病」に関する記述として、最も不適当なものを選びなさい。

①飲酒、喫煙なども深く関わる疾病である。
②生活習慣や食生活を見直すことが1つの予防方法になる。
③わが国の死因別死亡率は、がんや心疾患などの生活習慣病が多くを占めている。
④心身ストレスなど、食事以外の生活面は全く関係がない。

問3　高齢者とは、一般的に何歳からを指すか、最も適当なものを選びなさい。

①60歳
②61歳
③65歳
④75歳

問4　高齢期に腸の蠕動運動機能が低下することで発症のリスクが高まることは何か、最も適当なものを選びなさい。

①便秘
②白髪
③骨粗しょう症
④肺炎

問5　妊娠期に安心して飲用できるものはどれか、最も適当なものを選びなさい。

①麦茶
②赤ワイン
③コーヒー
④タバコ

問6　次の記述は母乳栄養の利点である。最も不適当なものを選びなさい。

①消化吸収がよい。
②感染防御因子が豊富に含まれている。
③牛乳よりもたんぱく質が多いため、乳児の身体発達に影響を与える。
④母性愛を育む。

解答

問1：④　乳児の身長は、生後1年で出生時身長の約1.5倍になります。
問2：④
問3：③　高齢者とは一般的に65歳以上を指し、75歳以上を後期高齢者と呼んで区分することもあります。
問4：①　高齢期になると、消化吸収機能が衰え、消化管の運動が低下します。さらに、蠕動運動機能が低下し便秘を起こしやすくなります。
問5：①　妊娠中は、喫煙、飲酒、カフェインに注意する必要があります。
問6：③　牛乳は母乳よりも、たんぱく質量が多く、組成も異なります。

Chapter 6

ヘルシー&ビューティーフードアドバイザーの仕事

Healthy & Beauty Food Adviser Chapter 6

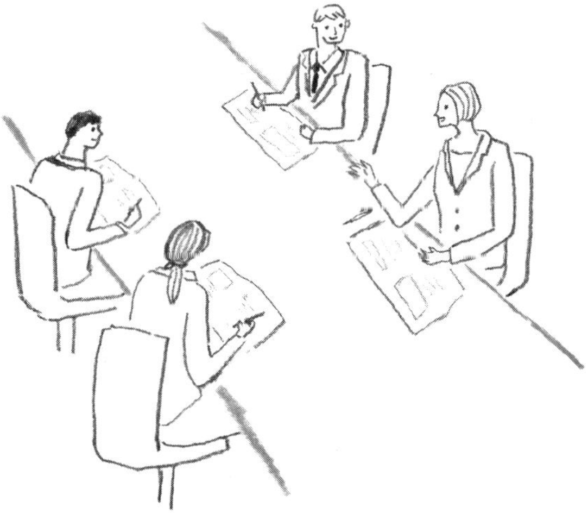

Lesson 1. ビジネスとしての展開

1　ヘルシー&ビューティーフードアドバイザーの仕事とその役割

新しい資格であるヘルシー&ビューティーフードアドバイザーは、どんな仕事で、どのような分野で活躍できるのでしょうか。

ヘルシー&ビューティーフードアドバイザーは簡単に言うと、**食と運動との連携を通じて、健康に根ざした真の「美しさ」の実現をめざして、さまざまな分野で具体的な助言を行う人**のことです。

すでに多くの人が食、運動、健康、美容などさまざまな分野で仕事をしています。しかし、顧客の要望が多様化している現在、そういった人たちにとっても新たな視点から自分の仕事を見直してみることは、仕事の幅を広げるうえでも有効です。

また、既存の分野のグレードアップのみならず、コーディネーターという立場で、既存のビジネス分野や人を組み合わせて、新たなビジネス分野を創造することも、この仕事の重要な役割と言えます。

ここまでの章で学んだ食、運動、健康、栄養など多様な分野に関する知識を踏まえ、本章では仕事として発展させていくための知識や技術を事例も交えて学びます。

2　マーケティングの基礎知識

ヘルシー&ビューティーフードアドバイザーにはビジネス面のさまざまな知識や技術が要求されます。企画や運営にかかわる、プレゼンテーションの資料作成や計数管理や報告書作成などの具体的な目に見える技術もその1つです。また、人と人を結びつける役割もありますから、ビジネスマナーやディベートの技術や心理学などの目に見えない技術も必要になってきます。

学ぶ範囲は実に広いのですが、このテキストでは、最初の企画立案に関する知識と技術に絞って、学んでいくことにします。

新たなビジネス分野をつくりだしたり、その業界で独自のポジションを維持するのは容易なことではありません。そこで、参考になるのが**マーケティングに基づく開発手法**です。

かつてはマーケティングは「いかにものを多く売るかという技術」と考えられていましたが、今では、「顧客のウォンツやニーズ（欲求、必要性）を見つけ出す技術」であり、企業はその**ウォンツ**や**ニーズ**を考慮しながら、製品やサービスの**シーズ**（種、ネタ、アイデア）を探すようになってきています。

この開発は、まずマーケティングでは「戦略」と呼ばれる企画のプロセスから入ります。

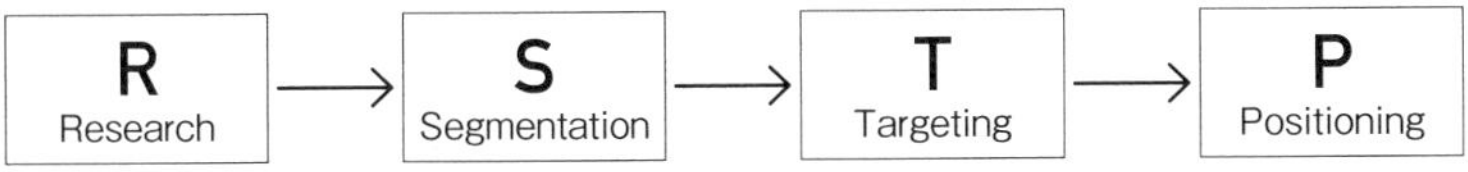

このあとに「戦術」と呼ばれる販売につながる具体的なプロセスが続きます。戦略、戦術というのは、マーケティング分野でよく使われる用語で、簡単に言えば、戦略は「計画」、戦術は「実行」を指しています。従来の製造業の分野では4Pと言われる、**Product（製品）**、**Price（価格）**、**Promotion（販促）**、**Place（流通チャネル）**の分野における具体的な戦術を指し、サービス業の分野ではそれにさらに2つのP、すなわち**Person（接客要員）**と**Participation（顧客参加）**という要素が加わって6Pという形で考えます。

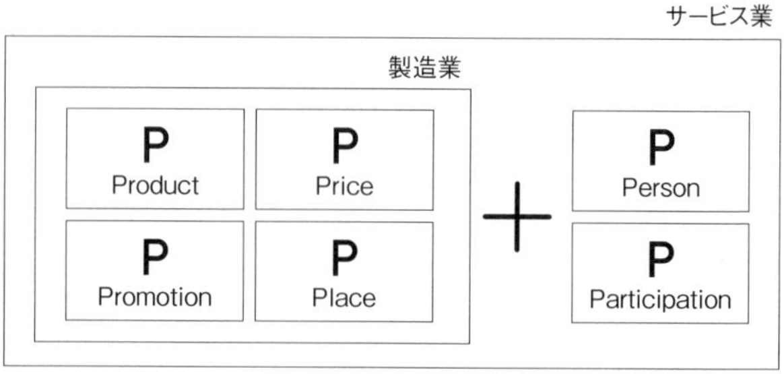

以下、そのそれぞれのステップについて説明します。

①Research：リサーチ

リサーチとは「市場調査」のことです。例えば、本章の目的はヘルシー＆ビューティーフードアドバイザーの活躍できる仕事の分野を調べることですが、それは既存の仕事の分野のなかにあるかもしれませんし、新たに創造することになるかもしれません。まずは対象となりそうな関連分野の事例を集めていくことから始めていきます。新聞、雑誌、テレビ、ウェブサイト、口コミなどさまざまな分野からできるだけ多くの事例を集めるといいでしょう。

ただし、やみくもに事例を集めるのではなく、対象となるべき分野や顧客、到達するべきゴールを頭のなかに漠然とでもイメージして進めるのがいいでしょう。もちろんこのイメージは作業を進めるうえで、変化していってもかまいません。

②Segmentation：セグメンテーション

セグメンテーションとは「分類」のことです。分類の対象はその目的に応じてさまざまです。例えば、ハンバーガーチェーンを例にとると、メニュー、価格、顧客、時間帯、客単価といった店舗内のさまざまな観点で分類が可能です。また同じチェーンの店舗でも、立地や商圏によって分類できますし、同業種・同業態の他のハンバーガーチェーンとの分類も可能です。ファミリーレストランも含めた、チェーンレストランという分野での分類も可能ですし、さらに大きく日本の外食産業の中で見てみるということもできるでしょう。

分類の手法にもさまざまなものがあります。代表的なものとしては、**プロダクトポートフォリオマネージメント（PPM）**と**ポジショニングマップ**が挙げられます（詳細はコラム参照）。

多様化する現代の顧客の要求を満足させるためには、この作業には十分に時間をかけて、より細かい分類を心がけることが大切です。そうすると、その中に、潜在的な顧客の「ウォンツ」「ニーズ」や製品・サービスの「シーズ」を見つけることができるでしょう。

Column　プロダクトポートフォリオマネジメント（PPM）

プロダクトポートフォリオマネジメントは、1970年代に米国のボストン・コンサルティング・グループが米国のゼネラル・エレクトリック（GE）社の製品群の分類に用いた手法です。縦軸に**市場の成長率**、横軸に**市場における占有率**を設定して、製品群を大きく4つに分けて、その各々のグループにスター、キャッシュカウ、問題児、負け犬などという特徴的な名前をつけた、セグメンテーションの手法として、昔からよく知られたものです。

スターは「花形」とも言われ、今後確実に伸びる商品群です。**キャッシュ・カウ**は「金のなる木」とも言われ、現在着実に利益をあげている商品群です。**負け犬**は「ドッグ・ビジネス」とも言われ、即撤退すべき商品群です。**問題児**は「ワイルド・キャット」とも言われ、将来化ける可能性のある商品群です。

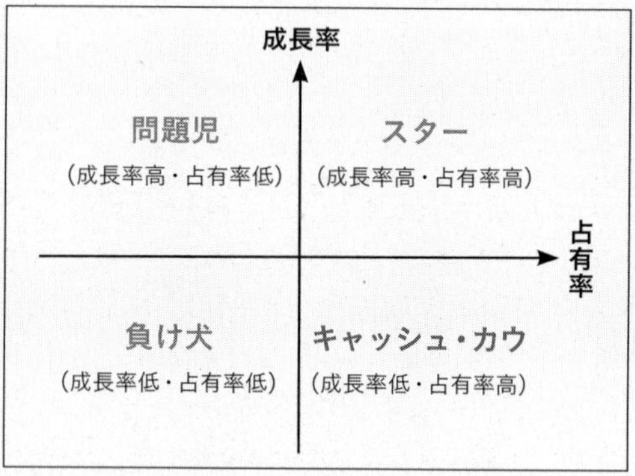

元祖のPPMは多くの製品群を抱える企業向けのものですが、一社の製品群にとどまらず、市場全体の分類にも用いることができます。下記の例は、現在のモバイル機器市場の分類を試みた例です。

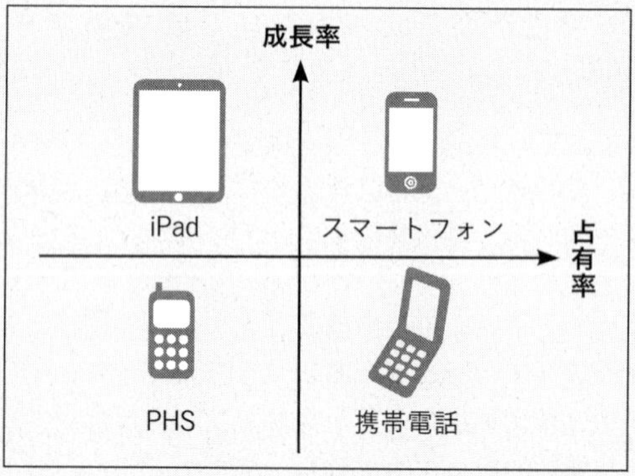

この場合、スターはスマートフォン、キャッシュ・カウは携帯電話、ドッグ・ビジネスはPHSで、問題児がiPadということになるでしょうか。もちろんこれは執筆時点における分類ですから、将来、状況は大きく変わっているかもしれません。マーケティングというのは刻々と変化する時代のなかで、常に見直していくべきものなのです。

Column　ポジショニングマップ

　ポジショニングマップとはさまざまな業界において、**市場、製品、サービスの分布**を知るうえでよく行われる分類方法です。ここでは「そばを食べる店」のポジショニング・マップを例にして説明します。

　まず目的に応じた縦軸と横軸を設定します。この場合は縦軸に価格、横軸に店の雰囲気としました。ここでCasual＆FormalやLow Cost＆High Costという英語を使っているのは、日本語にすると、イメージが固定されてしまって、地図をつくるうえで発想を狭めてしまう危険性があるためです。

　まず中心に、昔ながらの「街のそば屋」をもってくると、相対的に縦横ともに高い位置に、いわゆる「こだわりのそば屋」がきます。そしてその対極の相対的に縦横ともに低い位置に「立ち食いそば店」がきます。

　一方、「そば居酒屋」という業態はFormalという尺度や単品メニューの価格では「こだわりのそば屋」に劣りますが、品揃えを多くして、1人あたりの売上という点では同程度にもっていこうというコンセプトです。この業態のお店は一時人気を博しました。そして、最近現れてきたのが、FR（ファミリーレストラン）業態のそば店です。ここはチェーン店のスケールメリットを生かして、少しおしゃれな雰囲気で街のそば店よりやや安い価格のそばを提供しようというコンセプトです。

　また、「立ち食いそば屋」でも朝と昼はそばのみの提供で、夜は完全に「立ち飲み店」として、そばは提供せずに、酒とつまみだけといういわゆる「二毛作」業態と言われる店も現れてきたようです。さらに通常のレストランや居酒屋でメニューの一部としてそばを提供しているところもあります。

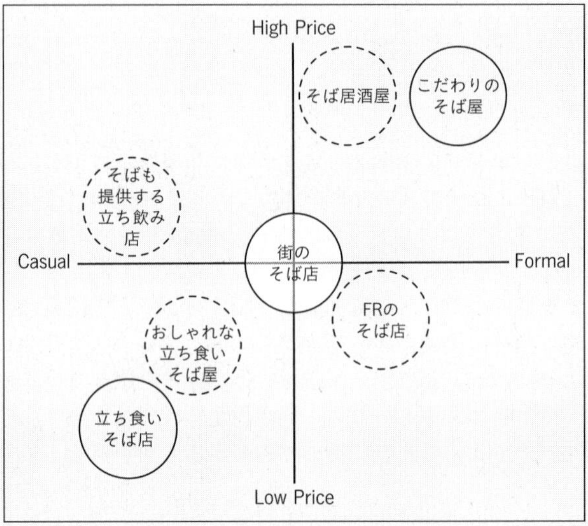

このように、簡略化して目に見えるかたちにしたものを通して、そのなかに「ニッチ（隙間）」を探すというのが、ポジショニングマップの目的です。

例えば、女性が入りやすい「おしゃれな立ち食いそば屋」は「立ち食いそば屋」の右上に来ます。また、「そばも提供する立ち飲み店」などは「立ち食いそば屋」の上に来るというわけです。

また、以前から、地方の農家の座敷を利用して、田舎風の黒くて太い蕎麦を提供しているお店も観光客に人気がありますが、例えばそれはこのマップのどこに位置するか考えてみてください。

③Targeting：ターゲティング

ターゲティングとは「的を絞り込む」という意味です。ターゲティングの戦略は、参入する組織の規模や資本力や参入時期によって異なります。規模も資本力もある大きな組織の場合は、先発の大きな組織に1対1の戦いを挑むことも可能ですが、小さな組織や個人では、そうわけにはいきません。そこで、後発の規模の小さい組織や個人は**ニッチ**、つまり、隙間を探すことがいいとされています。既存の大きなビジネス分野の間には必ず隙間がありますから、後発の小さい組織はそこを狙うべきです。

④Positioning：ポジショニング

ポジショニングとは「その分野や業界で独自の位置を占める」ということです。ここまで進めてきた「R→S→T」に基づいて、自社のポジション、製品・サービスのポジションを決めていきます。そしてこのポジションをより確実なものにする「戦術」を以下の⑤～⑩に挙げる６Pの分野において、確立していくことが重要です。競争の激しい業界においては、独自の位置を占めたとしてもそこに安住することなく、常にその位置のグレードアップやスケールアップ、もしくは新たなポジションを探すという努力が必要なことはいうまでもありません。

⑤Product：製品

初期のマーケティングは、製造業における製品開発のために行われたので「製品」となっていますが、現在では従来の製品などに加えて、保険の商品、銀行や病院の業務、設計やコンサルタントといった人的サービスもそれに相当します。ヘルシー＆ビューティーフードアドバイザーの場合、本人とその行う業務がProductに相当します。

⑥Price：価格

従来の製品価格に加えて、人的サービスの報酬なども相当します。人的サービスの場合は、その人の能力やその業務内容によって、当然Priceは違ってきます。ただ言えることは、現在の商品開発や価格決定の趨勢は「プロダクト・アウト」から「マーケット・イン」へ移っているということです。つまり、すべてを企業などの生産者側が決めるのではなく、消費者側が欲しい商品かどうか、支払える金額はいくらかなどによって決まっていくということです。これはヘルシー＆ビューティーフードアドバイザーの仕事においても同様です。

⑦Promotion：販売促進

新たな製品やサービスを企画して販売しようとする場合、まずそれを対象となりそうなお客に知ってもらう必要があります。また販売後もそれをさらに多くの人に知ってもらうための努力が欠かせません。そのためには、対象となるお客に応じた「告知の方法」が大切です。

具体的な方法として、DM（ダイレクト・メール）、雑誌広告、テレビCMなどがあります。現在ではインターネット広告やメーリングリスト、ブログやツイッターなど、さまざまな方法がありますから、販促エリア、予算、効果などを考慮して選ぶとよいでしょう。

⑧Place：流通チャンネル

従来の製品で言えば、「どういうルートで売るのか」ということです。例えば、問屋を通すのか、自社の流通網を使うのか、対面販売なのか、テレビショッピングなのか、ネット通販なのかなどです。飲食店などのサービス業の場合は、どこにお店を出すのかといった「立地」もこの流通チャンネルと考えることができます。

ヘルシー＆ビューティーフードアドバイザーの場合、それは自分の店や事務所を構えるのか、ジムやクリニックやサロンの一部を借り受けるのか、家庭教師のようにこちらから出向くのかというPlaceが考えられます。

また現在では、インターネット上で有料の会員制サークルを開設するということも考えられますし、家庭用ゲーム機のソフトや携帯ゲーム向けのソフトを用いるということも可能でしょう。

独自の流通チャンネルを開拓することは、後発の企業にとっては極めて重要なことです。マーケティングではよく「差別化」という言葉が使われますが、製品・価格・販売促進の差別化に比べてこの流通チャンネルの差別化は、アイデア次第で後発の小さな組織や個人でも可能と言われています。

⑨Person：接客要員

Personとはサービス産業に携わる「接客要員」のことです。現在、さまざまなサービス産業のなかでも、レストラン、ホテルなどの接客業務の多い業界においては、召使（Servant）と語源を同じくする「サービス」というと言葉に代えて、お客を接待する主人（Host）と同じ語源の「ホスピタリティ」という言葉を使おうという動きがあります。これにはPersonの地位向上と意識改革を通して、顧客に、より満足度の高いもてなしができるようにという意図があります。

この本で提唱しているアドバイザーという仕事は、ホスピタリティ産業からさらに一歩先を目指しています。それはお客を導き、共に歩むという仕事です。ですから、その役割は極めて重要で、責任も重いと言えます。

⑩Participation：顧客参加

レストランやホテルなどにおいては、お客が店のメニューや内装や運営に要望を出すのは珍しいことではありません。また、お客は店の雰囲気づくりにも大きな影響力をもっています。

この本で提唱しているアドバイザーの仕事の分野には、直接のお客はいうまでもなく、そのまわりや背後にも多くの間接的なお客がいます。まさにここでいう顧客参加なくしては、成り立たない仕事と言えるでしょう。

Lesson 2. 現状と将来への展望

新しいビジネス分野は全くのゼロから生まれるわけではなく、ウォンツ・ニーズやシーズは既存の分野のなかにあると言えます。

ここでは現在あるさまざまなビジネス分野の紹介と、そこから見えるヘルシー＆ビューティーフードアドバイザーの将来のビジネス分野の可能性を探っていきます。

1　レストラン関連

よく「企業の寿命は30年」と言われますが、ファミリーレストラン業界においてもこの説は、当てはまるようです。1970年代に登場したファミリーレストランも、その後に続いたチェーン居酒屋も苦戦が続いているのは、不況や顧客層の変化ばかりではなく、業種・業態の寿命と言えるのではないでしょうか。しかし見方を変えれば、このような現状は個性的な店舗を開くチャンスだとも言えます。

・都心では、生産地の表示や生産者の顔写真やコメントのある食材を売りにしたビュッフェスタイルのレストランが人気を集めています。
・「フードマイレージ」の観点からも、「地産地消」の考え方が普及し、それをさらに一歩めた「店産店消」というコンセプトで、店内に小型の野菜栽培設備を整えたレストランが登場してきました。
・美容や美肌に良いと言われるコラーゲン入りの鍋が若い女性に人気があります。

・長寿国日本のなかでも特に長寿の人が多い沖縄や長野などの郷土料理を取り入れたレストランもあります。

・長い歴史のある中国の薬膳料理や中国茶を売り物にしたレストランに人気があります。また、これに足つぼマッサージやフットバスを組み合わせたサービスも登場してきました。

・陰陽五行の思想に基づいた伝統的な韓国料理はバランスが取れていて健康的なイメージがあり、また料理に多用される唐辛子の成分であるカプサイシンにはダイエット効果があるということで、特に女性に人気が高いようです。またこれに韓国の伝統的なサウナやアカスリなどのエステを組み合わせたサービスも登場してきました。

・エスニック料理のなかでも豊かな食材と香辛料を多く使うタイ料理は近年特に人気があり、その料理とタイ古式マッサージを組み合わせた店舗も登場してきました。

・マクロビオティックの考え方に基づいた食生活は、欧米をはじめ、日本でも人気が高く、それをテーマにしたレストランもあります。

・デトックスやベジタリアンなどを標榜する特色のあるレストランもあります。

ヘルシー&ビューティーフードアドバイザーの役割

上に挙げたように、現在のレストラン業界では、具体的で細かいセグメンテーションに基づいた多くのレストランが運営されています。この傾向は今後も続くと思われるので、ヘルシー&ビューティーフードアドバイザーはオーナーや店舗開発者との協働作業により、さらに新たな業種・業態を生み出せるでしょう。

2　健康・栄養指導関連

健康・栄養に関する食事、運動、睡眠などの相談や指導は、病院、行政機関、民間企業、学校などさまざまなところで行われています。

・ドクターズレストランと称して、クリニックと連動して生活習慣病の食事指導を行ったり、食事を提供しているところもあります。
・産婦人科では出産のための入院時に充実した食事を提供することによって、顧客の満足度を上げているところもあります。
・また産婦人科によっては、妊婦向けの運動のプログラムを取り入れているところもあります。
・昔から行われている断食療法や低カロリー療法もあります。これらは、信頼のおける経験豊かな指導者のもとで行うべきなのはいうまでもありません。またこの種の療法は医学的な効果というよりも、日々の食生活を見直すという意味合いで行うべきでしょう。
・社員食堂を運営する企業の中には、顧客である企業の社員の食生活と健康のアドバイスをしているところもあります。
・地方自治体では独自の健康体操を導入して、市民に普及させているところもあります。

ヘルシー＆ビューティーフードアドバイザーの役割

超高齢化社会を迎える日本では、医療費の削減は大きなテーマです。その解決策の1つは、病気になりにくい体をつくることです。上記のplaceや新たなplaceで、その活躍の幅はさらに広がるでしょう。

3　デリバリー・ケータリング関連

デリバリーとはさまざまな「商品の宅配」のことです。食サービスの分野では、デリバリーという言葉は宅配ピザによって一般的になりましたが、日本では仕出しや出前として古くから利用されていました。またケータリングとは「出張調理」のことで、この場合は調理人が出向きます。

宅配サービスには材料のみセットで宅配するもの、冷凍のお弁当としてまとめて宅配するもの、温かい状態のお弁当として宅配するものなど、さまざまなケースがあります。

・コンビニやファミリーレストランなどで行っている食事の宅配サービスは、高齢者や子育て中の母親など、外出がままならない人たちに好評のようです。また、企業側にとっても新たな販売チャンネルとしての伸びが期待されています。
・糖尿病や脂質異常症などの生活習慣病改善のため食事制限のある人のための食事、ダイエットのための食事、介護食などの宅配サービス
・寿司やそばなどこだわりのあるメニューの出張調理は、パーティーなどではイベントとしての華やかさを演出できます。
・有名なラーメン店の食材と調理器具一式の貸し出しを始めた企業があります。これも企業や地域、学校などのイベント需要を見込んでいるようです。

ヘルシー＆ビューティーフードアドバイザーの役割

高齢化社会の進行、「外食」から「内食」へのシフトといった現状からも、今後この分野の市場は伸びる可能性が大きいと言えます。すると、そうしたなかでは、各業者間の競争からも、より差別化されたサービスが求められるようになり、ヘルシー＆ビューティーフードアドバイザーの活躍できる場面も増えると予想されます。

4　フィットネスクラブ関連

1970年代の創設期には、一部の愛好家の利用にすぎなかったフィットネスクラブですが、現在では、より細分化されたコースが提供されるようになり、まさに老若男女に利用されています。それだけに、クラブ間の競争も厳しくなったと言えます。

・子供の運動能力を高めるためのコース
・トレーニングと食事を組み合わせたダイエットコース
・アンチエイジングのためのトレーニングコース
・スポーツマンの筋力増強のためのトレーニングコース
・メタボ対策のためのトレーニングコース
・ボクシングジムや格闘技の道場にも女性専用のコースが増えてきました。
・最近、都内の公園でフィットネス設備が併設されたカフェがオープンしました。
・トレーニング関連では、施設に来てもらうのではなく、トレーナーが顧客のもとへ赴く例もあります。例えば、老人介護施設に赴いてエクササイズの指導をしたり、家庭に赴いて子どもに体育の指導をする家庭教師が登場したりしています。
・肥満傾向のある子供に関して、栄養指導や運動療法の個別指導が行われている小学校もあるそうです。

ヘルシー＆ビューティーフードアドバイザーの役割

インドのヨガのポーズや呼吸法は日本でも古くから人気のある運動ですが、最近はこれとサウナやエステを組み合わせたコースなども登場してきました。しかし、豊富な香辛料を使ったインド料理と組み合わせたコースはまだ少ないようです。ヘルシー＆ビューティーフードアドバイザーは、このような新業態の提案を行うことができるでしょう。

5　販売関連

同じものを売る場合でも、その売る時間や場所や展示の仕方で、販売の結果は違ってきます。

・最近増えてきた産直市場が人気の理由は、生産者の顔写真やコメントが信頼感を与えるからと言われています。
・スーパーの食品・惣菜売り場でも食品の栄養や効用をPOP（ポップ）で表示する売り方が効果をあげています。POPとは販売の現場で行われる販売促進の手段です。この場合例えば、夏場は疲労回復に有効なビタミンB_1を多く含む豚肉を食べましょうとか、冬は風邪に備えて粘膜と皮膚を健康に保つビタミンAを多く含むレバーを食べましょうという表示板がそれです。また、その食材と調味料をセットで販売するということも多く行われています。

販売においては新たなチャンネル（販売のルート）を探すということは重要なことです。例えばこれからはフィットネスクラブ等でも従来の栄養補助食品等に加え、健康な体作りに効果のある食材の委託販売という可能性もあるのではないでしょうか。

ヘルシー＆ビューティーフードアドバイザーの役割

インターネットの普及で、最近の顧客は、価格、品質、効用など、商品に関する知識が豊富です。しかし、ワインや化粧品の販売のように、販売員の知識やアドバイスが有効な商品も多くあります。ヘルシー＆ビューティーフードアドバイザーにとっても、その専門知識を活かして活躍できる場は多いでしょう。

6　機器・商品開発関連

現在でも、機器や商品の開発はグループで進められていますが、世界一目の肥えた消費者と言われる日本の顧客を満足させるためには、ますます、多くの分野の専門家の参入が求められます。

・歩数計の機能を内蔵した携帯電話やBMI（p.168）の計算できる携帯サイトもあります。
・運動した消費カロリーが表示されるゲーム機器に人気があります。
・従来、業務用が中心であったカロリースケール、塩分計、体脂肪計、体組成計、血圧計尿糖計などが一般的になり、そのデータを自分のパソコンで管理する人も増えてきたようです。
・近年、日本人の食生活においても脂質の摂取過多が問題になってきています。そこで、手軽にヘルシーな料理のできるタジン鍋がその珍しさもあいまって人気を集めています。
・一人暮らしや夫婦のみという家庭では、電子レンジで調理のできる耐熱性の高いポリプロピレン製の調理器具も人気を集めています。
・栄養ドリンクや栄養食品やスポーツドリンクなどの分野でも新しい視点の商品の投入が見込まれるでしょう。

ヘルシー＆ビューティーフードアドバイザーの役割

技術、製造、営業、販売など多くの分野の人々と企画を進めていくときには、他の分野の概要を理解するとともに、自分の立場と仕事内容を明確にすることが重要です。

7　スクール・セミナー関連

資格を取るためや知識や技術を得るためのスクール、セミナーは昔からありますが、今後は場所、時間、世代を問わず、より細分化された具体的な講座が開かれるでしょう。

・料理教室ではすでに、若い女性向け、若い男性向け、中高年男性向けなどのセグメンテーションに基づいたコースが提供されています。
・お茶やお菓子の教室でも、顧客の目的に応じて、サロン風のものから、開業向けのものまで、さまざまな特徴のあるコースが展開されています。
・駅前などの足の便のいいところでは、PR活動のために、中の様子が見えるダンスやエクササイズや料理の教室が開講されているところが増えてきました。

ヘルシー＆ビューティーフードアドバイザーの役割

料理や健康や栄養に関するセミナーは昔から一般的ですが、ヘルシー＆ビューティーフードアドバイザーにとっても今後の活躍分野と言えます。また、スクールで新しいコースを創設する役目もあります。例えば、幼児や小学生やその親を対象に、食育と体育を組み合わせたコースとして、どんなものがあるか考えてみるのもいいでしょう。

8　ウェブ・ソフト・メディア関連

　メディア（媒体）は、紙から電子へ移っていますが、電子のなかでもインターネットの利用環境はパソコンから携帯・スマートフォンへと移っていますし、ゲームもパッケージソフトからネットゲームへと移っています。変化の大きなこの分野で、何ができるか常に考えておきたいものです。

・一日の摂取カロリーが簡単にわかるウェブサービスでは、その日に食べた物リストをチェックすることでその日の摂取カロリーの累計がわかるようになっています。
・消費カロリーが簡単にわかるウェブサービスでは、各種の運動の消費カロリーがわかります。ただ、摂取と消費のカロリーバランスに基づいた運動の指導まで行っているものはまだ少ないようです。
・体調、病気などの自己診断ソフトがあります。
・健康機器メーカーの社員食堂のレシピ本がベストセラーになりました。

ヘルシー＆ビューティーフードアドバイザーの役割

　スマートフォンの普及に伴って、日本では2010年に電子書籍配信サービスの環境が本格的に整備され始め、今後の普及が見込まれています。この分野におけるヘルシー＆ビューティーフードアドバイザーとしての配信サービスも考えられます。

9　ツアー・イベント関連

ツアーやイベントの分野においても、個性的なものが求められています。例えば、退職期を迎えた団塊の世代では、その前の世代と違って豊富な海外経験がある人も多いので、ありきたりのツアーでは満足しなくなっています。

・最近アグリツーリズムやグリーンツーリズムという体験型のツアーが人気を集めています。これは日本の原風景である農村と農業を体験する目的で行われているものです。農作業に参加した農産物をいただく美味しさはいうまでもありませんが、農作業自体がまた運動でもあります。
・エステと食を組み合わせた韓国やタイなどへのツアーは女性に人気です。
・お茶とエステを組み合わせた中国や台湾へのツアーも人気があります。
・ヨガやアーユルベーダを体験するインドへのツアーも以前から人気が高いようです。
・国内でも最近は、長寿・健康・癒しをテーマにした奄美地方へのツアーが企画されているようです。
・B級グルメ選手権が話題になりました。このイベントは少ない予算で、集客効果が高いので、地方自治体の注目の的です。
・各地のマラソン大会やトライアスロン大会も、高い集客が見込めます。最近ではこの大会にその地方の地場食材の販売なども加わって、ますます集客力が上がっています。

ヘルシー＆ビューティーフードアドバイザーの役割

いかに個性的なツアーやイベントが企画できるかが、主催者にとっては浮沈にかかわることです。この分野においてもヘルシー＆ビューティーフードアドバイザーが参加できることはないでしょうか。例えば、「ナンバ式」という日本伝統の体の動かし方が一部で話題になっているようですが、こういうものと日本の伝統食を組み合わせたツアーやイベントの企画などはどうでしょう。

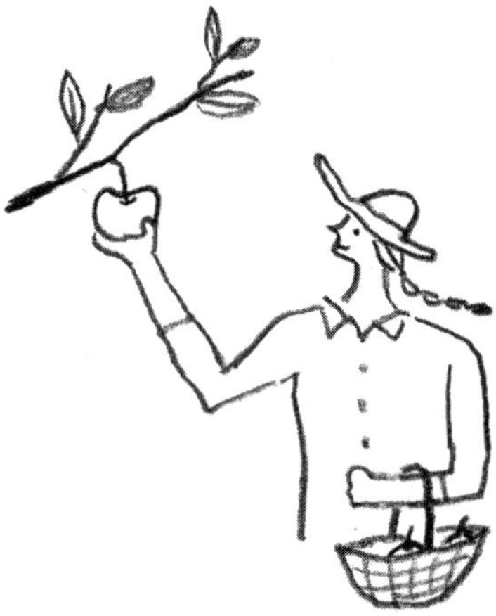

Chapter 6

練習問題

問1　一般的にマーケティングにおける戦略のプロセスはどれか、1つ選びなさい。なお、PはPositioning、RはResearch、SはSegmentation、TはTargetingを指す。

①R→T→S→P
②R→S→T→P
③R→P→T→S
④R→T→P→S

問2　セグメンテーションの一手法であるPPM(プロダクトポートフォリオマネジメント)において、市場成長率も市場占有率もともに高い製品群を何という名称で呼んでいるか、以下のなかから選びなさい。

①スター
②キャッシュ・カウ
③問題児
④負け犬

問3　以下のうち,マーケティングにおける戦術の6Pに含まれないものはどれか、以下から選びなさい。

①Product
②Place
③Point
④Participation

問4　ケータリング・サービスとは、どのようなサービスか、最も適当なものを選びなさい。

①レストランが自分の店の料理を宅配すること
②料理人が出張してお客のもとで調理すること
③料理人が出張してお客のもとで料理の指導をすること
④料理人が自分の店の厨房でお客に料理の指導をすること

問5　以下の販売促進の手法のうち、販売の現場で行われるものを一般に何と呼ぶか、最も適当なものを選びなさい。

①DM
②CM
③POP
④PR

問6　ウェブ・ソフト・メディア関連の現状に関する記述で、不適当なものはどれか、1つ選びなさい。

①スマートフォン向けの各種サービスが急拡大している。
②ゲーム業界ではパッケージソフトよりネットゲームが伸びている。
③日本では電子書籍配信サービスはまだ始まっていない。
④摂取カロリー・消費カロリーのチェックできるサイトがある。

解答

問1：②
問2：①　①スターは市場成長率高・市場占有率高、②キャッシュ・カウは市場成長率低・市場占有率高、③問題児は市場成長率高・市場占有率低、④負け犬は市場成長率低・市場占有率低です。
問3：③
問4：②　①はデリバリーです。
問5：③　POPはPoint of purchase advertising（購入の場における広告）の略で、一般的に「ポップ」と呼んでいます。
問6：③　日本で電子書籍配信サービスが、本格的に始まったのは2010年です。

参考文献・資料

●Chapter 1

『ヒューマンボディ原著第3版 からだの不思議がわかる解剖生理学』バーバラ・ハーリヒ著 片桐康雄訳　セルビアジャパン

『NESTA パーソナルフィットネストレーナー』医学映像教育センター

『身体運動の機能解剖　改訂版』Clem W. Thompson、R.T. Floyd著　中村千秋、竹内真希訳　医道の日本社

●Chapter 3

『格闘筋』澤木一貴監修　スタジオタッククリエイティブ

『NSCAパーソナルトレーナーのための基礎知識』Roger W. Earle、Thomas R. Baechle著、福永哲夫訳　森永製菓健康事業部

『筋トレプログラムの作り方 フィットネス版』有賀誠司著　山海堂

●Chapter 2, 4, 5

厚生労働省ホームページ　http://www.mhlw.go.jp/

『最新栄養学』五十嵐脩　実教出版

『栄養学』社団法人全国調理師養成施設協会

『最新版　からだに効く栄養成分バイブル』中村丁次監修　主婦と生活社

『まるごと覚える管理栄養士ポイントレッスン』管理栄養士国家試験研究会　新星出版社

『管理栄養士（オープンセサミシリーズ）』東京アカデミー

『食育メニュープランナー養成講座』職業訓練法人日本技能教育開発センター

『食生活アドバイザー』一般社団法人FLAネットワーク協会

『食文化入門』石毛直道、鄭大聲編集　講談社

●Chapter 4 のみ

『「食事バランスガイド」を活用した栄養教育・食育実践マニュアル』武見ゆかり・吉池信男著　社団法人日本栄養士会監修　第一出版

●Chapter 5 のみ

『生涯スポーツの心理学』杉原隆著　福村出版

●Chapter 6

『新版 フードコーディネーター教本』日本フードコーディネーター協会編　柴田書店

『コトラーの戦略的マーケティング』フィリップ コトラー著、木村達也訳　ダイヤモンド社

『そうなのか!ランチェスター戦略がマンガで3時間でマスターできる本』田岡佳子著　明日香出版社

『進化する日本の食』共同通信社編　PHP研究所

索引

執筆者略歴

●澤木一貴

担当：Chapter 1、Chapter 3　執筆

株式会社SAWAKI GYM代表取締役。NESTA JAPAN理事。新日本メディカルトレーナー協会理事。アディダス・パフォーマンストレーニング教育ディレクター。1991年から、大手フィットネスクラブにてトレーニング指導を開始。整形外科病院にてスポーツトレーナー課を歴任し、メディカルフィットネス現場におけるリハビリ後の患者からトップアスリートに及ぶ、幅広いクライアント層へのトレーニング指導を経験。現在はパーソナルトレーニング普及活動やメディア・セミナーを通じての健康づくり情報を発信中。保有資格：NESTA認定パーソナルフィットネストレーナー、健康運動指導士、NSCA認定ストレングス＆コンディショニングスペシャリスト

トレーニング写真モデル：山下三輝（SAWAKI GYM）

○遠山健太

担当：Chapter 1、Chapter 3　校正

合同会社ウィンゲート 代表。全米ストレングス＆コンディショニング協会認定CSCS
日本トレーニング指導者協会認定トレーニング指導員。東海大学スポーツ医科学研究所（2002-2006）、東海大学男子バスケットボール部ヘッドSCコーチ（2002-2006）、国立スポーツ科学センタートレーニング科学研究部、非常勤職（2003-2007）、日本オリンピック委員会医科学強化スタッフ（2004-2007）、全日本スキー連盟フリースタイルチームSCコーチ（2004-）、全日本スノーボードチームSCコーチ（2007-）、日本オリンピック委員会専任メディカルトレーナー（スキー競技）(2008-）、日本フットトレーナー協会理事（2009-）を歴任。

●竹森美佐子

担当：Chapter 2、Chapter 4、Chapter 5の食・栄養分野の執筆、Chapter 5レシピ開発

NPO法人みんなの食育代表理事。心療内科高田馬場クリニック管理栄養士、電子学園FLAネットワーク公認講師、東京誠心調理師専門学校非常勤講師、食と生活研究所所長。管理栄養士、調理師、ダイエットコンサルタント、フードコーディネーター、食生活アドバイザーとして活動中。フードインストラクター認定食育講座ならびに食育メニュープランナー®養成講座を監修。著書に『イキイキとキレイをつくるサプリメント選び』『コンビニでダイエット』『強い血液力をつくる食事法』『医食同源コーチング・マニュアル』などがある。

執筆・料理協力：食と生活研究所（高須希代、久保田洋子）

○寺石佳世

担当：Chapter 2、Chapter 4、Chapter 5の食・栄養分野、レシピの校正

管理栄養士、株式会社食のはぐくみ研究所取締役。調理師学校、製菓専門学校など各種専門学校で非常勤講師及びヒューマン・アカデミーで講師を行う。クリニックでの栄養相談、保育所などでの食育講座 、企業、公共機関での健康教室の開催、婦人会、PTAなどの各種団体で講演、健康保険組合で、健康づくり事業や保健指導を行う。

○青柳崇子

担当：Chapter 4　コラム：テーブルコーディネート　Chapter 5のレシピのフードコーディネート

フード＆テーブルクリエーション代表。フード＆テーブルクリエーター、フードスタイリスト、フードアナリスト。日本フードアナリスト協会理事、主任認定講師。日本国際薬膳師会常務理事、国際薬膳師。企業や飲食店のメニュー開発、マナー講座、住宅展示場のテーブルコーディネートや、TV、雑誌においてはメニュー提案から調理、フードスタイリングに至るまでのトータルコーディネートを担当、また、大学、専門学校にて非常勤講師としてフードコーディネート、フードアナリスト、テーブルコーディネート関連の講義、指導をしている。

協力：服部由美

●本上文士

担当：Chapter 6　執筆

プロダクトデザイナー、フードコーディネーター

1974年千葉大学工学部工業意匠学科を卒業の後ヨーロッパに渡り、イタリア、ミラノのデザイン事務所、ドイツ、ウルムのデザイン事務所に合計4年間勤務の後、帰国。東京にてプロダクトデザインを中心とした個人事務所をスタート。1985年に会社組織へ移行、現在に至る。かたわら、ドイツのベルリン芸術大学の客員教授、および東京のデザイン専門学校の講師を勤める。

○山岡正弘

担当：Chapter 6　校正

フードコンサルティングオフィス「PPP yamaoka」代表。日本ホテルレストランサービス技能検定委員。日本フードコーディネーター協会正会員。関西を中心とした数々のホテルレストランの開業でトータルマネジメント業務に携わった後、2003年に独立。レストラン、ブライダル事業のコンサルティングの他、社団法人日本ホテルレストランサービス技能検定委員、天満屋アドセンター店舗プロデューサー、大阪成蹊短期大学、名古屋文化短期大学フードマネージメント非常勤講師、「なにわ商い繁盛館」講師・相談員などパワフルな活動を見せている。

フードマネジメント協会

特定非営利活動法人 職業技能専門教育研究機構。個人及び企業・各種団体に対して生活習慣改善を軸とした食と運動の指導、及び企業・団体においてはビジネスプラン提案ができる人材の育成とその普及を目指すとともに、ヘルシー＆ビューティーフードアドバイザー資格の実施および認定を行う。

装丁・本文デザイン	有限会社北路社　安食正之
イラスト	山崎美帆
写真	宮津かなえ
衣装協力	アディダスジャパン株式会社
組版	山田恵

ヘルシー＆ビューティーフードアドバイザー資格《しかく》
公式《こうしき》テキスト

2011年 9月 15日　初版　第1刷 発行
2017年 6月 5日　初版　第3刷 発行

著　　者：フードマネジメント協会
発 行 人：佐々木幹夫
発 行 所：株式会社翔泳社(http://www.shoeisha.co.jp)
印刷・製本：日経印刷株式会社

本書へのお問い合わせについては、2ページに記載の内容をお読みください。
落丁・乱丁はお取り替えいたします。03-5362-3705 までご連絡ください。

ISBN978-4-7981-2406-3　　Printed in Japan